全国名老中医韦绪性

辨治疼痛病精要

主　审　韦绪性

主　编　崔　敏　刘爱军　王国辉　韦红霞

副主编　张先茂　韦中阳　王彦如　王红新

编　委　（按姓氏笔画为序）

　　　　王红新　王国辉　王彦如　韦中阳

　　　　韦宇霞　韦红霞　刘国芳　刘爱军

　　　　杨　洁　张先茂　尚万珂　崔　敏

中国中医药出版社
·北 京·

图书在版编目（CIP）数据

全国名老中医韦绪性辨治疼痛病精要/崔敏等主编. —北京：中国中医药
出版社，2016.2（2018.10重印）
ISBN 978-7-5132-2839-8

Ⅰ. ①全…　Ⅱ. ①崔…　Ⅲ. ①疼痛–中医治疗法　Ⅳ. ①R242

中国版本图书馆CIP数据核字（2015）第260667号

中国中医药出版社出版
北京市朝阳区北三环东路28号易亨大厦16层
邮政编码　100013
传真　010 64405750
廊坊市三友印务装订有限公司印刷
各地新华书店经销
*
开本710×1000　1/16　印张18.5　彩插1　字数285千字
2016年2月第1版　2018年10月第2次印刷
书　号　ISBN 978-7-5132-2839-8
*
定价　58.00元
网址　www.cptcm.com

如有印装质量问题请与本社出版部调换（010 64405510）
版权专有　侵权必究
社长热线　010 64405720
购书热线　010 64065415　010 64065413
微信服务号　zgzyycbs
书店网址　csln.net/qksd/
官方微博　http://e.weibo.com/cptcm
淘宝天猫网址　http://zgzyycbs.tmall.com

内 容 提 要

    本书系全国老中医药专家学术经验继承工作指导老师韦绪性教授，躬身中医医疗、教学、科研工作46年的疼痛学术研究心得和临证经验集萃，也是对其主编的《中医痛证诊疗大全》《中西医临床疼痛学》所构建的中医疼痛学诊疗体系的具体运用。本书有三大特点：①理论特色鲜明，完善了中医疼痛学的理论框架，其中痛证病机五论、痛证论治步骤、类病 – 主证 – 主方诊疗模式、中医疼痛靶向疗法等均系首创；②临床经验独到，韦绪性长于类病同治，所创制的30余首笑痛系列方剂，泛治诸多痛证，且以病赅证，病证结合，研究深入；③实用性强，书中"术""案"结合，以"术"类"案"，以"案"明"术"，融临证思维、学术观点、医案于一体，便于运用。本书内容丰富，颇多创新，堪称是一部继承、发扬并举，整理、提高结合，具有较高学术、实用价值的专著，可供中医、中西医结合人员和中医药院校学生阅读参考。

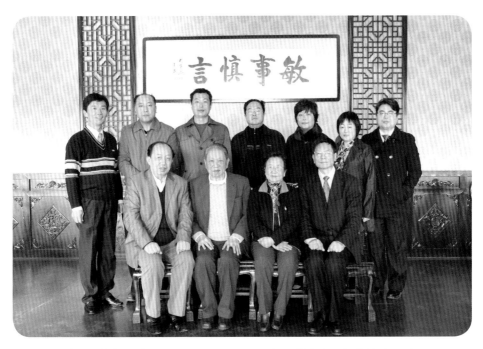

中国科学院资深院士、国医大师陈可冀教授（前排左二）
与韦绪性教授（前排左一）等的合影

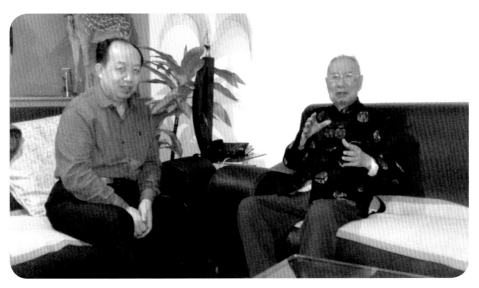

国医大师、河南中医学院原院长李振华教授（右）与韦绪性教授的合影

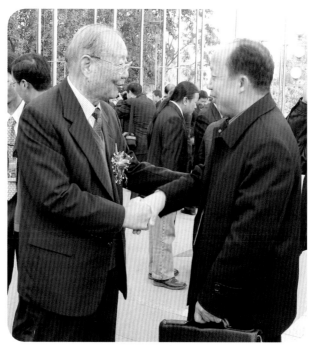

国医大师朱良春教授（左一）与
韦绪性教授在第二届中国中医药发展大会上的合影

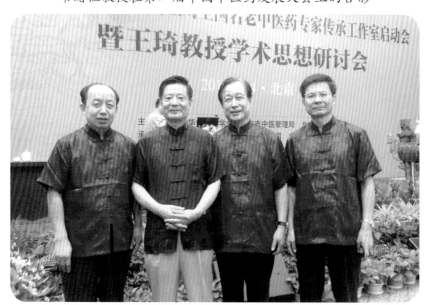

国际欧亚科学院院士、国医大师王琦教授（左二）与
韦绪性教授等在王琦教授学术思想研讨会上的合影

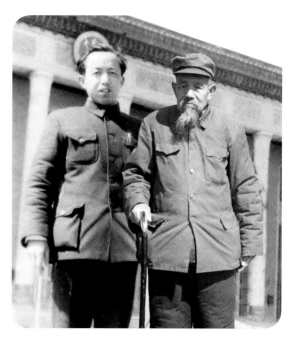

韦绪性1984年初春与父亲韦献贵在北京合影
（韦绪性自幼随父亲学习中医，这是他同父亲唯一的合影）

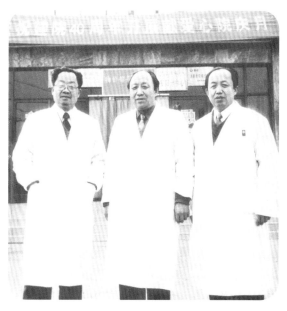

韦绪性1997年与长兄韦绪怀主任医师（中）、
二兄韦绪悟主任医师（左）参加医疗、学术活动合影

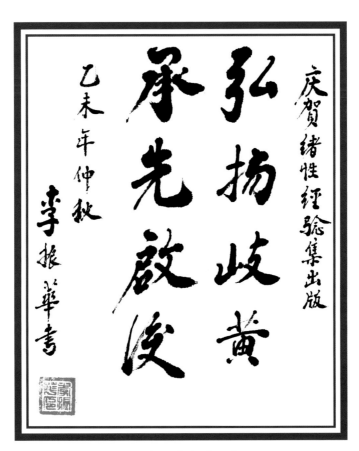

承先启後
弘扬岐黄

乙未年仲秋

慶賀緒性經驗集出版

李振華書

国医大师李振华题词

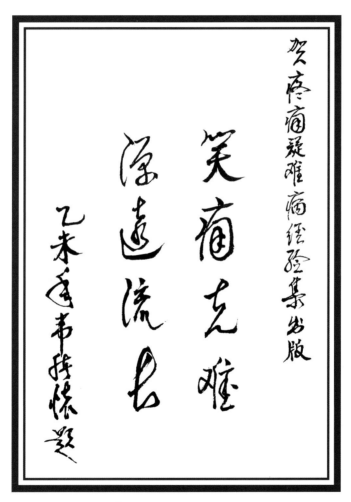

贺《疑难病经验集》出版

笑病克难
深远流长

乙未年韦绪怀题

韦绪怀主任医师题词

韦绪性教授简介

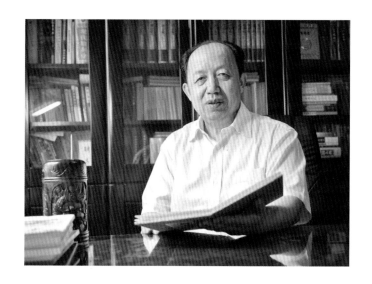

韦绪性 1953年生于河南内黄县，为二级主任中医师，教授，第五批全国名老中医专家，博士研究生导师，省管优秀专家，首批河南省名中医，全国知识型职工先进个人。现任中华中医药学会民间传统诊疗技术与验方整理研究分会副主任委员，河南省中医药学会民间传统诊疗技术与验方整理研究分会主任委员，河南省中医药学会疼痛分会名誉主任委员，河南省中医药学会文化建设与科普分会副主任委员，《世界中西医结合杂志》编委，河南中医学院第一附属医院特聘专家，安阳市笑痛中医研究所所长，安阳市疼痛学会（河南省首家）主任委员等职。

自幼随其父韦献贵学习中医，1969年从事中医临床工作，1975年河南中医学院毕业后，被分配至安阳地区卫校从事高等中医教育及临床工作，其间于1982～1984年在中国中医研究院中医研究班学习。1992～

2009年历任安阳市灯塔医院院长兼文峰区人大常委会副主任、安阳市眼科医院院长等职。2009年6月退居二线后，调入安阳职业技术学院医药卫生学院从事医、教、研及管理工作。数十年孜孜以求，集医疗、教学、科研、管理诸多成就于一身，先后主编、编写出版《中医痛证诊疗大全》《中西医临床疼痛学》等著作60余部，主编全国高等职业教育"十二五"规划教材《中医内科学》等教材4部，发表论文50余篇，获国家级与地厅级科研成果奖、科技进步奖7项，长于疼痛及疑难病诊疗，为我国中医疼痛学创始人。

韦编三绝追圣贤，著书立说开新篇

——记我国中医疼痛学奠基人、著名中医疼痛学家韦绪性教授

（代前言）

　　出生于中医世家的韦绪性，自幼随其父韦献贵学习中医，并立志成为一名造福一方的名医。在父亲的指导下，他背诵药性赋、汤头歌、脉诀等必备中医药知识，并逐渐接受临床实践的锻炼。读初中时，他就利用寒暑假参加县里的专业培训班，并能独立诊治常见病、多发病。尤其令他终生难忘的是，1969 年秋乙脑疫疾大流行，16 岁的他被抽调到乡卫生院帮助工作，通宵达旦地救治患儿，练就了抢救危重病人及"腰椎穿刺"等基本功。这一年，16 岁的他正式步入了中医临床殿堂，开始了他对中医学长达 40 年的执着追求。

　　1972 年，韦绪性进入河南中医学院学习。带着从事中医临床多年所遇到的难题和对未来远大目标的追求，他发奋学习，刻苦钻研，拼命地从中医学宝库中汲取营养。上学三年半，他读书笔记记了 20 余本，并以优异的成绩毕业。大学毕业后，韦绪性被分配到安阳地区卫校（今河南省卫校）从事中医临床及高等中医教育工作。在教学工作中，他非常重视身教重于言教，严格遵循中医教育规律，理论教学与临床实践紧密结合。他常说"要给学生一杯水，自己要有一桶水"。他深知要谋求更大的发展，就要十分重视持续给自己加"水"，并要有密集型的知识结构与良好的技能，力求"上知天文，下知地理，中知人事"。

　　古有孔子读《易》，韦编三绝，今有韦绪性读书到五更。他抱着书本入睡是常事，他很多时候是彻夜看书、笔耕，清晨洗一把脸就去教书，勤

奋好学的他成为师生学习的榜样。《安阳日报》记者把他勤奋好学的事迹写成长篇人物通讯《今日"韦编三绝"》在该报头版发表，并配发"编者按"，报道他孜孜以求的治学精神和丰硕的学术收获。1982～1984 年韦绪性在中国中医研究院中医研究班学习期间，长期随全国著名中医学家方药中、时振声、王琦等教授课堂、临床学习，尽得其传。期间，任应秋、董建华、陈可冀、姜春华、李振华、何任、潘澄濂、万友生、李今庸、黄星垣等中医大家都曾亲自授课，使他不仅系统学习了中医四大经典原著等课程，同时也学习了科研方法和诸多名师珍贵的治学方法，使其眼界大开，理论素养和诊疗水平有了突飞猛进的提高。

韦绪性教授在长期的医疗、教学"实践"中，深感"疼痛"是一个广涉临床各科及人体各部，且危害严重的病证，对其理论研究尚未形成学术体系，临床诊疗亦未形成独立学科。为填补这一重大学科空白，他从 20 世纪 70 年代末就踏上了"中医疼痛学"的研究之路。为此他十余年如一日，寒暑不辍，笔耕不止，深入临床观察，在系统总结大量临床经验和学术理论的基础上，于 20 世纪 90 年代初相继主编出版了我国首部大型疼痛学专著《中医痛证诊疗大全》以及《中西医临床疼痛学》，填补了国内空白，成为中医疼痛学的奠基之作，在医学界引起巨大反响。全国著名中医学家董建华教授、中国科学院院士陈可冀教授分别在序文中，盛赞这两部著作"实从古未有之奇编""不仅实用性强，且颇多创建，弥足珍贵"。2000 年 9 月 27 日《中国中医药报·学人访谈》专栏发表了对其专访，对他创建中医疼痛学新学科予以高度评价："中医学对此（疼痛）尚无明确的学科划分。为弥补这一空白，韦绪性教授相继主编出版了《中医痛证诊疗大全》《中西医临床疼痛学》，构建了中医疼痛学的理论框架和诊疗规律，突破中医'见痛休止痛'等传统观点，率先提出'辨主证，务在止痛'的诊疗观，创'论治步骤'新格局，充分代表了当今中医痛证研究的较高水平。"韦绪性教授也理所当然地成为国内公认的"中医疼痛学创始人",中医疼痛学由此兴起。在电脑尚不普及的年代,他每写一本书,光是草稿纸就足有一麻袋。从医 40 余年来,他先后出版学术著作 44 部,其中主编的 15 部著作多为国家级出版社重点图书,有的已翻译成多种文字在国外发行,同时还发表了具有较高学术价值的论文 40 余篇。

为推动疼痛医疗、科研工作的开展,提高临床诊疗水平,韦绪性教授又积极努力,多方奔走,相继创办了当地疼痛诊疗中心和疼痛分院;2000 年 1 月又推动成立了全省首家地厅级疼痛专业学会,并被大会推选为主任委员。韦绪性教授取得了多项骄人成绩,党和人民也给予了他多项荣誉。青年时期,他就被安阳市政府和团市委分别命名表彰为"有突出贡献的青年科技新星""新长征突击手标兵"。步入中年后,他相继荣获"市管优秀专家""省管优秀专家""学术技术带头人""河南省知识型职工先进个人""全国知识型职工先进个人"等称号。

几十年来,韦绪性教授躬身临床实践,急病人之所急,痛病人之所痛,诊查疾病认真细致,解释病情耐心热忱,始终注重以他人品的吸引力、行为的亲和力及语言的感召力真诚对待患者,赢得了患者的信赖与尊敬。韦绪性教授还将自己的经验方研制成"笑痛胶囊""笑痛散""笑痛液""笑痛膏"等系列纯中药高效制剂,分别用治神经痛、椎体痛、风湿痛、癌痛等疼痛,价格低廉,疗效可靠,经推广应用,获得了显著的社会效益和经济效益。

(本文原载卫生部主管《中国医院报道·共和国辉煌 60 年专题》2009 年第 3 期,有删节。)

宋汉晓

(时任《中国医院报道》杂志执行主编)

序

　　人类医学在不断进步，但还总是不断面临诸多医学难题，疼痛就是全球范围公认的医学难题之一。研究资料显示，世界成人疼痛发病率为 35% ~ 45%，中国六大城市成人慢性疼痛发病率亦高达 40%。由疼痛而引起的精神抑郁、焦虑、心情沮丧、绝望及劳动能力的丧失等，均成为重要的健康问题。而由此带来的医疗费用的上升，则成为医疗负担问题。临床工作中已将疼痛列为继体温、脉搏、呼吸、血压四大生命体征之后的第五生命体征。而疼痛医学作为一门新的边缘学科正在深入发展，疼痛专科门诊在不断涌现。面对医学发展的需求，中医学应在现代疼痛医学中发挥其自身的价值和作用。

　　早在 20 世纪 90 年代初，韦绪性主任医师就因相继主编《中医痛证诊疗大全》《中西医临床疼痛学》而著称医林。这两本著作亦成为中医疼痛学的开山之作。更难能可贵的是，绪性主任医师数十年来对疼痛研究坚持不懈，创获良多，近日又撰成《全国名老中医韦绪性辨治疼痛病精要》新著，对疼痛证治，溯其源流，彰其理法，并形成了"类病－主证－主方诊疗模式"。书中"术""案"结合，以"术"类"案"，以"案"明"术"，所附验案以反映其学术思想及临证巧思，尤多新意，切合实用，颇资参考。

　　我与绪性相识多年，忆及我在中国中医研究院（现中国中医科学院）执教时，他曾在"全国中医研究班"学习，寒暑无间，痴心研修，成绩斐然。此后学归故里，医名大振，仍孜孜不倦，勤于著述，被誉为"今日韦编三绝"。弹指三十多年过去，不仅常有过往，每逢重要学术活动，他必驱车千里来京共聚，师生之情历久弥深。

　　早在《黄帝内经》时期，中医学对疼痛的认识，在疼痛病名、病因病机、诊断、治疗及疼痛部位、性质、时间等方面皆论述丰厚，其内容不下 400 余条。其中,疼痛与心脑、经络传导的关系,针刺镇痛及疼痛个体耐受差异等方面多有奥义,而于阴阳失衡、功能失调、营卫失和及疼痛心理等方面蕴含众多科学命题,而后历代医家又不断丰富发展,这些都是丰富的学术资源。中医学术发展需名医辈出,殷期绪性主任医师在疼痛医学方面有更大作为,传承经典,服务临床。中医疼痛专业人才及队伍尚待建设,深信绪性主任医师必将为此形成建树,做出新的贡献。

国医大师
北京中医药大学终身教授　王琦

2015 年 11 月 4 日

编 写 说 明

韦绪性老师系国家级名老中医、二级教授、主任中医师、博士研究生导师。自幼随其父韦献贵学习中医，在河南中医学院和中国中医研究院（今中国中医科学院）中医研究班学习期间，先后随我国著名中医学家李振华、方药中、王琦教授等长期学习。自 1969 年从事中医临床工作以来，躬身医疗、教学、科研实践，理论积淀深厚，临床经验丰富，享有盛誉。尤其擅长诊治疼痛和疑难病，形成了独特的诊疗风格，并倾尽心力，精勤笔耕，著作等身。其于 20 世纪 90 年代初相继主编出版的《中医痛证诊疗大全》和《中西医临床疼痛学》，为中医疼痛学的奠基之作，引起较大反响。我们作为韦师的学术继承人和不同时期的学生，深感其医术精湛、医德高尚，而受益良多，继承整理其学术思想和临床经验自感责任重大。爰择其要，谨将其近年研究疼痛病与疑难病的经验分别整理为《全国名老中医韦绪性辨治疼痛病精要》《全国名老中医韦绪性辨治疑难病精要》两书，以期发扬光大。在编写体例上，诊疗经验部分两书完全一致，兹简要说明如下。

1.疾病概述　两书均采用现代医学疾病名称，每病均首先简述其临床特征等相关内容，然后介绍中医病证范围，必要时简要提示临床存在的主要问题及中医诊治优势。

2.思维溯源　中医经典著作及历代名医名著是中医学的理论渊源和学术精粹所在，而临床学科的发展，临床疗效的提高，贵在坚持溯本求源，融汇新知的临床思维方法，详其意趣，识契真要，方能"见病知源"，寓继承之中求创新谋发展。故书中特设"思维溯源"项，按年代次第遴选中医经典、名著中关于该病的述理、辨证、立法、遣药等重要论述，夹叙夹议，内容凝练，文字简洁。或提炼学术至要，或画龙点睛简要评述，以便临证启迪思维，领悟精髓，集思广益，指导诊疗。

3．理法精要 在简要概述病因的基础上，浓缩病机特点，包括基本病机、病位、病性、病势（病机转归）等，进而叙述治法要点。病机系辨证分型、治法、用药的重要依据，书中集中反映了韦师理、法、方、药环环相扣的诊疗功底和通常达变的诊疗特色。

4．辨证撷菁 韦师辨证细腻，辨治疑难病深究临证程序，次第井然，辨治疼痛病，形成了"类病－主证－主方诊疗模式"，故特设专项整理其有关该病的辨证观点和经验。

5．验案举隅 医案既是临床诊疗活动的真实记录和理论联系实践的结晶，又是临证诊治疾病思路历程的表述，也是辨证论治特色的最好体现，医案向来被视为中医学活的灵魂。故书中将医案部分作为重点内容之一。在病例的选择上，以能够反映老师经验体会、学术思想的典型案例为重点，取材精当，唯效是举。突出反映韦师治疗该病的特色和优势，以期对当前开展的中医优势病种研究，提高中医临床水平，更好地为防病治病服务而发挥重要作用。每病录入医案一般不少于3个，力求继承与创新并举，整理与提高结合。在编写内容上，"术""案"结合，以"术"类"案"，以"案"明"术"，融临证思维、学术观点、医案于一体，以便于运用。在编写格式上，以《当代名老中医典型医案集》医案的书写格式为主要依据，注重格式规范。

6．医案按语 在中医理论的指导下进行深入探究，或阐发古意，或揭示病机、辨证、用药特色，或进行理论发挥，以期言之有物。行文中予以适当的修辞，修辞的目的在于言简意赅，画龙点睛，而不是盲目追求文辞华丽,务求全文立意明确,前后呼应,理法方药贯通。总之,既要有医理又要有文理,甚至有文采,以使读者得到启迪,有所收获。

全书的编写是由韦绪性名老中医工作室组织实施,并在韦师具体指导下完成的。全书脱稿后,由韦师审阅修改,部分重要章节由其亲自撰写,并承蒙国医大师、河南中医学院原院长李振华教授抱病题词、赐序;国医大师、北京中医药大学王琦教授百忙中欣然赐序;学贯中西的著名专家韦绪怀主任医师惠予题词,谨此一并表示由衷的谢忱!由于我们学验不丰,对恩师的学术思想和临床经验感悟欠深,加之时间所限,舛误疏漏之处实恐难免,敬请同道提出宝贵意见,以便再版时修订提高。

编者

2015 年 8 月于殷都

目 录
CONTENTS

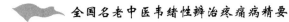

第一章　痛证学术举要

第一节　痛证论治步骤

痛证的临床类型虽多，但概括其要，不外卒痛、久痛两大类。针对卒痛、久痛的病机和临床特点，韦绪性老师创立了抓主症，从标止痛；辨病性，从本治痛；防复发，杂合以治的"痛证论治步骤"新格局。这一学术见解提纲挈领，对指导痛证的辨证论治具有重要意义。

一、抓主症，从标止痛

所谓主症，是病人的主要症状和体征，其一般由医生从患者的主诉中加以分析确定。而主诉是指病人感觉最明显、最痛苦的症状、体征，或就诊的主要原因，一般应包括 1～2 个主要症状或体征的发生及其持续时间。抓主症要以主诉为线索，以兼症为佐证和鉴别，了解疼痛发生的部位、性质、程度、持续时间、缓解或加重因素等，从而为辨证论治提供可靠依据。尤其是在诊治疑难疼痛病或急重症过程中，常遇到症状繁多，病因复杂，病性交错，病位难分，虚实互见的情况，这就更要抓主症，解决主要矛盾。主症往往能揭示疾病本质，可作为辨证的主要依据，它可以随着病机的转化而发生改变。临床辨证抓住了主症，即是抓住了疾病的主要矛盾。由于疼痛并非独立存在，而常与其他繁多的症状交织在一起，所以，当病情复杂，主次难辨时，就需运用四诊手段从疾病的因果关系上来确定主症。例如"腹痛"往往与发热、呕吐、泄泻或腹胀、便秘并存，若先出现发热、吐、泻等症，而渐见腹痛，且疼痛不剧，则难以诊断为腹痛；若腹痛剧烈，而渐至发热、吐、泻，则腹痛的诊断自可当机立断。抓主症还必须详问病史及治疗经过，因为病程阶段不同，其主症、次症可以相互转化。如悬饮初期，其主要证候表现为胸闷、咳嗽、气短、呼吸不畅等，经用宣肺逐水等法治疗，饮邪渐得祛除，则胸闷、气短诸症消失，而又出现胸痛、干咳、咳则加剧等症，此时胸痛就已上升为主症。由此说明，抓主症的重点在于权衡病情的轻重变化，分析疾病的先因后果，审辨证象的真假异同。

一般而言，卒痛大多具有发病急、变化速或病情较重的特点。持续或剧烈的疼痛，不但可使患者精神、心理上遭受折磨，且每有厥脱之险。故对卒痛的治疗，重在积极采取以外治为主的"靶向疗法"，多可迅速止痛。如其中的放血疗法，因其具有开窍通痹、宣通经脉等作用，用于治疗气滞血瘀，经脉闭塞所致的各种急性疼痛，多有立竿见影之效。再如用嗜鼻疗法治疗偏头痛、用噙化法治疗真心痛，用热熨法治疗肩凝证，用手针疗法治急性腰痛，用水针疗法治疗腰胯痛等，每获速效。总之，"从标止痛"实乃"急则治标"的权宜之计，其目的是尽快减轻病人的痛苦，使病势发展逆转，为"从本治痛"争取更多的时间。然而，对有些痛证的病因尚未弄清之前，绝不能见痛止痛，还要从疼痛的部位特性、程度等方面寻求病因，确诊病证。否则，就易掩盖病情真相，而贻误病机。例如临床上常见的急性腹痛，在其确诊之前不可贸然单纯止痛，以免延误病情，造成不良后果。

二、辨病性，从本治痛

"本"是相对于"标"而言的。标本常用以概括说明事物的本质与现象、原因与结果、先与后、主与次等关系，包含范围广泛。因此，中医学的标本理论可以从不同角度概括说明疾病变化过程中各种矛盾的关系。如以邪正关系言，正气是本，邪气为标；以病因与症状言，病因是本，症状为标；从发病先后来分析，旧病、原发病为本，新病、继发病是标；从病变部位言，病在内为本，病在外为标等。在一般情况下，应当先治其本，后治其标，这是因为随着病变主要矛盾的解决，许多次要矛盾也往往迎刃而解。在特殊情况下，则应该根据病情的轻重缓急，以"急则治其标，缓则治其本"，或"标本同治"原则为指导，确定具体的治疗步骤。《素问·阴阳应象大论》中的"治病必求于本"，旨在说明治病必须寻求疾病的"阴阳变化"之本。后世对"治病求本"的认识多有发挥，主要是指治疗某些疾病时，必须要寻求其根本原因，并针对根本原因进行治疗，丰富了其内涵，也颇合临床实际。

痛证的病性，有虚实寒热之不同，宜详察细辨，分而治之。《质疑录》关于"凡痛而胀闭者多实，不胀不闭者多虚；痛而喜寒者多实热，喜热者多虚寒；饱而甚者多实，饥则甚者多虚；脉实气粗者多实，脉虚少气者多虚；新病壮年者多实，愈攻愈剧者多虚"之论，言简意赅，实为辨析痛证病性的重要依据。如在寒性疼痛中，凡疼痛卒作，痛处较固定，表现为冷痛、掣痛、紧痛，得温痛减，遇寒痛增，舌苔薄白，脉浮紧或弦紧者，为寒邪凝滞，脉络缩踡所致，治宜辛温散寒，同时据其经络所属，分别配伍引经止痛药；若痛势绵绵，时作时止，喜温喜按，伴畏寒肢冷，小便清长，大便稀薄，脉沉弦或沉迟无力者，多属阳气亏虚，脉络失养所致，治宜温补阳气，散寒止痛，并视其以何脏为主，而治有主次。

1. 热性疼痛

其痛或剧或缓，痛处有灼热感，多表现为肿痛、切痛、跳痛、得凉则稍减，伴有壮热，烦渴，腹部胀满拒按，便结，尿赤，苔黄，脉数大滑实等，为火热内盛，壅遏气血所致，治宜清热泻火，或通里攻下；若隐隐灼痛或烦痛，绵绵不休，伴见低热盗汗，五心烦热，或肢体烦痛，舌质红，少苔，脉弦细数者，为阴虚火旺，脉络挛急所致，治当养阴清热，缓急止痛。

2. 虚性疼痛

一般起病较缓，其痛多为隐痛、空痛（痛而伴有空虚感）、酸痛，痛势绵绵，或久痛不愈，痛处喜按，遇劳即甚，休息则减，多为正虚不荣、不充、不润、不煦所致，治当补虚止痛。并据其病因和病位的不同，而分别采取相应的补虚之法。诚如《质疑录》所云："治表虚而痛者，阳不足也，非温经不可；里虚而痛者，阴不足也，非养荣不可；上虚而痛者，心脾受伤也，非补中不可;下虚而痛者,脱泄亡阴也,非速救脾肾,温补命门不可。凡属诸病之虚者,不可以不补也。"尤其要指出的是,治疗"虚痛"切不可拘于"通则不痛""痛随利减"之说,而肆用通利、攻逐之剂,否则,必犯"虚虚"之戒,致使痛势益甚。

3. 实性疼痛

大多起病急,病程短,病情重,变化快,其疼痛多为胀痛、刺痛、结痛、掣痛、绞痛等,痛势剧烈而拒按,多为气滞、血瘀、寒凝、虫积、食滞等实邪阻滞脏腑,遏壅经络,不通则痛。治宗"通则不痛"之旨,并据病邪性质及所阻部位之不同,而运用不同的"通""利"之剂,如气滞者疏理之,血瘀者宜祛之,寒凝者温散之,积滞者消导之,务使邪气祛而气血畅,经络得通则疼痛自止。此外,临床上本虚标实,寒热夹杂的痛证也非少见。如疼痛本由气血阴阳不足,脏腑功能衰弱所致,久而久之,尚可造成气滞、血瘀、痰阻、寒凝等多种病理变化,致使本虚标实而疼痛加重。而实痛经久不愈,或失治误治,气血渐耗,亦可转为虚实夹杂之证。此类疼痛的病机,"不荣则痛"与"不通则痛"并存,治当权衡主次,通补并用,标本兼顾。至于寒热相兼的痛证,又当分辨寒热之多寡,而治有主次。

三、防复发,杂合以治

痛证初愈之时,若失于调治,则正虚邪恋而疼痛易于反复发作。如周学海《读书笔记》云:"盖凡大寒大热病后,脉络之中,必有推荡不尽之瘀血,若不驱除,新生之血不能流畅,元气终不能复,甚有传为劳损者。"痛证尤其如此。故病后邪气虽已去大半,但为了防止邪气留恋而病复,应给予适当的善后调治。

"杂合以治"思想源于《素问·异法方宜论》,如谓:"圣人杂合以治,各得其所宜,故治所以异而病皆愈者,得病之情,知治之大体也。"张志聪注曰:"夫天有四时之气,地有五方之宜,民有居处衣食之殊,治有针灸药饵之异,故圣人或随天地之气,或合地之宜,或随人之病,或用针灸、毒药,或以导引按摩,杂合以治,各得其宜。"疼痛病位广泛,病机复杂,在恢复阶段尤其要遵循"得病之情，知治之大体"之理，学"圣人杂合以治"，使病证和治疗"各得其所宜"，达到各类痛证虽"治各不同，皆愈"的目的。瘥后综合调摄之要，就是要采取顺应四时，调摄情志，运动健身，配合食疗，重视外治疗法等措施，以促进患者的顺利康复。兹择要举例如下。

1. 顺应四时

此属《黄帝内经》的"天人相应"观，为"防重感复"的重要举措。四时阴阳的变化规律，乃万物由生而死，由始而终的根本法则。痛证往往因感受外邪而复发，因此顺应四时，避免外邪，使人体的内环境与外环境相统一，才能达到防疼痛复发，促进健康之目的。如在一年之中，春季防风；夏季防暑热；长夏季防湿；秋季防燥；冬季防寒。注重病后调护，慎避外邪，对防止疼痛复发有着重要的意义。

2. 调摄情志

应根据患者的性格特征，观察其情绪的变化，综合应用移情、疏导、相制等矫正方法，改变患者的感受、认识、情绪、态度和行为，使其保持舒畅、宁静的心理环境，树立战胜疾病的信心。如《素问·阴阳应象大论》中的悲胜怒、恐胜喜、怒胜思、喜胜忧、思胜恐，就是一种"以情胜情"的调摄情志疗法。这是依据五行相胜的制约关系，用一种情志去纠正相应所胜的情志，从而有效地治疗疾病。再如，中医学的"移情易性"疗法，可以排遣情思，将患者的注意力转移他处。如可以让患者放风筝，在风和日丽的天气踏青问柳，登山赏花，临溪戏水等，以陶冶性情，使情志与大自然相适应，充满勃勃生机。也可以通过学习、娱乐、交谈等方式，排除内心的悲愤、忧愁等不良情绪，达到促进康复之目的。

3. 运动健身

适当运动可以强筋骨，利关节，行气血，通经脉，调养脏腑。常用的运动健身项目很多，但对于患者而言，要选择那些运动强度较小的慢活动为宜，如散步、太极拳、五禽戏、八段锦、气功等。还应根据天气的冷、暖、晴、雨，掌握活动的时间和场所，如寒冷季节不宜在室外活动，炎热季节应避开烈日等。

4. 配合食疗

《养老奉亲书》强调："凡老人有患，宜先食治；食治未愈，然后命药……是以善治病者，不如善慎疾；善治药者，不如善治食。"食疗必须重视辨证，因证施膳。应根据病证的寒、热、虚、实及患者的年龄、体质等因素，结合中药的四气、五味、升降浮沉及药物归经等理论，选择食物。并根据"寒者热之，热者寒之，虚则补之，实则泻之"的调治原则，注意不同疾病的饮食宜忌，做到因时、因地、因人、因证施膳。但不可急于求成，既不能迭进大补而壅滞助邪，更不能不辨证而致膳证相悖，每致病情复发。应遵循扶正宜平补，勿助邪；祛邪宜缓图，勿伤正的原则。

5. 外治疗法

不同的外治疗法皆有其运用范围，应酌情选择运用。如艾灸疗法擅长祛除经络中的寒邪，多用于阳虚体质或寒性疼痛；刮痧疗法的治疗面积较大，善于治疗邪气中于经络表浅、疼痛部位广泛的疾病，如风寒客于足太阳经所致的疼痛等；拔罐疗法对于寒邪凝滞局部的疼痛及寒性疼痛为宜；放血疗法、耳针疗法对于痛证急性发作效果较好；磁贴疗法对经穴刺激轻柔，无痛苦，且具有改善微循环等作用，对气血郁滞者疗效尤佳。所以必须辨证使用方能达到良好疗效，也就是《素问·异法方宜论》所谓的"得病之情，知治之大体也"。

6. 药后调护

服药后的调养不仅直接影响着疗效，而且关系到痛证的康复。如《伤寒论》桂枝汤的服法为"服已须臾，啜热稀粥一升余，以助药力"。一般服解表药应取微汗，不可大汗，亦不能汗出不彻。服泻下剂后，不宜进生冷、油腻食物，以免影响脾胃的健运。药后调护尚应注意饮食的宜忌，如伴水肿者宜少食盐，体质肥胖者慎食肥甘油腻，阴虚证慎食辛辣等。此外，汗后避风，以及慎劳役，戒房事等，皆为药后调护的重要内容。

第二节 腰椎间盘突出症辨治思路

一、权衡标本，治分主次

腰椎间盘突出症一般归属于中医学"痹证"之范畴，韦师从分析本病疼痛在腰，可涉及臀、股和下肢，而且久延不愈可导致痿证等临床特征入手，认为其范围尚涉及腰痛、腰股痛、痿证等。早在《素问·气交变大论》即形象地指出"岁水不及，湿乃大行……腰股痛发，腘腨股膝不便"。通过长期临床观察，认为其病因多为长期过劳，肾气不足，风寒湿邪侵入，或跌仆损伤，导致气血、经络受损而发病。本病初起以邪实为主，病位浅在肢体经脉；久则多属正虚邪恋，虚实夹杂，病位则深入筋骨络脉。肾之精气不足，脉络失养，"不荣则痛"，与风、寒、湿、热、瘀等邪气阻滞经络气血，"不通则痛"是本病的基本病机。由此可见，本病属于本虚标实，肾虚是腰椎间盘突出症的发病之本，风、寒、湿、热、瘀是发病之标。治疗应权衡标本主次，分清轻重缓急，或补中寓通，或通中寓补，通补兼施。急者当以"通"法为主，以治其标；缓者当以"补"法为要，以治其本。据此而确立"治本以补肾为先，兼调肝脾；治标注重化瘀，兼祛伏邪；调理经络，贯穿病程始终"的论治规律，则较集中地体现了韦师治疗腰椎间盘突出症的学术思想。在方药选择上，韦师认为独活寄生汤、二仙汤、麻黄附子细辛汤皆为扶正祛邪之良剂，治本病正虚邪实之效方，临证可酌情选用。尤其是独活寄生汤功擅补肝肾，强筋骨，祛下焦风寒湿邪，通补兼施，更契合本病之病机。

二、补肾为先，兼调肝脾

腰椎间盘突出症大多是因长期积累性劳损而致，如久立、久坐、搬提重物等劳作，即所谓"积劳成疾"。多数患者为中老年人，发病前多有疲乏无力，遇劳则甚，卧床减轻，健忘或男子阳痿、早泄等肾虚之象，而后有腰腿疼痛。正如《素问·阴阳应象大论》所谓："年四十，而阴气自半也，起居衰也。"《素问·脉要精微论》篇则认为："腰者，肾之府，转摇不能，肾将惫矣。"明确指出了腰痛与肾虚的关系。之后历代医家均强调了肾虚在腰痛发生中的重要性，如《景岳全书》曰："腰痛之肾虚十居八九，但查其既无表邪，又无湿热，而或以年衰，或以劳苦，或以酒色所丧，或七情忧郁所致者，则悉属真阴虚证。"又如《杂病源流犀烛·腰脐病源流》云："腰痛，精气虚而邪客病也……肾虚其本也；风、寒、湿、热、痰饮、气滞、血瘀、闪挫，其标也，或从标，或从本，贵无失其宜而已。"韦师继承古训，强调肾虚是腰痛发病的关键所在，是为本，寒、湿、热等诸邪多在肾虚的基础上，方可乘而客之。如偏于肾阳不足者，多易感受寒湿之邪；而肾阴不足者，湿热易于侵袭。因此韦师强调治疗腰痛应以"补肾为先"，随其所感邪不同，伍以祛风、清热、散寒、除湿通络等。唯肾虚有阴虚、阳虚、气虚之别，临床应详加辨识，或温补肾阳，或滋补肾阴，或阴阳双补，随证施治。

腰痛与肝脾两脏相关是基于肾与肝脾的密切关系。肾藏精，为先天之本，脾主运化，为后天之本，气血生化之源；肾所藏先天之精有赖于脾运化之水谷精微的充养，方可保证肾精的充足。肝藏血、主筋，肾藏精、主骨，精血同源，肝肾相互滋养。若脾气亏虚，肝血不足，则肾精亏虚，无以濡养腰府而见腰痛。故治疗时应在辨证的基础上兼顾肝、脾，脾虚者健脾益气，以化生气血，则肾精充足，筋脉得以濡养，强健有力，而腰痛易愈。肝肾阴虚者，治之以柔，柔肝益肾以养阴血，使气血调和，则腰痛自除。

三、重视化瘀，贵在权变

韦师认为"瘀血"是腰椎间盘突出症的重要环节。瘀血即是腰椎间盘突出症的致病因素，可因跌仆外伤，或腰部用力不当，屏气闪挫，直接导致瘀血留着腰部而引起腰痛，并可因经络气血阻滞不通，引起经脉循行部位的疼痛，故腰椎间盘突出症临床常见有臀部及下肢疼痛。同时瘀血也是疾病发展过程中的病理产物，即所谓"久痛必入络"，腰痛日久不愈，往往邪入血络，以致血行不畅，反致腰痛加重。因此，本病之治标要注重活血化瘀法的运用，但所应所选择的药物和用量应视病程之长短、病情之轻重而有所区别。在急性期，宜选用小剂量的当归、川芎，以养血活血；病程逾月，疼痛不减者，则宜用桃仁、红花、川牛膝等，以化瘀止痛；腰痛顽固难愈者，草本类药物难奏攻逐之效，必用地龙、全蝎、蜈蚣等虫类药物，借其药性灵动走窜之性，能深入经隧，攻逐痼结之瘀，而腰痛可止。

韦师对清代医家雷丰提出的"伏气病证"和六气皆可成为伏气的学术主张推崇备至，认为本病感邪不即病者，当属于"伏气病证"范畴，多与风、寒、湿、热之邪侵入人体，伏而不去有关，其或伏于血脉，或伏于筋骨。故其在治疗时，重视祛除伏邪，强调要权衡疏风、散寒、除湿、清热等治法的主次，而一法独进，或数法合施。由于湿性趋下，寒、湿郁久化热，"血不利则为水"等病机特点，故温化寒湿、清热利湿、淡渗利湿、活血利水诸法为本病常用的祛邪之法。

四、调理经络，贯穿始终

经络是人体运行气血的通道，由正经、奇经、经别及络脉等构成，与腰部联系密切。十二正经中，足太阳膀胱经"挟脊抵腰中，入循膂""其支者从腰中下脊、贯臀"，且足太阳膀胱经与肾经相表里，而腰乃肾之精气所溉之域，故腰部与足太阳膀胱经关系最为密切。其次为足少阳胆经、足阳明胃经、足少阴肾经及足厥阴肝经等，如足厥阴肝经"是动则病腰痛不可以俯仰"（《灵枢·经脉》），足少阳胆经"机关不利，不利者，腰不可以行"（《素问·厥论》）等均属此例。奇经八脉中，督脉行身后正中，"挟脊抵腰中入循膂属肾"；带脉状如束带，围腰一周，横行腰腹之间；任脉、冲脉与督脉同起于胞中，腰腹部是冲、任、督三脉脉气所发之处，三脉皆与腰部关系密切。在病理情况下，腰椎间盘突出症发病的全过程无不与经络不畅，气血不和密切相关，因此，韦师治疗本病，把调理经络一法，贯穿病程始终。并认为由于本病病程较长，病情复杂多变，单一疗法收效较慢，故调理经络法的具体运用，应多种疗法并举。首先，内服中药可选择配合针灸、药浴、外敷、熏洗、磁疗、蜡疗、激光、电疗、气功、中药加电离子导入等疗法，以提高疗效。其次，要结合疼痛部位用药，如痛涉下肢者，可选用独活、川牛膝、川木瓜，以引药下行，祛邪通络；痛在腰部者，可选用仙灵脾、桑寄生、续断，以壮腰通络。其三，要重视藤类药物的运用，藤蔓类药物多长于通经活络，舒筋止痛，对本病有较好疗效，如青风藤、海风藤为治疗风寒湿疼痛之要药，能舒筋活血，镇痛力强；鸡血藤活血舒筋止痛，无论虚实皆可酌情使用；忍冬藤清络中之热，通络中之滞，故为治疗本病热证必用之药。其四，肾虚者重用血肉有情之品，如肾阳虚腰痛用鹿角胶，以通督脉，补肾阳；肾阴虚腰痛用龟甲胶，以通任脉，滋肾阴。

第三节　从伏邪论治痹病

一、伏邪致痹，始于"三气"，伏于"三必"

韦师认为，风寒湿"三气"杂至致痹，仅是发病初期的病因，或反复发作的诱因，而邪气因"三必"内伏才是形成伏邪痹病的关键，即除了传统的"久痛多瘀""久痛入络"之说外，久痹湿必伏，久痹肾必伤，久用风药治痹必伤阴（血），此"三必"因素以致风寒湿"三气"缠绵，而邪伏于里，"留而未发"，每因"重感"而发。这一"从伏邪论治痹病"观点的提出，源于广泛的临床感悟，对临床辨治痹病不无启发。

《素问·痹论》"风寒湿三气杂至，合而为痹也"，为历代医家论痹、治痹的理论渊薮，然而，对痹病病机的探究却见仁见智。韦师根据痹病反复发作、顽固难愈、证型较多、证多兼夹、正虚邪实、互为因果等特点，认为其病因绝非仅为发病初期之风寒湿"三气"杂至一言可概之，且病机颇为错综复杂，因此，提出了"伏邪痹病"之说。所谓伏邪，顾名思义，"伏"是隐藏、潜伏；"邪"是随气候变异所感伤。清代刘吉人《伏邪新书》明确提出了伏邪概念："感六淫而不即病，过后方发者，总谓之曰伏邪。已发者而治不得法，病情隐伏，亦谓之曰伏邪。有初感治不得法，正气内伤，邪气内陷，暂时假愈，后仍复作者，亦谓之曰伏邪。有已治愈而未能除尽病根，遗邪内伏，后又复发，亦谓之曰伏邪。"并认为"内有伏邪为病者，十居六七，其本脏自生之病，不兼内伏六淫，十仅三四"。

韦师认为，感受外邪，"风寒湿三气杂至"仅是痹病发生的外在条件，风寒湿热等邪气痹阻筋脉、骨节、肌肉，致使营卫行涩，经脉不通，筋爪失荣，骨节失养，而发生疼痛、肿胀、酸楚麻木，或肢体活动不灵。而先天禀赋不足、产后体虚、年老虚损、过度劳累等因素，在痹病的发病中起着重要的作用。《伏邪新书》有"其本脏自生之病，不兼内伏六淫"之说，临床所见类风湿性关节炎、强直性脊柱炎患者有明显的家族倾向，即说明先天禀赋不足，"其本脏自生之病"是主要病因，而风寒湿三气只是发病或加重病情的诱因而已。若反复感邪，屡发不愈，则正愈虚邪愈恋，而成为顽痹痼疾。久痹不愈，则邪易伤及脏腑气血阴阳。由于肾内寓元阴元阳，藏精生髓，主骨；肝藏血主筋，统司筋骨关节，且肝肾精血互生，肝血的化生有赖于肾的气化，故痹病脏腑之虚的重点在于肝肾，而以肾气亏虚为主。由此推论，痹病逾时而发，或反复发作者，符合伏邪致病特点之一，故可谓之"伏邪痹病"。对此，《素问·痹论》早已明言："亦各以其时，重感于风寒湿之气也"。重感绝非首次感邪，只是邪伏于里，"留而未发"之故。

纵览历代医家治痹用药之道，多以祛邪通络为原则，然伏邪痹病绝非祛邪诸法所能根治。究其所由，除了应重视传统的久痛多瘀，久病入络之说外，韦师尤其重视下列"三必"因素。一是久痹湿必伏，由于湿性重着黏腻，故临证治痹，风邪可祛，寒邪能散，热邪易清，而湿邪难除，湿聚成痰更易衍为痼疾；二是久痹肾必伤，使精气亏虚，骨节失养而不用，关节也易成为留邪之所，而五脏之虚，唯元气难补；三是风药必伤阴（血），用麻黄、羌活、独活之类风药治疗痹病，虽可缓一时之痛，但因其辛温燥烈，久用势必耗伤阴血，阴血愈虚，邪气愈恋，深入筋骨，而痹难愈。因此，韦师治疗久痹习以温肾散寒、搜风祛湿、宣痹通络为法，并认为治疗伏邪痹病的捷途重在因势利导，疏达外透，应依据太阳为少阴出路之说而立法，即使太阳证不显，亦应在扶正的基础上，加桂枝等以疏达太阳经脉，使邪外透。同时，还宜重视养血活血，即所谓"治风先治血，血行风自灭"。

二、蠲痹笑痛方开辟群阴，迎阳归舍

韦师在分析伏邪痹特点的基础上，结合自己的临床经验，创制了"蠲痹笑痛方"。该方由《太平惠民和剂局方》之小活络丹化裁而成，药物由制附子20g，桂枝、炒白术、苍术、当归各15g，蜈蚣2条，制天南星、制川乌、乳香、没药各12g，鸡血藤30g，炙甘草25g，制马钱子0.8g组成，制马钱子研末分3次冲服，连服7天后停用。韦师强调，用川乌、附子治疗痹病，不可盲目强调久煎，用其逐寒止痛时，煎煮时间不宜过长，宜将其捣为细末，开水煎煮30分钟，尝无麻味即可；俟疼痛缓解，用其温补阳气时，方可用文火久煎1小时以上。本方为治疗伏邪痹病肾虚寒凝、湿瘀阻络证之通用方。临床以肌肉关节疼痛反复发作，痛处固定不移，关节屈伸不利，得热痛减，遇寒痛甚，或肢体酸楚疼痛、沉重、肿胀，举动无力，便溏，或关节肿大僵硬，皮肤瘀斑，舌质黯淡有瘀斑瘀点，舌苔白腻，脉沉缓或沉弦紧等为特征。多见于西医学之风湿性关节炎、类风湿性关节炎、反应性关节炎、肌纤维炎、强直性脊柱炎、增生性骨关节炎等。

小活络丹原方为治疗风寒湿痹，肢体疼痛，麻木拘挛之专方，功擅温经活络，搜风除湿，祛痰逐瘀。方中川乌温经活络，祛风除湿，散寒止痛，诚如《长沙药解》所说："乌头，温燥下行，其性疏利迅速，开通关腠，驱逐寒湿之力甚捷，凡历节、脚气、寒疝、冷积、心腹疼痛之类并有良功。"天南星燥湿活络，以祛经络之痰，消肿散结，并能祛风，尤善止骨痛。《本经逢原》谓：天南星"为开涤风痰之专药""专走经络，故中风麻痹以之为向导"。乳香与没药善行走窜，功擅舒筋活络，化瘀止痛。其中乳香辛温香润，以行气活血为主；没药苦涩，功擅活血散瘀，以化瘀消肿为要，二药相配，气血同治，取效尤捷。地龙通经活络，引诸药直达病所。

然原方温肾散寒、宣痹通络之力尚属不足，更乏健脾祛湿之味，况且寒邪深伏，亦需投温热重剂方能取效。故加制附子、桂枝，以增强温肾散寒之力。其中附子味辛大热，具纯阳之性，功专助阳气，能大补命门真火，逐风寒湿邪，止痛之力强。其既能上助心阳，下补肾命，又能内温脾土，外固卫阳，即所谓"开辟群阴，迎阳归舍""果有真寒，无所不治"。附子长于温肾扶阳，乌头偏于逐寒开痹，二药合用，散寒祛湿功倍，除痹止痛效灵。桂枝气薄力缓，长于解肌发表，温散表寒，宣阳气于卫分，以疏达太阳经脉，透伏邪外出。由于湿为黏滞之阴邪，湿盛则阳微，非辛温透达之剂不能破其滞结，故用苍术、白术与桂枝、附子相配，使湿得温而化。苍术、白术皆味苦性温，均有燥湿与健脾之功，而有偏运偏补之别。苍术走而不守，偏于运脾燥湿，白术守而不走，擅长补脾化湿，二药同用，补运相兼，一补不足，一泻有余，相辅相成。即《本草崇原》所云："凡欲补脾，则用白术，凡欲运脾，则用苍术。"马钱子苦寒有毒，善疏筋骨间风湿，且止痛之力强，"其开通经络，透达关节之力，实远胜于它药"（《医学衷中参西录》）。蜈蚣搜剔透骨，化瘀通络，其与马钱子相配，尚可预防马钱子所致全身肌肉抽搐之毒副作用。鸡血藤养血活血，长于通络舒筋，其与当归相伍，寓有"治风先治血，血行风自灭"之义。重用炙甘草取其补中益气，缓急止痛之功，又为预防乌、附及马钱子毒副作用必用之品。如此组方，标本兼治，相辅相成，俾正气复则邪自去，邪气去则正自复，经络气血宣通而痹自愈。

三、祛除伏邪，始终重视"治未病"

治未病和恰当的调护，不仅可直接降低发病率，而且有利于正气的恢复、邪气的祛除，从而提高疗效，促使痹病患者早日康复，这是韦师治疗伏邪痹病的特色之一。对所有就诊的患者，他注重宣讲痹病的发生及预防知识，使其对本病有较深刻的认识，必须重视调摄护理。其祛伏邪，"治未病"之要，可归为以下数端。①合理锻炼：通过健身锻炼，从而使"正气存内，邪不可干"，防止痹病的发生或复发。但急性期应卧床休息，减少关节活动，待病情稳定，疼痛减轻后，可鼓励或协助患者肢体功能锻炼，以促进关节功能的恢复。关节不利或强直者，应定时做被动活动，然后从被动到主动，由少而多，由弱而强，循序渐进。②避免诱因：如避免汗出当风、受寒、冒雨涉水等，并随时令变化及时调摄，以预防外感。③改善环境：室内保持清洁干燥，阳光充足，空气流通，温度适宜，避免久居潮湿阴冷之处，随时令变化及时增减衣被。④情志调理：由于久病患者，容易情绪忧郁、焦虑、绝望等，故要加强情志调理，使其保持乐观向上的心境。⑤饮食调理：针对感受风、寒、湿、热等病邪的不同，予以疏风、散寒、祛湿、清热等食疗方法。如治疗痛痹，可适当服用当归生姜羊肉汤或药酒，以加强温经通络的作用；对于久病伤正者，可适当食用黄鳝、排骨、蛋类、瘦肉、牛奶、猪肝、猪腰等，以补脾肾，强筋骨，尤其是黄鳝甘温，能补虚损、除风湿、强筋骨，对风寒湿痹有一定的防治作用。

第四节　从瘀论治前列腺痛

前列腺痛又称类前列腺炎综合征，以中青年为多见。患者疼痛不适，以会阴、腹股沟、睾丸、腰骶、小腹近耻骨弓处为主，而且阴茎和尿道更为突出，伴有尿流迟缓，尿流间断，淋沥不净，尿频，尿急和夜尿增加等非细菌性前列腺炎的某些症候群为特征。本病大抵属于中医学的"淋证""精浊""白浊"等范畴。根据叶天士"病入血络，经年延绵""久痛必入络，气血不行"等相关认识，结合前列腺痛病位较深，病程较长等特点，从瘀论治，内治、外治，以及情志疏导等多种疗法并用，每获良效。此择其要，从病机共性、证治规律、用药特点探讨之。

一、察病机：精道瘀滞，病位深在

本病的成因，多与思欲不遂，相火妄动，或酒色劳倦、脾肾受损，或房事不洁、湿热下注、败精瘀阻等因素有关。前列腺位居于下焦，包绕男性尿道，属男性前阴器官，其发病与心、肝、脾、肾等脏腑受损密切相关，湿热下注，精道瘀滞是本病发生发展的重要环节。脾肾受损或亏虚为本，湿热瘀结为标，标本兼夹为患，互为影响。前列腺络脉中气血以通为顺，以阻为逆。故瘀浊阻滞精道，"不通则痛"是其基本病机。其义不仅指血瘀，还包括淤滞不通。而且由于其病位深在，更易与湿热之邪互结，每致病程缠绵，顽固难愈。临床所见，有瘀血阻络、湿热夹瘀、肾虚夹瘀等证之不同。

二、论证治：瘀血与湿热、肾虚相关

1. 瘀血阻络

寒凝、湿热客居络脉日久，阻滞气机，或肝郁气滞，皆可导致瘀血停滞，络脉瘀阻。前列腺痛病久必入血入络，瘀血阻络是诸邪伤络的最终转归。肝主疏泄，调畅气机，前列腺与足厥阴肝经的关系最为密切，故认为肝郁气滞是瘀血阻络的主要原因。临床常见会阴、腰骶、睾丸胀痛或刺痛，固定不移，两胁胀痛，善太息，常伴有勃起功能障碍及尿频、尿滴沥等排尿异常，舌质紫黯，舌下脉络青紫，脉弦涩。治宜活血化瘀，通络止痛。用复元活血汤加减治疗。以大黄荡涤留瘀败血，以桃仁、当归、红花活血祛瘀，以穿山甲破瘀通络，以天花粉散结，以甘草调和诸药，用柴胡疏肝调气，气畅则血行。若肝郁明显者，可加用香附、薄荷、青皮、枳壳以加强疏肝解郁之力；兼寒凝之象者，加荔枝核、小茴香，以散寒行气止痛；兼湿热之象者，加滑石、车前子、草薢，以清热利湿。

2. 湿热夹瘀

湿为重浊之邪，易趋下位，湿热相合，常胶结难解，其流注于下焦，壅结于肝经，可致前列腺导管痉挛，狭窄，甚至闭阻不通，使导管内分泌物不能排出，变成秽浊之物，阻滞气机，进而导致瘀血停滞，加重络阻症状，形成"湿热为病，瘀浊阻滞"的病理状态。因前列腺毗邻肛门、直肠，临床常见会阴胀痛，以肛门为甚，伴尿频、尿急等，甚至伴有勃起功能障碍，舌质红，苔黄腻，脉弦滑。治宜清热利湿，化瘀通络，用止痛如神汤（当归、秦艽、桃仁、皂角子、苍术、防风、泽泻、黄柏、槟榔、大黄）加减治疗。本方出自《医宗金鉴·外科心法要诀》，治痔疮初起，风、湿、燥、热所致的肛门肿痛，其效如神。以肛门疼痛不适为主的前列腺痛，且伴有湿热之象者，可用此方治疗。疼痛甚者，可加芍药甘草汤缓急止痛；如小便黄数，滴沥不畅者，加赤茯苓、车前子、灯心草、萹蓄,以通淋止痛。

3. 肾虚夹瘀

湿热夹瘀证,病程久延,或清利过度,每易伤及肾阴,故肾虚之中又以肾阴亏虚证为多见。阴虚日久,阴损及阳,则阴阳两虚。临床常见会阴胀痛,绵绵不休,小便淋漓,或兼尿浊。或兼畏寒、腰膝酸软,精神萎靡,多寐,阳痿,早泄,舌质淡,苔薄白,脉沉迟;或兼形体消瘦,失眠多梦,心烦,盗汗,舌质红,苔薄黄或少苔,脉沉弦细数。治宜补肾祛瘀。用六味地黄汤合活络效灵丹加减。偏于肾阴虚火旺者,加知母、黄柏、女贞子、龟甲;偏于肾阳虚者,加熟附子、肉桂、益智仁等。遣方选药,不可过分辛燥或清利,要时时顾护真阴,但亦不可过分温补或滋腻,以免留邪。

三、谈用药:攻补兼施,调理三焦

前列腺痛是临床常见病,同时又是难治病之一,其证候特点往往虚实互见,初起以湿热瘀阻、互为胶结的实证居多,治以祛邪为主;病久则虚实夹杂,治宜攻补兼施。辨证用药有其特点和规律,必须细加斟酌,配合综合治疗,以及注意情志与饮食调理,方可提高疗效。

1. 针对虚实相兼的病机特点,用药当攻补兼施

尽管前列腺痛的常见病因有湿、热、瘀、虚之殊,其证候却是互相兼夹,复杂多变。临床当审证求因,结合年龄、体质、病程等综合判断而用药。一般而言,发于青壮年、身体强壮者,尽管一时过劳、邪毒外侵,或者正气受损,以致邪结于里,但初起总以实证居多。随着病程的延长,渐见腰膝酸软,舌质淡,脉细者,则为肾气受损。有无尿痛或腰膝酸软等兼症可以作为辨别虚实的重要依据。若小便频数不畅,并有腰膝酸软,则系肾虚失于固摄所致,用药益肾可也。但若小便频数而黄,伴见涩痛,无腰酸脉细等症者,则系肾虚膀胱湿热所致,治当在清热利湿之中,合用益肾法,并用少许桂枝或小茴香温煦肾气而助膀胱气化,其症可除。

2. 湿热广涉三焦,重在治下,兼顾中、上

本病若以湿热为主者,其病位虽在下焦,但多与上、中焦密切相关。故

其治疗应针对下焦湿热蕴结，可选用萆薢分清饮或四妙丸加减。若兼上焦热，或心火下移小肠者，可合用清心降火之导赤散加栀子、泽泻等治之；若系中焦湿热并重，宜用甘露消毒丹加减；若系肝胆湿热，则用龙胆泻肝汤加减治疗。此外，由于前列腺病位深在，单纯口服给药，其效不够迅捷，若配合综合治疗，尤其是中药灌肠、栓剂，或于下腹、会阴部敷药等，可使药物直达病所，有助于提高疗效。

此外，还应重视疏情志、调饮食，以消除患者顾虑。由于前列腺疾病的患者往往会自然地将病变与性功能、生育、性病等联系起来，久治不愈者，又担心增生肥大或癌变等，因此常常引起过分的紧张、焦虑、担心和忧郁，严重影响着患者的身心健康，亦给夫妻及家庭生活带来阴影。所以必须重视患者的心理疏导，消除顾虑，使其积极配合治疗。同时，要注重患者的饮食调理，如忌饮酒，避免辛辣及肥甘厚味，以防助湿生热，而加重病情。

第二章　韦氏中医疼痛学要略

第一节　中医疼痛学的形成与发展

一、创建中医疼痛学的构想

疼痛严重危害着人民大众的身体健康，自古以来，人类在生活、劳动、战争中，由于自然灾害、禽兽伤害、创伤或疾病而感到疼痛，并予以防治。随着现代生活节奏的加快，疼痛的发病率持续上升，如腰背痛，据统计其发病率占成年人的 50%～80%，而肿瘤在全世界每年有 700 万人患病，其中 70% 以上的晚期病人以疼痛为主要症状。因此"疼痛是当前医学和生物学研究的重要课题之一，亦是国际范围的重大课题。"原卫生部陈敏章部长的这一科学论断，不仅深刻阐明了疼痛对人类健康的严重危害性，也揭示了加强疼痛学研究的紧迫性。

中医学对疼痛的认识和诊疗，历史悠久，有着独特的理论体系，丰富的调治方法，是数千年来不断实践的经验结晶。各种药物和针灸、气功、推拿、捏脊、刮痧、火罐等非药物疗法，不仅治痛疗效卓著，而且安全简便，每获针（药）到痛除之效，很少有毒副作用。尤其是针刺麻醉的成功，进一步促进了痛证的理论和临床研究，并引起世界医学界的广泛重视。但由于历史的原因，相关独特理论和丰富诊疗经验，均散见于历代医籍和诸多文献之中，中医学对此类疾病尚无明确的学科划分，未能形成一门独立的学科。因此，开展疼痛学专题研究，进而创建我国的中医疼痛学新学科，实为现代医疗保健之急需。

自 1992 年以来，中国中医药出版社相继出版了由韦师主编的《中医痛证诊疗大全》《中西医临床疼痛学》两部大型疼痛学专著，顺应了时代之急需，填补了我国中医学史无疼痛学专著的空白，在医学界引起较大反响，被誉为中医疼痛学的奠基之作。中国中医药出版社推荐介绍《中医痛证诊疗大全》时指出：本书是我国第一部独具特色的大型中医痛证诊疗专著，荟萃了古今中医诊疗痛证之精华，充分反映出当代中医治疗痛证的水平。以此为契机，中医学疼痛研究进入了一个新时代。

二、中医疼痛学的科学内涵

"科学是关于自然界、社会和思维的知识体系。是实践经验的总结。"这里提出了科学系统化的本质特征。一门临床学科的建立，必须有其理论体系构建，并明确其研究对象和范畴。不具备理论谈不上科学，不具备系统性的理论更谈不上科学。《中医痛证诊疗大全》作为中医疼痛学的奠基之作，其理论上的系统性和临床上的实用性、创造性主要体现在以下几点。一是以中医学术为主体，全面、系统构建了疼痛学的理论框架。该书在详述自秦汉至现代痛证学术源流、诊疗精华的基础上，深入阐述了痛证的病机特点，并不断充实。完善了"不通则痛"等病机理论，初步形成了"痛证病机五论"，即"不通则痛论""不荣则痛论""不通不荣相关论""诸痛属心论""久痛入络论"五论。对虚证疼痛"不荣则痛"的病机明确提出了"痛不荣，气血空，荣则不痛，痛则不荣"的观点。首次对痛证从病因、病位、病性等方面进行分类，较完善地提出了痛证诊断中的望、闻、问、切运用规律，尤其是从抓主证、辨缓急、识病性、察病位、审病程等角度首创了痛证辨证论治的思路及要点，对痛证的预防、护理、治疗方法、常用药物等皆一一详述。二是揭示、探究了临床诊疗疼痛的规律。书中以疼痛部位分章，以中医病（证）名为纲，以西医病名为目，系统论述了 128 种疼痛疾患的辨证论治，内容广涉临床各科、人体各部。其理、法、方、药兼备，用药的规律性与灵活性俱详，具有较强的实用性、指导性。三是揭示中医诊疗疼痛的思路、规律和学术精髓，如"针对痛证多急,剧痛易于生变致危的特点",突破"见痛休止痛"等传统观点,提出"抓主症、务在止痛"的新观点,创"论治步骤"新格局,即精选速效、高效、简便易用的有关疗法或方药,首予"应急治疗",俟疼痛缓解,继予"审因治疗",以巩固疗效,防止复发。并明确指出,"应急治疗"多系急则治标的权宜之计,对不宜应急止痛的疾病,则径予"审因治疗",以免掩盖真相,贻误病机。他如"类病–主证–主方诊疗模式""中医疼痛靶向疗法"等的确立,对指导临床诊疗和科研不无裨益。

在此后短短数年中,我国疼痛专业喜获迅猛发展,形成"方兴未艾"之势,出现了中医、西医、中西医结合共同攻关的可喜局面。为了适应时代的召唤,韦师又以高度的历史使命感,于1996年从中西医结合角度编著了《中西医临床疼痛学》。该书进一步丰富和完善了《中医痛证诊疗大全》构建的中医疼痛学理论框架和诊治规律,从整体上提高疼痛学的临床和学术水平。如其所述的"不通则痛论""不荣则痛论""诸痛属心论"颇多新意,有效地指导着临床诊疗。该书不仅将所述疾病扩展至150余种之多,而且不少病证系首次从中医或中西医结合角度系统整理,对中医疼痛学的学术思想及若干辨证分型、治疗方法等亦进行了积极探索。尤其是该书积极融汇了西医、中西医结合疼痛临床和科研成就,较好地体现与揭示了其诊治疼痛的思路、规律和学术精髓。同时该书注重介绍最新成果和临床研究动态,展示了时代学术特征,反映出临床诊疗水平。如上所述,该两部专著,对疼痛学从理论体系到临床诊疗规律均有较完整的阐述,显示了自身的特色和优势,从而标志着中医疼痛学已初步形成一个独立的学科,同时,也为长期以来有关疼痛"疾病论""症状论""并发症论"之争,画上了句号。令人欣慰的是,2000年6月在维也纳国际会议中心召开的第九届世界疼痛大会上,美国加利福尼亚大解剖和生理学教授巴斯鲍姆宣布:"疼痛是一种疾病,而不仅仅是一种症状"。

中医疼痛学这门姗姗来迟的新兴学科的创建,在国内引起了较大反响,经历了实践的广泛验证,并促进了该学科的发展。《中国中医药报》的"学人访谈"专栏,2000年9月27日载记者专访,在评价韦师创建中医疼痛新学科时说:"中医学对此(疼痛)尚无明确的学科划分。为弥补这一空白,韦绪性自 90 年代以来，相继主编出版了《中医痛诊疗大全》《中西医临床疼痛学》，构建了中医疼痛学的理论框架和诊疗规律，充分代表了当今中医痛证研究的较高水平。"1995 年 9 月 20 日《安阳日报》一版"迎接市科技大会召开"专栏，配发照片以"中医疼痛学的开创者韦绪性"为题报道，称"以一种病证为纲去穿凿学术研究的坚壁，进而构建出一门崭新的中医疼痛学科，韦绪性可谓国内第一人"。1995 年 7 月 4 日河南电视台新闻节目以"韦绪性疼痛学研究取得成就"为题进行报道。国内著名专家、学者赞誉尤多，如中国工程院院士、全国人大常委、当代"杏林泰斗"董建华教授盛赞此书"实从古未有之奇编"。中国科学院资深院士、著名中医学家陈可冀教授高度评价："该书对疼痛临床的 150 余种疾病，从基础理论到临床诊疗，作了很系统的阐述，融汇了中医、西医及中西医结合对疼痛的诊疗经验，不仅实用性强，且颇多创建，弥足珍贵……"河南中医学院原院长、著名中医学家李振华教授称该书："顺应了临床之急需，填补了国内空白……其从整体上构建了疼痛学理论框架和诊疗规律，见解独到，观点新颖，颇多新见。"由中国工程院院士王永炎教授主审的《疼痛性疾病中医现代治疗学》，不仅以较大篇幅融汇了韦师两部疼痛学的学术理论和诊疗经验，而且高度评价该两部专著"展示出中医痛证学科独立发展的广阔前景"。

三、中医疼痛学的发展与展望

近些年来，中医界对疼痛的理论、临床研究日趋深入，研究的思路和方法不断完善，从辨证论治到疗效评定等方面逐渐重视规范化。尤其是有关疼痛的诊断标准相继制定，筛选有效系列方药，从而使研究水平得以提高。在制剂方面，运用现代制剂新成果加以改进，创制了许多新剂型，如针剂、气雾剂、滴丸、外用膜剂、栓剂、含化片、胶囊、口服液等，显示了中药治疗疼痛的特色和优势。近年来，有关疼痛研究的文献也日趋增多，研究范围不断扩展，充分展示了疼痛研究的广阔前景。作为中医疼痛学的拓荒者，为了中医疼痛学的发展，韦师不遗余力，辛勤耕耘，致力于理论研究和临床研究，进一步创立了疼痛"类病－主证－主方诊疗模式"和"中医疼痛靶向疗法"，并据其临床经验总结出"笑痛系列方"，实现了"类病同证同治"。这些创建对提高疼痛的研究水平和临床疗效，具有重要意义。在建立疼痛学术组织方面，早在 2000 年 1 月即创建了河南省内首家地厅级疼痛学会，当选为主任委员，并主持召开了首届疼痛学术会议。在新近成立的河南省中医疼痛学会上，又被聘任为名誉主任委员，从一个侧面反映出其对疼痛学研究的不遗余力。

对于疼痛研究领域存在的问题，及今后研究的思路、方向，韦师明确提出："当前疼痛研究存在三个突出问题，一是基础理论研究滞后于临床实践，使临床研究缺乏基础理论的有力支撑，影响了临床研究的深入开展；二是近年来国内相继建立了不少疼痛门诊或疼痛治疗中心，但大多以"镇痛"为主，而忽视了"治痛"的研究，镇痛只是对症的、暂时的、治标的，带有姑息性的治疗方法，而治痛则是针对导致引起疼痛的病因、病理及其内在规律，而采取治本的方法；三是在治痛研究中方法虽很多，但大多只满足于"有效"，而没有把"治愈""显效"和"远期疗效"作为研究重点。究其原因，有关"镇痛"研究主要是建立在生理学基础上，而不是建立在病理学基础上，但病人的临床病理痛与正常人的试验痛毕竟有别。许多严重的临床病理痛在试验痛中是复制不出来的；在研究方法上，用试验痛代替真实的病理痛，把研究疼痛的对象放在正常人或动物身上，而不是放在正遭受疼痛病理损害的病人身上，这种研究对象和方法，必然导致其研究结果与临床实际脱节，无助于解决临床治疗问题。而中医药治痛显现出"五大优势"，较好地弥补了"镇痛"诸疗法之不足。其寻求卓越的治疗手段，创立了疼痛"类病－主证－主方诊疗模式"和"中医疼痛靶向疗法"，治疗引起疼痛的原发疾病，这应该是疼痛研究的方向。韦师提出的此"五大优势"具有很强的导向性、实用性，内容包括：①高效性：中药治痛随证而施，针对性强，疗效显著。况且不少中药生药材都有止痛作用，许多镇痛药提取于天然植物。不少具有止痛作用的中草药，同时具有良好的抗炎、消肿、溶栓、抗过敏、扩张血管等作用，其不仅可治疗疼痛，还有利于治疗原发病。文献报道，中药治痛总有效率约90%。②多样性：中医药治疗疼痛的疗法十分丰富，诸如内服药物疗法、针灸、推拿、捏脊、气功、牵引、敷法、熨法、脐疗、刮痧、敷贴、耳压、熏洗、含漱、噙化、热烘、垫药、火罐、埋线疗法等各具疗效和特点。尤其是小针刀、硬膜外腔中药疗法、中药离子导入疗法以及各种治疗仪的研制及推广应用，大大丰富了中医治疗学的内容，促进疗效的提高。③可补性：对于选用西药或手术治疗失败或疗效不佳的病例，中医药往往可补救，部分病例可有显著效果。④安全性：中药治痛很少毒副作用，非药物疗法中除推拿需严格掌握手法指征、小针刀疗法需严格规范操作外，其他疗法均无损伤性。⑤持续性：根据顽固性疼痛易反复发作的特点，运用中药长期治疗，以巩固疗效。并可寓防于治，使预防、治疗和康复统一于一体。

谈到今后的发展及展望，韦师深感责任重大，并把目标推向高远。他说："随着疾病谱的变化和自然学科间的大融汇、大渗透，中医疼痛学的发展面临着新的机遇和挑战，我们要站在时代的制高点上，大胆探索，寻求新突破。中医疼痛学作为一门基础与临床结合、多学科相互渗透的新兴学科，其研究对象和范畴十分广泛。在未来的基础理论研究中，要破除旧观念的束缚，密切结合临床实际，沿着新方向，应用新技术、新方式研究疼痛的基础理论。而临床研究要尊重客观实际，探索新思路、新技术、新疗法，而不是盲目地验证某一新学说。国际疼痛研究会和中国软组织疼痛研究会虽都是研究疼痛的学术组织，但研究的内容和方法却不同。前者主要建立在生理学基础上，侧重于镇痛的研究，特别是癌痛的研究。而后者完全建立在病理学基础上，致力于椎管内、外软组织损害引起的慢性疼痛的研究。对其研究思路和方法应注意借鉴，为我所用。中医疼痛学的研究，仍应遵循中医理论体系，在以下几个方面着力：充分利用现代科学技术，进行大量的基础研究和临床研究，以提高临床诊疗水平；进一步探索痛证辨证论治规律，制定统一的诊断和疗效判断标准，促使疼痛临床向客观化、规范化方向发展；注重专方专药系列化、高效化研究，以提高中医诊治疼痛的疗效和知名度；争取在疼痛的机理和在细胞、分子生物水平探讨有效方的药效机理以及临床应用方面，有更多的发展和突破，以期为创造一个'无痛世界'做出新的贡献。"

第二节　痛证病机五论

　　痛证是一类复杂的生理、心理失调病证，其病机甚为繁杂。长期以来，中医临床论治痛证，每以"不通则痛"立论，实有以偏概全之嫌，从而禁锢了辨证论治思维，严重影响了疗效的提高。兹以历代中医文献记载为据，结合临床实际，将痛证的病机归为"不通则痛论""不荣则痛论""不通不荣相关论""诸痛属心论""久痛入络论"五论，虽然仍难全面，但亦可概括其大略。

一、"不通则痛"论

　　《医学三字经》提出"痛不通，气血壅"之论，并释之曰"不通则痛"，揭示出"不通"是痛证发生的主要病机。导致不通的原因很多，如外感六淫、内伤七情、痰饮、瘀血、虫扰、食积、外伤等，皆可使脏腑、经络功能失调，气血运行不畅，从而导致全身或局部的各种痛证，其中以寒邪为主因。

1. 因于寒凝

　　《素问·举痛论》指出"寒气入经而稽迟，泣而不行，客于脉外则血少，客于脉中则气不通，故卒然而痛"。所谓稽迟、泣而不行、不通，概为经脉气血被寒邪凝闭阻滞而运行不畅，故卒发痛证。并指出寒邪致痛的主要病机为"脉缩蜷"和"脉绌急"，如谓："寒气客于脉外则脉寒，脉寒则缩蜷，缩蜷则脉绌急，绌急则外引小络，故卒然而痛，得炅则痛立止；因重中于寒，则痛久矣。"如寒束肌表，营卫郁滞，气血不畅，可见头身疼痛；过食生冷或腹部受凉，气血凝滞可见脘腹冷痛；寒凝心脉，气血不畅则发为心痛等，皆是寒凝气血不畅而痛之例。可以说，疼痛乃是寒邪致病之一大特征，正如《素问·痹论》所说："痛者，寒气多也，有寒故痛也。"

2. 因于湿阻

　　湿为阴邪，重浊黏滞，每致气机阻遏，血行不畅而发生疼痛。如湿蒙清窍,在上之气血运行不畅则头痛如裹。湿客经络、关节,阻碍气血之行,则可见肌肉、关节疼痛,如《金匮要略》所云:"关节疼痛而烦,脉沉而细,此名湿痹。"《丹溪心法》亦曰:"有湿郁而周身走痛,或关节间痛。"

3. 因于热壅

《金匮要略》曰:"热之所过,血为之凝滞。"热邪壅盛,正邪相搏,则影响气血之行;加之血受热邪煎熬,血热阴伤,以致气血运行不畅而壅滞,可发为痛证。对此《丹溪心法》进一步阐发曰"痛甚者火多"。如热邪犯心可致心脉不畅而见心痛,即《素问·刺热》篇所说:"热争则卒心痛。"《素问·举痛论》还指出:"热气留于小肠,肠中痛。"《医方辨难大成》曰:"火多炎烈而如恢如焚之失度,斯腹有痛自心中而上攻咽喉,有痛彻小腹而后引背心,有二便闭结而坠痛不安,有两胁针刺而连痛难忍。"热壅于上可见头痛、牙痛、咽喉肿痛、口舌糜烂疼痛等。热入经络、关节,与气血相搏而致经络瘀阻则可见关节剧痛。热壅血瘀,瘀热互结可见蓄血腹痛。热壅气血不畅,血瘀肉腐,则可发为疮痈肿痛,如肺痈胸痛、肠痈腹痛以及体表疮痈的局部肿痛等。

4. 情志内伤

强烈或持久的情志刺激,可使脏腑气机功能紊乱,气血运行不畅而发生各种痛证。《杂病源流犀烛·心病源流》认为,七情除"喜之气能散外,余皆足令心气郁结而为心痛也。"《三因极一病证方论》亦云:"若五脏内动,泪以七情,则其气痞结聚于中脘,气与血相搏,发为疼痛。"可见七情内伤致痛是痛证较为常见的病因之一。

5. 因于外伤

各种外伤、跌仆闪挫等,不仅可因皮肉、筋骨、血脉损伤而痛,且可使气血不畅甚至瘀塞而致痛。《圣济总录·伤折门》曰:"若因伤折,内动经络,血行之道不得宣通,瘀积不散,则为肿为痛。"《伤寒全生集》亦云:"凡跌仆损伤,或被人踢打,或物相撞,或致闪肭,一时不觉,过至半日或一二三日而发者有之,十数日或半月一月而发者有之……其心胸胁下小腹满痛,按之手不可近者,此有瘀血也。"

6. 痰饮内阻

津气血关系密切，其病常互相影响。津液停为水饮、痰浊，可影响气血之行而致痛证。《丹溪心法》曰："痰因气滞而聚，既聚则碍其路，道不得运，故痛作也。"《医学原理》关于"清痰稠饮，与血相杂，妨碍升降而痛"之说，即为此意。如痰饮阻于心脉可发为心痛，即《诸病源候论》所曰："津液水饮停积，上迫于心，令心气不宣畅，故痛而多唾也。"《类证活人书》亦曰："包络之痛……亦有痰涎停伏，窒碍不通而痛。"痰饮致痛还可见于胃痛，如《考证病源》曰："痰饮留于胃脘，阻塞气道，故作痛也。"若痰饮流注经络、关节，则可致关节肿痛，故《丹溪心法》曰："肥人肢节痛，多是风湿与痰饮流注经络而痛。"《医述》引罗赤诚论："素有郁痰，后因血滞，与痰相聚，名曰痰夹瘀血，患处则痛而少移……病邪郁久而成窠囊，其窠囊之验，患处则痛而不能转侧……丹溪云，痰夹瘀血，遂成窠囊者，不治，正此谓也。"《临证指南医案》则曰："胃痛久而屡发，必有凝痰聚瘀。"此论既指出了痰瘀可互相影响致痛及其痛之特点，又强调了痰夹瘀血致痛较为难治。

此外，结石内阻尿道或胆道，食积停于胃肠，虫积扰于肠道或胆道等，亦皆可致气血不畅而发为痛证。

二、"不荣则痛"论

关于"不荣则痛"的机理，韦师首创"痛不荣，气血空，荣则不痛，痛则不荣"之说。不荣即缺乏或失去气血阴阳的营养、濡润、温煦功能。气血阴阳是人体生命活动的物质基础，素体虚弱及后天调养失宜，久病损及正气，引起气血阴阳不足或偏衰，常常导致脏腑经脉失其充盈、营养、濡润、温煦之常，亦是引起疼痛的主要原因之一。清·吴澄《不居集·诸痛》不拘于"不通则痛"之说，对因虚致痛作了深入阐发，如谓："虚劳之人，精不化气，气不化精，先天之真元不足则周身之道路不通，阻碍气血不能营养经络而为痛也。是故水不养木而胁痛，精血衰少而腰痛，真阴竭绝而骨痛，机关不利而颈痛，骨髓空虚而脊背痛，三阴亏损而腿膝痛，此皆非外邪有余，实由肝肾不足所致也。"

1. 阳气虚致痛

《素问·生气通天论》曰："阳气者，精则养神，柔则养筋。"指出阳气具有温养筋脉，使其柔和自如的功能。若阳气不足，脉络失于温养，亦可拘急作痛。如《素问·逆调论》指出，肾阳不足，可病骨痹而见"挛节"，即骨节拘挛疼痛，难以屈伸。《金匮翼》认为"气虚头痛者，清阳气虚，不能上升也"。《金匮要略》所述之"虚劳腰疼，少腹拘急，小便不利者，八味肾气丸主之"，也属阳虚之列。此外，少阴阳虚还可见项背强痛，不可以顾，但并无风寒外证，与外感风寒所致者不同。这些都是阳虚，脉络失于温养而拘急作痛之例。

2. 阴血亏虚致痛

脉为血之府，"血主濡之"（《难经·二十二难》）。阴血行脉中，内至脏腑，外达皮肉筋骨，如环无端，运行不息，不断地对全身各脏腑组织、器官起着营养和滋润作用。《灵枢·本脏》云："血和则经脉流行，营复阴阳，筋骨劲强，关节清利。""和"，即血液充盈和调之意，血只有盈于脉，才能流畅全身，发挥其濡养作用。若阴血亏虚，可致血脉虚涩，虚是脉中血流量的减少，涩是脉管本身缺少血液营养的反映。血脉虚涩，则机体各脏腑组织器官可因失于濡养，亦可使其蜷缩拘急而作痛。如《丹台玉案·腹痛》中说："但偎偎作痛，如细筋牵引者，血虚也。"《金匮翼·胁痛统论》也说："阴虚则脉绌急……阴虚血燥则经脉失养而痛。"均说明了血虚脉络失养而绌急致痛的病机。《灵枢·五癃津液别》关于"髓液皆减而下，下过度则虚，虚故腰背痛而胫酸"的论述，指出了肾阴精虚可致腰背痛。《质疑录》认为肝血不荣可导致多种痛证，如谓："肝血不足则筋挛……为目眩，为头痛，为胁肋痛，为少腹痛，为疝痛诸证，凡此皆肝血不荣也。"血脉虚涩致痛，尤多见于妇女。《济阴纲目》曾曰："妇人血崩而心痛者，名曰杀血心痛，由心脾血虚也。若小产去血过多心痛者亦然。"若女子月经过多或产后失血而致血虚，或因孕期聚养胎而相对血虚，皆易致血脉虚涩，发为痛证。故经期、妊娠期及产后头痛、身痛、腰痛、心腹痛等，多与血脉虚涩病机相关。

此外，津液不足，亦可使筋脉失濡而挛急作痛。如霍乱吐泻，津液暴失，筋脉失养可见转筋、腹痛。

三、不通不荣相关论

"不通则痛"与"不荣则痛"是对实痛、虚痛病机的高度概括。由于痛证的病位在经络,其病机特点为气血失和,而气属阳,血属阴,气血同源,阴阳互根,故"不通""不荣"往往相互影响,互为因果,不能孤立而观。其临床可表现为本虚标实俱重,或本虚标实的主次、先后不同。

因"不通"而致"不荣"者,如外感火热之邪,或五志过极、嗜食辛辣温燥之品助阳生火,灼伤脉络,壅滞气血而痛,为"不通则痛"。但热盛又可耗伤精血津液,使血脉虚涩,脏腑、经络失于濡养,则兼有"不荣"的一面。再如外感寒邪直中伤阳,或湿邪入里遏伤阳气,既可凝滞气血,"不通则痛",又可使脏腑经脉失于阳气的温煦而兼"不荣则痛"。如临床常见的寒伤心阳之胸痹、寒伤脾阳之胃脘痛、寒伤肾阳之腰膝冷痛等,皆为"不通"而致"不荣"的虚实夹杂之候。

因"不荣"而致"不通"者,如气虚不能温煦经脉致痛,日久运血无力,则瘀血停积于内;阴血亏虚不能濡养经脉致痛,既可使经脉虚涩而血行不畅,又可使阴血不能敛气而致气机阻滞。其病机皆属以"不荣"为主,而兼"不通"。对此,《景岳全书·胁痛》明确指出:"夫人之气血犹源泉也,盛则流畅,少则壅滞,故气血不虚不滞,虚则无有不滞者。"《读医随笔》则进一步指出:"气虚不足以推血,则血必有瘀;血虚不足以滑气,则气必有聚。"

四、"诸痛属心"论

《素问·至真要大论》"诸痛痒疮,皆属于心"之说,阐明疼痛的产生与心有密切的关系。在各种可致痛证的病因作用下,是否发生痛证、疼痛的轻重及转归均与"心神""心脉"有密切关系。《灵枢·本神》说:"心藏脉,脉舍神。"《灵枢·营卫生会》篇说:"血者,神气也。"心神正常则痛觉敏锐,耐痛力亦强;神怯多感觉迟钝,耐痛力亦差;神昏则不知疼痛;亦可因痛剧损伤心神而昏厥。临床所见,慢性疼痛患者往往伴有抑郁和焦虑,造成身心极大伤害,并反致疼痛加重。表明诸痛属心与心主血脉、心主神明的功能失常有关。而痛证的消除亦有赖于心神的调节，《灵枢·周痹》"痛则神归之，神归之则热，热则痛解"的论述，即说明了这一点。《证治准绳》则强调了心神失常与情志内伤致痛密切相关，如谓："夫心统性情，始由怵惕思虑则伤神，神伤，脏乃应心虚矣。心虚则邪干之，故手心主包络受其邪而痛也。"《杂病源流犀烛》进一步指出，七情内伤除"喜之气能散外，余皆足令心气郁结而为痛也"。由于肝气通于心，肝气滞则心气涩，所以情志内伤也是引发疼痛的常见病因。提示临床治疗疼痛性疾病，重视"调神""调情志""养血脉"或"通血脉"药物的运用，有助于提高疗效。

五、"久痛入络"论

清代医家叶天士对于痛证的病机，提出了"久痛入络"理论，此论既是对临床经验的总结，同时说明病入络脉乃血瘀致痛，奠定了痛证的病机基础。

何谓络？生理之络与"久痛入络"之"络"有着不同的内涵，必须追其源溯其流，才有助于对"久痛入络"病机的认识。生理之络是指广义的络脉，如《灵枢·脉度》篇曰："经脉为里，支而横者为络，络之别者为孙。"这是将脉按大小、深浅的差异分别称为"经脉""络脉"和"孙脉"。《难经·二十三难》认为："经脉者，行血气，通阴阳，以荣于身者也。……别络十五，皆因其原，如环无端，转相灌溉，朝于寸口、人迎，以处百病，而决死生也。"说明络脉分布以经脉为主干，支横别出，呈网状联络全身，包括经脉的别络、络脉、孙络等，即是广义的络脉。喻嘉言在《医门法律·卷一·明络脉之法》将络脉描述为一个大的网络系统："十二经生十二络，十二络生一百八十系络，系络生一百八十缠络，缠络生三万四千孙络。自内而生者，愈多则愈小，稍大者在俞穴肌肉间，营气所主，外廓由是出诸皮毛，方为小络，方为卫气所主。"说明络脉遍布全身，通彻各处，内外表里无所不至。此外，在《灵枢·百病始生》篇尚有"阳络""阴络"之说，即"阳络伤则血外溢，血外溢则衄血；阴络伤则血内溢，血内溢则后血"。表明在里在脏者谓之阴络，在表在腑者谓之阳络。《血证论》则以内外分阴络、阳络，即"阴络者，谓躯壳之内，脏腑、油膜之脉络""阳络者，谓躯壳之外，肌肉、皮肤之络脉"。正是由于络脉网络的沟通作用，才实现了络脉贯通营卫，环流经气，渗灌气血以"内灌脏腑，外濡腠理"的功能。如果久病，必然会导致络脉的生理功能失常，而成为外邪入侵的通路和传变途径。

"久痛入络"理论，散见于《临证指南医案》之医案中，意在昭示其病程较长，病位较深，病情较重，证候以痛为主。"久痛入络"的关键，首先与络的生理特点密切相关，由于络脉广泛分布于全身内外表里，是联系沟通表里内外，运行气血津液的通道，所以当感受外邪时，极易成为外邪留而不去之所。即《灵枢·百病始生》篇所云："是故虚邪之中人也，始于皮肤……留而不去，则传舍于络脉，在络之时，痛于肌肉，其痛之时息，大经乃成，留而不去，传舍于经……稽留而不去，息而成积，或着孙络，或着络脉。"同时，由于络脉细小狭窄，气血津液在其中运行缓慢，致使感受外邪后，易致邪留于络而成络病。

其次与致病因素相关，《素问·刺法论》篇认为"正气存内，邪不可干"。《医学真传》进一步指出："脏气不足，病在脏；腑气不足，病在腑；经脉不足，病在经脉……正气内虚，而淫邪猖獗，是病皆从内生，岂由外至？"另一方面，"邪之所凑，其气必虚"（《素问·评热病论》），感受外邪，则必然耗伤正气，而正气虚衰，则不足以抗邪外出，病邪"留而不去"以致深入络脉。其病机以络脉瘀阻与络脉绌急为特点，以致"不通则痛"。"久痛入络"有一个由气及血的发展过程，疾病初起，一般以卫分、气分为主，久病则多入血分，伤及络脉。气为血之帅，气行则血行，气虚或气滞则血失其帅而瘀滞。所以《灵枢·终始》篇提出了久病治血络主张，如谓"久病者……去其血脉"，《灵枢·寿夭刚柔》篇亦说"久痹不去身者，视其血络，尽出其血"，这些理论可视为"久痛入络"理论的滥觞。叶天士《临证指南医案》所说的"痛为脉络中气血不和，医当分经别络""初病在经，久痛入络，经主气，络主血……气既久阻，血亦应病，循行之脉络自痹""积伤入络，气血皆瘀，则流行失司，所谓痛则不通也"等相关论述，概源于此。至于劳伤跌挫，损伤络脉更是络脉损伤的重要因素。即《素问·缪刺论》所说："人有所堕坠，恶血留内……此上伤厥阴之脉，下伤少阴之络。"

综上所述，"久痛入络"之"络"当为脏腑深部的络脉，是普通"药所不及"之处。叶天士认为，久痛入络是"散之不解，邪非在表；攻之不驱，邪非在里；补正驱邪，正邪并树无益""邪与气血混成一所，汗吐下无能分其邪"。此说进一步表明，久痛入络的络是机体深部隐伏之所，系一般药物难以达之处。由于络脉与所联络的脏腑密不可分，故络病就会表现为所络属脏腑的病变。再者，"久痛入络"证与通常的瘀血证不能等同，瘀血证为有形实邪为患，故以实证为主。而"久痛入络"证为疼痛迁延不愈，正气已虚，血络损伤所致，为本虚标实之证，多顽固难愈。基于上述病机与临床特点，所以叶天士《临证指南医案》对"久痛入络"的治疗，提出"积伤入络，气血皆瘀，则流行失司，所谓痛则不通也，久病当以缓攻，不致重损""通补最宜""柔温辛补""考仲景于劳伤血痹诸法，其通络方法，每取虫蚁迅速飞走之诸灵，飞者升，走者降，血无凝著，气可宣通，与攻积除坚，徒入脏腑者有间"，并且强调"络于辛为泄""久病在络，气血皆窒，当辛香缓通""勿投燥热劫液"。其中缓攻、通补、络于辛为泄的治疗原则，与络病的病机特点最为契合，也集中体现了叶天士"久痛入络"的治疗学思想。概而言之，其对"久痛入络"的治疗始终贯穿一个"通"字，用药宜辛散流通，忌呆滞，同时不忘扶正。络痹深重者，多选用虫类通络药，"取虫蚁迅速飞走诸灵"来"松透病根"。同时也提示，临床应当重视疼痛的早期预防、早期诊断、早期治疗，以期阻断或延缓疾病向"入络"发展。

第三节　痛证辨证

一、痛证定义

痛证是指人体经络气血失和，而以自觉疼痛（苦楚）为主要临床表现的一类病证。即其病位在经络，其病机特点为气血失和，其临床特点系以自觉疼痛为主，其范围系一类病证。若因局部非伤害性刺激，而乍痛乍止，且无相关兼症者，不属于痛证之范围。《广雅》曰："疼，痛也。"《说文解字》曰："痛，病也。"说明痛与疾病有关，本义为疼痛。《辞海》曰："痛，因疾病或创伤而感觉苦楚，如头痛。"在此可以理解为"疼"与"痛"的含义并无严格区别，是泛指"感觉苦楚"而言。

经络气血失和致痛系对其病机之总概括，一般谓之"不通则痛"。从临床实际情况看，疼痛的病机并非仅限于"不通则痛"，还应包括"不荣则痛"和"诸痛属心""久痛入络"，而且"不通"与"不荣"往往互为因果，密切相关。《医学三字经·心腹痛胸痹第七》提出了"痛不通，气血壅"的观点，并释之曰"通则不痛""痛则不通"。此确系提纲挈领之语，同理，"不荣则痛"则应指"痛不荣，气血空，荣则不痛，痛则不荣"。由于心藏神，主血脉，故"诸痛属心"说，意在强调心神，血脉的功能失常亦可导致疼痛，而患者受疼痛的折磨又可造成心神失守，甚至抑郁和焦虑而加重疼痛。由是观之，疼痛是一种复杂的生理、心理失调病证，如果忽视心神因素，则有失偏颇。

痛证可泛见于内、外、妇、儿、骨伤、肿瘤、神经、五官等科的常见病、疑难病之中，涉及的范围甚广。以部位言，人之一身，自顶至踵，俱有痛证；以病位言，脏腑、经络的病变皆可致痛，而以经络为共性；从病因论，举凡寒凝、热壅、湿阻、痰结、气滞、血瘀、食积、虫聚、结石、损伤，或脏腑阴阳气血亏虚诸因，悉可致痛，而以寒邪为关键；从临床特征看，表现有多样，如胀痛、刺痛、冷痛、灼痛、绞痛、坠痛、隐痛等；在治疗方面，除药物疗法外，其他如针灸、气功、推拿、捏脊、刮痧等非药物疗法和外治疗法亦颇为丰富，而且安全简便，每获药（针）到痛除之效，很少有毒副作用。这些内容表明，中医学对痛证的认识和经验形成了独特的理论、诊疗体系，其丰富疗法和可靠疗效，为人类的卫生保健事业做出了巨大贡献，是中医学的重要组成部分。

二、痛证分类

痛证的临床表现错综复杂，可发于身体的任何部位。因此，为便于临床辨证，审知病因，勘清病位，昭明病性，对痛证尤须进行纲举张目地分门别类。《素问·举痛论》根据疼痛的部位、特点，将痛证分为14种，可谓痛证分类的开端。如谓："其痛或卒然而止者,或痛甚不休者,或痛甚不可按者,或按之而痛止者,或按之无益者,或喘动应手者,或心与背相引而痛者,或胁肋与少腹相引而痛者,或腹痛引阴股者,或痛宿昔而成积者,或卒然痛死不知人,有少间复生者,或痛而呕者,或腹痛而后泄者,或痛而闭不通者。凡此诸痛,各不同形。"后世诸贤,代有补充,迄今已较完善。韦师在其所著《中医痛证诊疗大全》中,明确提出痛证的病因、病位和病性分类,兹选介如下。

(一)病因分类

痛证发生的原因多端,举凡外感六淫,使经络闭阻,营卫凝涩;或情志内伤,气滞血瘀,脏腑壅滞;或脏腑气血亏乏,络脉空虚失养等,均可致痛。诚如《本草求真》所说:"痛有因寒、因热、因风、因湿、因滞、因血、因气、因火、因虫之分。"现结合临床实际,从病因角度将痛证分为外感六淫、疫疬疼痛,内伤七情、饮食疼痛,劳逸失度疼痛,外伤疼痛,痰饮疼痛,瘀血疼痛等数种。

1. 外感疼痛类

外感疼痛指感受外界风、寒、湿、燥、火热及疫疬之气所致的疼痛。六淫侵袭,使经络闭阻,营卫凝涩,气血不通,而致疼痛。至于疬气,则为一类具有强烈传染性的病邪,所致疼痛见于某些传染病,如大头瘟、疫痢、霍乱等,因其是从外感受,故归之于外感疼痛。外感疼痛多较剧烈,往往是痛而不休,临床多为实证。

风袭痛:人体感受风邪,壅塞经络,可致疼痛。其特点是:①因风为阳邪,易袭阳位,故疼痛部位多见于人体上部(头面),所谓"伤于风者,上先受之""高颠之上,唯风可到"是也,如头风痛、面痛等,大多为风邪所为;②因风性善行数变,故所致疼痛多是游走不定,如风寒湿杂至之痹证,若见肢体疼痛,游走不定之行痹,即是风气胜所致。正如《素问·痹论》说:"风寒湿三气杂至合而为痹也,其风气胜者为行痹。"

寒凝痛:寒邪侵袭,极易致痛。因寒性凝滞收引,易致经脉闭阻,气血不通,"不通则痛"。正如《素问·举痛论》说:"寒气入经而稽迟,泣而不行,客于脉外则血少,客于脉中则气不通,故卒然而痛。"可见,疼痛乃寒邪致病之一大特点。寒痛的特点是:①疼痛剧烈;②部位较固定;③得温则减;④可发于身体各处。

湿著痛:人体感受湿邪,遏阻经络,影响气血运行而致疼痛。其特点是:①因湿性趋下,易袭阴位,故湿痛多见于人体下部(下肢关节为多),所谓"伤于湿者,下先受之"是也;②因湿性重浊,故所致疼痛多是重着不移,如着痹之四肢关节沉重疼痛,即为湿邪偏盛所致;③因湿性黏滞,不易速去,故湿邪致痛多缠绵反复,病程较长。

火灼痛:火热之邪侵袭人体,易灼伤津血,壅塞经络,从而导致疼痛。火热致痛临床虽不及寒邪致痛为多,但也屡见不鲜,尤其是外科疮疡疼痛及眼科疾患疼痛,更是属火者为多。故《素问·至真要大论》指出"诸病胕肿,疼酸惊骇,皆属于火""诸痛痒疮,皆属于心(火)"。火热致痛有以下特点:①灼痛或红肿热痛;②疼痛剧烈;③得凉则减;④全身可见,尤以上部为多。

燥涩痛:感受燥邪,使津血亏少,络脉失养致痛。其特点是:①因燥性干涩,故其痛多为干痛;②因燥邪侵袭途径多经口与鼻,故疼痛部位常是咽部、鼻部;③燥易伤肺,肺居胸中,故燥邪干肺,易致胸痛。

疫疠痛:其致痛机理为疫毒闭阻经脉所致,常见于大头瘟、霍乱、疫痢、烂喉痧等疾病之中。其特点是:①疼痛剧烈,如大头瘟之头痛如劈,霍乱之腹痛如绞,烂喉痧之咽喉剧痛等;②具有传染性。

2. 内伤疼痛类

内伤疼痛指因七情过激、饮食不节、劳逸过度所致的疼痛。因这三种因素损害人体皆由内所伤,故称为内伤疼痛。若因于饮食、七情者,疼痛较剧,常为实证;若因于劳逸者,疼痛较缓,虚证为多。情志过激致痛,主要是影响了脏腑气机的运行,使气机紊乱,气血运行不畅而发病。如大怒则使气机上逆,所谓"怒则气上",所伤内脏为肝。肝气逆乱,气滞血瘀,则可出现胁痛、妇女痛经、胃脘痛等证。疼痛特点多为胀痛走窜。再如过喜，可使气机缓散不收，所谓"喜则气缓"，气血运行无力，脉络不畅可致心痛，腹痛等。

饮食不节致痛：《症因脉治》云："食积腹痛之因，饮食不节，或饥饱伤损，或饱时强食，或食气相凝，或临卧多食，皆成腹痛之症也。"又云："饮食不节，伤及胃口，太阴升降之令，是结壅闭，则食积之痛作矣。"饮食不节泛指饥饱失调、饮食不洁、饮食偏嗜等。临床上以饮食过饱致病最为多见。其疼痛部位多发于胃肠。正如《素问·痹论》所说："饮食自倍，肠胃乃伤。"若饮食过饱，食积内停，阻滞气血，其痛多是胀满疼痛，拒按，食后痛剧，嗳气，矢气后痛减，属于实证；若饮食偏少，日久则气血亏虚，络脉失养，其痛多为隐痛，饥竭时加剧，得食后减，故临床以虚证为多；若饮食不洁，除可直接引起腹痛、泄泻等肠胃疾患外，尚可酿生虫疾，而致腹部阵发性疼痛；若饮食偏嗜，亦可致痛。如饮食偏寒，可致腹部冷痛、泄泻；饮食偏热，则可致腹部胀满疼痛、便秘等，临床以实证为多见。

劳逸失度致痛：《医学正传》曰："若夫劳役伤形，致身体解体而作痛。"劳，指过度劳累，包括劳力过度、劳神过度和房劳过度。劳力伤气血，劳神伤心脾，房劳伤肾精，久则致内脏亏损，阴血不足，精气衰少，络脉失养，而出现疼痛。疼痛虽可发于全身，但以头、腰、胸腹部最为多见，其痛多为隐痛、空痛、绵痛，多属于虚证。过度安逸，使气血壅滞，亦可致痛。其痛可为闷痛，滞痛或木痛。如伏案过久，胸阳不展，可致胸部闷痛；久坐久卧，气血壅滞肌肉，可致机体郁滞疼痛，临床常表现为虚实夹杂之证。

3. 外伤疼痛

《景岳全书》曰："跌仆伤而痛者，此伤在骨而血脉凝滞也。"外伤包括跌仆闪挫，持重努伤、枪弹金刃所伤及冻伤、虫兽伤等。外伤疼痛多是肿痛，即疼痛时伴有局部肿起高大，多发于躯干、四肢及头颈、腰骶部。

4. 痰饮疼痛

外感、内伤皆可致水液代谢障碍而形成痰饮。痰饮既成，便停留于身体某一局部，堵塞经络，闭阻气血，而致疼痛。痰饮致痛较为广泛，可发于全身任何部位。如痰饮阻于心肺，可见胸痛；痰饮上泛，可致头痛、面痛；痰饮流注筋骨，可致阴疽流注作痛等。饮邪致痛，临床多见于"悬饮"之胸胁咳唾引痛，亦可见于饮泛肌肤之身体重痛。

5. 瘀血疼痛

瘀血，指体内血液运行不畅，甚至停滞，或离经之血积于体内所形成的病理产物，凡气虚、气滞、血寒、血热皆可致瘀血。瘀血既成，便阻碍气血之运行，而致疼痛。可以说，疼痛是瘀血的必有症状，瘀血则为疼痛的根本原因，所谓"痛则不通""通则不痛"也。瘀血疼痛可发于身体任何部位，如瘀阻于心，则见真心痛；瘀阻于肺，致胸痛；瘀阻于胃肠，致胃痛、腹痛；瘀阻于肝，致胁痛；瘀阻于胞宫，致小腹痛；瘀阻于肢体，致局部肿痛等。其特点为：①表现为刺痛、刀割样痛；②痛处固定不移；③疼痛拒按；④夜间痛甚；⑤痛处或见肿物。

（二）病位分类

病位，指疾病发生、发展的部位，由于疾病是在不断的发展变化中，因此病位也会随着这种动态变化而由一处引发或牵连到另一处，于是在临床上便有原发病位和继发病位之别，疼痛一证也是如此。需要指出的是，疾病发生的部位应与疾病表现的部位相区别，前者为病位，后者则为症位。就疼痛而言，痛位不能代表病位，如肝气犯胃所致的胃脘痛，则是痛在胃脘，而病在肝胃。疼痛的病位可表现在脏腑、经络、气血、津液等多处，因此，从病位上对疼痛进行分类，主要以脏腑经络、气血津液为基础，兹分别论述之。

1. 脏腑经络定位

人体以五脏为中心，通过经络连属六腑，从而构成一个完整的整体。脏腑功能异常所致的疼痛，可出现在脏腑所处的部位及其经络循行路线上，因此，通过经络和脏腑的配属关系，将多种疼痛分类归纳，归属于脏腑，尤以五脏为主对痛证进行分类甚为重要。

病在肝（胆）：肝（胆）居于胁肋，足厥阴肝经和足少阳胆经循行于人体头部两侧、颠顶、耳周围、少腹、阴器等部位。因此，凡上述这些部位出现疼痛，如头顶及两侧痛、耳痛、胁肋痛、少腹痛、股阴痛、外阴痛等，均与肝

（胆）密切相关。此外，肝气失和所致的疼痛如肝气郁结之胃痛、疝痛，肝阳上亢之头痛、目痛等，亦属此列。

病在心（小肠）：心居胸中，手少阴心经和手太阳小肠经循行于人体两眼内外眦、颜面、胸部正中、肩胛及上肢内侧沿中指、小指线上相应部位，故凡上述这些部位出现的疼痛，如眼部两眦痛、面痛、胸痛、肩胛痛、上肢内侧痛等，均与心（小肠）密切相关。此外，本病位也包括因心（小肠）功能失调所致的疼痛，如心血瘀阻之真心痛、背痛，心火上炎之舌痛，心热移于小肠之小便痛，小肠气滞之盘肠气痛等。

病在脾（胃）：脾胃居于脘腹，足太阴脾经和足阳明胃经循行于人体头前额、鼻根、上齿、舌、胃脘、股腹、胫骨外侧等部位。因此，凡上述部位出现疼痛，如前顶或额部痛、上齿痛、舌痛、胃脘痛、大腹痛、股腹痛，下肢外侧痛等，均与脾（胃）密切相关。此外，因脾胃功能失调所致的疼痛，如脾气下陷之小腹痛，胃火上攻之咽喉痛等，亦属此列。

病在肺（大肠）：肺居胸中，手太阴肺经和手阳明大肠经循行于人体鼻咽部、下牙齿、肩背部、胸部、肛门及上肢相应部位。故这些部位出现疼痛，如鼻痛、咽喉痛、下齿痛、肩背痛、胸痛、肛痛、肘痛等均与肺（大肠）密切相关。此外，亦包括肺（大肠）功能失调所致的多种疼痛。

病在肾（膀胱）：腰为肾之府，膀胱居小腹，足少阴肾经和足太阳膀胱经循行于人体颠顶、枕项、脊背、腰骶、膝腘、足跟、足心及外阴部。因此，上述部位出现疼痛，如头巅痛、头项痛、脊、背痛、腰痛、尾骶痛、小腹痛、足痛、外阴痛等，均与肾（膀胱）密切相关。此外，因肾（膀胱）功能失调所致的疼痛，如肾中虚火上炎之牙痛、耳痛、咽痛，膀胱气滞之身痛等，亦属此列。

2. 气血津液定位

气、血、津液为人体所需之营养物质，其失常，非不足便为郁滞。气血津液之虚、滞，皆能导致疼痛。

痛发于气：气病致痛，有虚有实。若见头部、胸胁、脘腹等处空痛或绵绵作痛，伴肢倦神疲，气短懒言，动则汗出之症，则为气虚；若见疼痛且胀，攻窜不定，常因情绪不畅而加重者，属气滞；若是小腹、肛门坠痛，伴少气倦怠，脱肛久泄之症，为气陷；若见头部、胸脘疼痛，伴眩晕或呕哕、或咳喘者，则为气逆。

痛发于血：血病致痛，有虚有实。若见头面、胸胁、脘腹等处隐痛，伴面白无华，唇甲色淡，头晕眼花，心悸失眠之症，属血虚；若是痛如针刺刀割，固定不移，拒按，夜间加重，面色、唇舌青紫，肌肤甲错者，则为血瘀；若是痛见于手足、少腹，得温痛减，形寒肢冷，肤色紫黯发凉者，属于血寒。

痛发于津液：临床虚实皆有，如胁肋、胸脘、咽喉等隐隐作痛，悠悠不休，并伴口唇干燥，咽干口渴，皮肤无泽，小便短少，大便秘结之症，即为津液亏乏；若见胸痛咳喘，头痛昏蒙，乳核作痛，瘰疬作痛等，则为痰气交阻；若见胸胁咳唾引痛，或肢体痛重，盖是饮邪泛留。

（三）病性分类

按病性分类，就是辨别疼痛的基本性质。疼痛的病性虽多，但归纳起来，总不外寒、热、虚、实四类。

1. 寒痛

总为寒邪凝滞，经脉闭阻所致。其痛多剧烈，得温则减。临床以冷痛最为多见，若是寒凝经脉，使经脉拘急，也可出现掣痛、急痛、牵引痛等。另外，表寒不散，可致紧痛。

2. 热痛

总为热邪壅滞，气血遏塞，或阴虚火旺，灼伤经脉所致。其痛或剧或缓，得冷则减。临床以灼痛为多见。若热与痰结或与湿合，其痛多剧，常表现为痛如刀割。此外，实热上攻，发于舌部，可见辣痛；阴虚火旺，熏于鼻、咽，可见干痛；火热攻于尿道、眼部，可见涩痛；热盛肉腐，疮疡成脓，可见跳痛等。

3. 虚痛

凡因精、气、血、津液、阴、阳等不足，使络脉失养所致的疼痛，均为虚痛。虚痛大多喜按，休息后稍减。其中，阴血不足，多见隐痛；阳气虚衰，多见绵痛；肾精亏损，多见空痛；中气下陷，多见坠痛。虚痛多发于头颅及胸、腹腔脏器等部位。

4.实痛

实痛多由六淫、食滞、痰饮、瘀血等有形之邪阻滞经脉，使气血运行受阻而发。实痛大多疼痛剧烈，且拒按。诸如气滞之胀痛、血瘀之刺痛、砂石阻滞及蛔虫窜扰之绞痛、风淫之游走痛、湿浊之酸痛、痰阻之重痛、饮留之悬痛、外伤之瘀痛、风痰阻络之木痛、食积之满痛、湿热下注之窘痛，皆属实痛范畴。因此，实痛可发于身体各处。此外，寒痛、热痛中大部分疼痛，也属于实痛范畴，当相互参考，不可机械。

三、辨痛六要

痛证范围甚广，病机复杂多变。其病情有轻重缓急之分，病位有脏络深浅之异，病性有寒热虚实之殊，病程有长短久暂之别。故临证必须综合考虑，详察细辨，才能加强论治的针对性，进而提高疗效。

（一）辨表里

凡六淫之邪侵袭体表，发生疼痛者均为表证；因七情、饮食、劳逸、外伤、痰饮、瘀血等所致之疼痛皆为里证。且表邪可内传入脏腑经络而成里证，里证亦可兼夹表证。表证疼痛多见于外感病的初期阶段，起病急、病程短、病位浅，以头身痛为多见，可伴恶寒发热，舌苔薄白，脉浮等。里证疼痛是病变部位在脏腑、气血的一类证候，多起病缓、病程长、病位深，临床表现复杂。表证有表寒、表热、表虚、表实之分，里证有里寒、里热、里虚、里实之别，临证当详诊细查。

（二）辨虚实

一般而言，虚痛多起病较缓，其痛多为隐痛、空痛（痛而伴有空虚感）、酸痛，痛势绵绵，或久痛不愈，痛处喜按，遇劳即甚，休息则减，多为正虚不荣、不充、不润、不煦所致。实痛者大多起病急，病程短，病情重，变化快，其疼痛多为胀痛、刺痛、结痛、掣痛、绞痛等，痛势剧烈而拒按，多为气滞、血瘀、寒凝、虫积、食滞等实邪阻滞脏腑，遏壅经络，不通则痛。《类经》对疼痛的虚实辨证合而论之，对比鲜明，颇为精辟，如谓："然痛证亦有虚实，治法亦有补泻，其辨之之法，不可不详。凡痛而胀闭者多实，不胀不闭者多虚。痛而拒按者为实，可按者为虚。喜寒者多实，爱热者多虚。饱而甚者多实，饥而甚者多虚，脉实气粗者多实，脉虚气少者多虚。新病壮年者多实，久病年衰者多虚。补而不效者为实，愈攻愈剧者多虚。痛在经者脉多弦大，痛在脏者脉多沉微。必兼脉证而察之，则虚实自有明辨。"

（三）辨寒热

痛证的病性，有寒热之不同，宜详察细辨。凡疼痛卒作，痛处较固定，表现为冷痛、掣痛、紧痛，得温痛减，遇寒痛增，舌苔薄白，脉浮紧或弦紧者，为寒邪凝滞，脉络缩蜷所致。其痛或剧或缓，痛处有灼热感，甚者红肿突起，多表现为肿痛、切痛、跳痛、得凉则稍减，伴有壮热，烦渴，腹部胀满拒按，便结，尿赤，苔黄，脉数大滑实等，为火热内盛，壅遏气血所致。

（四）辨气血

辨痛之在气在血，一般而言，新病在气，久病及血。凡痛在气分者，多为胀痛，痛无定处，时作时止，或发作时有形可见，触之可得，痛止则一如正常。痛在血分者，痛有定处，持续不解，除血虚、血寒证外，多痛如针刺而拒按。气血同病者，如气滞血瘀、气虚血瘀、气血两虚等皆可致痛，尤当明辨。

（五）辨病位

痛证的病位甚为广泛，涉及五脏六腑，经络气血，上下表里。诚如《医醇賸义·卷四》所说："人之一身，自顶至踵，俱有痛病。"由于人体以脏腑为中心，并通过经络与五官、九窍、四肢百骸相互沟通，故痛证的病位可用脏腑、经络以概之。痛在脏腑者，多病位深而病情重，其病多发于脏腑所处部位，如肝病之胁痛，肺病之胸痛，胃病之胃脘痛，脾病之腹痛，肾病之腰痛等。痛在经络者，其病位尤为广泛，多病位浅而病情较轻。其可由经络本身功能失调引起，也可因脏腑功能失调所致。疼痛的部位多表现在经络的循行路线上，如头痛一证，若头枕部为甚，下连项背者，为病在太阳经；前额部痛，连及眉棱骨者，为病在阳明经；头两侧疼痛，连及耳部者，为病在少阳经；全头重痛者，为病在太阴经；头痛连齿者，为病在少阴经；巅顶疼痛连及头角者，为病在厥阴经。

（六）辨病势

辨病势就是预测病证发展、演变的趋势，辨别病情轻重、缓急的程度，推测病证的预后与转归。病势主要取决于正邪交争的盛衰。具体而言，是对患者体质、病邪性质及受邪轻重、病位浅深、治疗及调养等因素综合辨识的结论。

疼痛的预测病势有其规律可循，如外感类疼痛发展、演变的趋势，多具有六经辨证的传变规律。而内伤类疼痛发展、演变的趋势多与五行生克制化规律有密切联系，如《素问·五运行大论》所云："气有余，则制己所胜而侮所不胜；其不及，则己所不胜，侮而乘之，己所胜，轻而侮之。"就是说，按五行生克乘侮规律分析，五行中若某一行之气太过，则对其所胜（我克）之行过度制约，而发生相乘。而对其所不胜（克我）之行发生相侮，即反克。若某一行之气不足，则克我之行必过度制约而乘之。而己所胜者，即我克之行必因我之不足而反克相侮。如以木克土为例，则木太过者即"木亢乘土"；木不及者即"木虚土侮"。说明五脏病发展、演变的趋势，具有"所胜""所不胜"的脏腑病机转化规律。总之，五脏相通，移皆有次，脏腑之间，亢则害，承乃制。所以《素问·玉机真脏论》说："五脏受气于其所生，传之于其所胜，气舍于其所生，死于其所不胜。病之且死，必先传行至其所不胜，病乃死。此言气之逆行也，故死。……故病有五，五五二十五变，乃其传化。"这是内伤疾病按生克制化规律传变的一般规律，内伤类疼痛的病势亦然。但是体质有强弱，受邪有轻重，病情有万变，治疗有正误，所以疾病的传变也有不以次相传者。因此，不能把这种传变规律当作刻板的公式，按图索骥，必须全面观察、灵活运用。

疼痛的发生发展是一个不断变化的动态过程。疼痛的病势不仅能反映出病位的浅深，病情的轻重，病势的进退，而且还可以揭示病机的转化和疾病的预后。如新病多急，久病多缓；外感疼痛病势多较急，内伤疼痛病势多较缓；感受火热之疼痛病势多急，感受寒湿之疼痛病势多缓；体质强而感邪重者病势多急，体质弱而感邪轻者病势多缓；体质强或感邪轻者病势较轻，体质弱或感邪重者病势较重。感邪轻浅者预后较好；感邪深重者预后较差。正气胜邪气者病向愈，病邪胜正气者病恶化。治疗调养得当者病向愈，反之则病当加重或内传。

四、类病－主证－主方诊疗模式

韦师构建"类病－主证－主方诊疗模式"诊疗痛证，源于仲景之《伤寒论》。如徐灵胎《医学源流论》总结仲景制方用药规律云："但生民之疾病不可胜穷，若必每病制一方，是曷有尽期乎？故古人即有加减之法。其病大端相同，而所现之症或不同，则不必更立一方。即于是方之内，因其现症之异而为之加减。如《伤寒论》中治太阳病用桂枝汤，若见项背强者，则用桂枝加葛根汤；喘者则用桂枝加厚朴杏子汤；下后脉促胸满者，桂枝去白芍汤；更恶寒者，去白芍加附子汤，此犹以药为加减者也。"柯韵伯《伤寒来苏集》亦谓："仲景之方，因病而设，非因经而设，见此症便与此方，是仲景活法。"这些识见均强调了仲景因病设方，随症加减的辨治特点。

韦师继秉承先贤这一学术精华，并受国医大师王琦教授"辨体－辨病－辨证诊疗模式"的启发，从病机、证候共性角度探索痛证的证治规律，构建了"类病－主证－主方诊疗模式"。这一诊疗模式具有"类病同证同治"的特点，即同类疾病，在其病机相同或相近，而主证基本一致的前提下，即以主方为基础，并随症加减组成类方进行治疗。长期的临床实践表明，"类病－主证－主方诊疗模式"符合疼痛类疾病病机、病位、证候相同或相近的特点，从而"类病同证同治"。同时，不同疾病在发展转归过程中可出现相同的病机而表现为相同证候，据此亦可采用相同治法及方药。此诊疗模式强调病和证的同质性，发挥辨病和辨证两方面的优势，使辨病治疗和辨证治疗具有更高的融合度，也有利于深化对疾病本质的认识和提高临床疗效，并且较好地避免了单纯辨证分型强调疾病的个性，而忽略其共性的不足。如韦师创制的通天笑痛类方治疗偏头痛、紧张性头痛、三叉神经痛等；通脉笑痛类方治疗冠状动脉粥样硬化性心脏病之心绞痛、心肌梗死等；强督笑痛类方治疗脊源性腰腿痛，如腰椎间盘突出症、颈型或神经根型颈椎病、肥大性脊柱炎、颈或腰椎骨质增生等病；以及蠲痹笑痛方治疗风湿性关节炎、类风湿性关节炎，反应性关节炎，肌纤维炎，强直性脊柱炎，增生性骨关节炎等结缔组织病、骨与关节疾病等；月舒笑痛类方治疗原发性、继发性痛经等，均系"类病 – 主证 – 主方诊疗模式"在临床上的具体运用。

"类病 – 主证 – 主方诊疗模式"实质上是将"辨病论治"与"辨证论治"相结合。"病"是对某种疾病发展变化全过程的综合概括，每个病都有其各自的基本病因、病机、变化规律。"证"是对疾病发展过程中某阶段的病位与病性等本质所做的概括。因此"病"和"证"既有区别，又密切相关。同一类疾病，由于患者的年龄、体质、饮食习惯等个体差异，以及地理、气候、环境等因素的影响，或处于不同的病变阶段，会表现出不同的临床特点，但其病机的基本要素是相同或相近的，如腰椎间盘突出症，诱因虽有寒、湿、热、扭挫伤之别，而表现为腰部冷痛、灼痛、重著、刺痛等，但其病理基础乃为肾气不足、督脉失和，病机演变不外乎邪壅经络，不通则痛，或肾虚督空，不荣则痛，因此韦师予强督笑痛类方分而治之。再如冠心病的治疗，其为本虚标实、虚实夹杂之证，其病机关键在于心脉痹阻，故治当以通脉宣痹之法为主。发作期以寒凝心脉为主者予以通脉笑痛方；气滞、血瘀、痰浊、寒凝等标实化热者予升降通脉笑痛方；缓解期心脾肾阳气亏损明显者，予以参鹿通脉笑痛方；若脾肾阳虚，痰湿内生，予平胃通脉笑痛方等。这些诊疗经验，充分体现出韦师在疾病的不同阶段，善于把握共性，抓主要矛盾，立足于基础方，随证加减的特色。

韦师理论素养深厚，临床经验丰富，在总结痛证诊疗经验，探索其证治规律的基础上，构建了"类病 – 主证 – 主方诊疗模式"，为中西医结合治疗痛证提供了新的思路。其既重视充分发挥中医药的优势，运用中医学病因、病机和理法方药理论，制定出中医药的治疗方案，确立治疗的主方以及类方加减原则，也不忽视借助现代医学的手段认识、诊断疾病，以期不断提高临床疗效，促进中医痛证诊疗的客观化、规范化和标准化建设。

第四节 痛证论治

一、痛证论治溯源

中医学有关痛证的论治源远流长，内容十分丰富，涉及预防、治疗、康复、调摄等方面，形成了理法方药兼备的证治体系，对后世辨治痛证产生了深远的影响。尤其是《伤寒杂病论》开创痛证辨治先河；《肘后备急方》记载的疗法多样；《千金要方》从脏腑论治痛证创新意；金元四家各抒己见，论治痛证辟新径；明清医家师承前说，注重创新，使理法方药渐臻完善。对这些珍贵的学术见解和丰富的调治方法，必须追源溯流，深入挖掘，以期更好地指导当今的临床实践。

（一）《伤寒杂病论》开创辨治先河

东汉张仲景《伤寒杂病论》对多种痛证的辨治颇为精详，开创了辨证论治先河。《伤寒论》所载方药113首，涉及治痛的就有35首，其处方用药的显著特征在于法度严谨，功专效宏，开辟了"以理立法，以法立方"的新格局。诸如麻黄汤、桂枝汤治风寒头身痛之汗法，四逆散治疗肝郁腹痛之和法，甘草汤、桔梗汤治少阴咽痛之清法，承气汤治阳明腑实腹痛，大陷胸汤治大结胸之下法，理中汤、真武汤、附子汤治阳虚痛之温法，小建中汤治里虚腹痛之补法，桃花汤治下利腹痛之涩法，以及乌梅丸之安蛔止痛法等，无一不体现着理法方药环环相扣的严密性。

《金匮要略》所载方剂81首，其中与治腹痛有关的即达30首，且颇多独到之处。在"痉湿暍病""中风历节病""胸痹心痛短气病""腹满寒疝宿食病"等篇所述的痹证、历节、胸痹、心痛、肺痈、腹满、寒疝、宿食、肠痈、肾著等，辨证精确，选药精专，配伍严谨，井然有序。有关腹痛的证治更是曲尽其详,仅从病因辨,就有寒、热、虚、湿、气滞、血瘀、食积、虫积等不同。如《腹满寒疝宿食病脉证治》篇中对于由外寒致痛的论治,就有"寒疝绕脐痛……其脉沉紧者,大乌头煎主之""寒疝,腹中痛,逆冷……抵当乌头桂枝汤主之"等;对因热而致痛者,"痛而闭者,厚朴三物汤主之""按之心下满痛者……宜大柴胡汤";对虚寒性腹痛,而无实邪兼夹者,则视其"腹中寒……上下痛而不可触近""腹中寒气,雷鸣切痛""寒气厥逆"等不同,分别治之以大建中汤、附子粳米汤、赤丸。《妇人杂病脉证并治》篇所述"少腹里急,腹满……曾经半产",因属虚寒兼瘀血,故治以温经汤。腹痛因于湿热者,《消渴小便不利淋病脉证并治》篇有蒲灰散证治,及"淋之为病,小便如粟状,小腹弦急,痛引脐中"之记载。气滞腹痛证,尚有逆气上冲、气滞血瘀、气血水互结之辨,选方则有奔豚汤(《奔豚气病脉证治》篇)、枳实芍药散(《妇人产后病脉证治》篇)、当归芍药散(《妇人妊娠病脉证并治》篇)之别。仲景所论瘀血腹痛亦颇为详尽,如《妇人杂病脉证并治》篇用红蓝花酒治"腹中血气刺痛",用下瘀血汤治"产后腹痛",用土瓜根散治"带下经水不利,少腹满痛",用大黄甘遂汤治"妇人少腹满如敦状"。对宿食所致的腹满痛证,仲景倡用下法治之,如《腹满寒疝宿食病脉证治》篇云:"病者腹满,按之不痛为虚,痛者为实,可下之。""人病有宿食……大承气汤主之。"《跌蹶手指臂肿转筋阴狐疝蛔虫病脉证治》篇尚有虫积腹痛的记载。从方药角度看,《金匮要略》论痹,其学术思想渊源于《素问·痹论》,其把痹证的项、腰、脊、臂、脚掣痛等归属于"阳病十八"范畴,并按风寒湿的偏盛分列各篇,而在立法用药方面,根据风、寒、湿及血虚气弱之不同,条分多种汤证,如乌头汤证、甘草附子汤证、桂枝附子汤证、桂枝芍药知母汤证、麻杏薏甘汤证、麻黄加术汤证、防己黄芪汤证、黄芪桂枝五物汤证、白术附子汤证等。

(二)《肘后备急方》疗法多样

该书各卷所列诸方和疗法,以卒病急症的救治为主。除药物内服外,还采用了针灸、推拿、嚏鼻、蜡疗、冷敷、热敷、热汤外渍、舌下含药等多种疗法综合治疗。内服药物的剂型也是多样,且多简、便、验、廉,大大丰富了中医学的治疗学内容。仅《治卒腹痛方第九》所用方即有汤剂、散剂、丸剂、醋剂和酒剂等多种，如"食盐一大把，多饮水送之，忽当吐，即差"，或用"米粉一斤，水二斤和饮"以调理之。寒疝腹痛"若不差，可服诸利丸下之"，或以"山栀子、川乌头等份，生捣为末，以酒糊丸，如梧桐子大，每服十五丸，炒生姜汤下"，不愈者改用"丹参一两杵为散，每服热酒调下"；若小腹痛而青黑者，以"苦参一两，醋一斤半，煎八合，分二服"，亦可用"茱萸一两，生姜四两，豉二合，酒四斤，煮取二斤，分为三服"。在简易疗法方面，如《治卒心痛方第八》的热熨法云："取灶下热灰，筛去炭粉，以布囊贮，令灼灼尔，便更香以熨痛，上冷更熬热。"《治卒腹痛方第九》的按摩法云："使病人伏卧，一人跨上，两手抄举其腹，令人自纵重轻举抄之，令去床三尺许，便放之，如此二七度止，拈取其脊骨皮，深取痛引之，从龟尾至顶乃止，未愈更为之。"该书用灸法治疗痛证，不论辨证选穴，还是具体运用，都有独到之处，如《治卒霍乱诸急方》云："卒得霍乱，先腹痛者，灸脐上十四壮，名太仓，在心厌下四寸，更度之。……绕脐痛急者，灸脐下三寸三七壮，名关元，良。"并创立了川椒灸，用治一切毒肿疼痛不可忍者。

（三）《千金方》从脏腑论治创新意

唐《备急千金要方》（简称《千金方》）系统总结了唐以前的医学成就，所述临床各科病证每多突出脏腑辨证，尤其是内科诸病则径以脏腑名篇，进而类分方证，每一门中大多涉及有关痛证的诊治。如《卷十三·心脏》论心腹痛证云："寒气卒客于五脏六腑，则发卒心痛胸痹。感于寒，微者为咳，甚者为痛为泄。厥心痛与背相引善瘈，如从后触其心，身伛偻者，肾心痛也。厥心痛腹胀满，心痛甚者，胃心痛也。厥心痛如以针锥刺其心，心痛甚者，脾心痛也。厥心痛色苍苍如死灰状，终日不得太息者，肝心痛也。厥心痛卧若从心间痛，动作痛益甚，色不变者，肺心痛也。"在治疗上，书中善于化裁、创制新方，尤能宗仲景组方之旨而加以发挥。如治疗妇人产后虚损腹痛、腰痛等证所用的羊肉汤、羊肉黄芪汤，羊肉当归汤、羊肉杜仲汤、羊肉生地黄汤，皆是由张仲景治疗寒疝腹痛的当归生姜羊肉汤灵活化裁而成；内补当归建中汤、内补芎劳汤、大补中当归汤三方,则是由仲景治疗虚劳里急、腹痛、四肢酸疼的小建中汤权变而成。对于卒痛的治疗,尚倡导内服药与针灸、外治结合,认为"针灸之功,过半于汤药""针灸攻其外,汤药功其内,则病无所逃矣"。外治则采用药物熨、熏、洗、敷、贴、吹、摩等多种疗法,如用摩膏涂擦痛处,以治疗痹证的肢节剧痛。由上观之,自晋至唐对痛证的认识和治疗起到了承上启下作用,其理、法、方、药较秦汉更加完备和严密。

(四)金元四家辟新径

金元时期著名医家张从正、李杲、刘完素、朱丹溪论治痛证,各有新见,独树一帜,丰富和发展了痛证的治疗学内容。

张从正《儒门事亲》力主攻邪治痛而独树一帜。汗、吐、下是其祛邪治痛的主要方法,他说:"诸风寒之邪,结搏于皮肤之间,藏于经络之内,留而不去,或发疼痛走注……可汗而出之;风痰宿食,在膈或上脘,可涌而出之;寒湿固冷,热客下焦,在下之病,可泄而出之。"在攻下治痛方面多师法仲景,除了用大承气汤治腹满痛、三物备急丸治胁肋刺痛等之外,还创制了新方,如用导水丸加减治疗腰痛及遍身走注疼痛,用通经散治疗跌打损伤、汤沃火烧而肿胀燉痛者。

李杲创"内伤脾胃,百病由生"说,对内伤痛证从脾胃论治探究尤深。在其所著《脾胃论》里,有不少痛证皆关乎脾胃,仅用补中益气汤治疗的就有头痛、身痛、胁痛、腹痛等多种。《兰室秘藏·胃脘痛门》仅胃寒脘痛即细分为草豆蔻丸证、神圣复气汤证和麻黄豆蔻丸证,此三方遣药皆以顾护中气为宗旨,有别于一般胃痛的用药。从《医学发明》来看,李氏从脾胃辨治疼痛尤重气机升降,如该书"膈咽不通四时用药法"认为,"升降之气,上下不得交通",则痞膈、疼痛由生。《卫气留于腹中积蓄不行》篇亦谓,气机郁结,升降不利,则致胁肋虚满刺痛,并进一步指出:"气不交通,最为急证,不急去之,诸变生矣。"所以擅用调中顺气丸和沉香导气散等大剂辛通苦泄、升降气机方药以治痛。

刘完素阐发火热病机虽颇多建树,然辨识痛证又不拘于热而别有新见。

如其在《素问玄机原病式·寒类》释腹痛病机云："坚痞腹满急痛，寒主拘缩，故急痛也。寒极则血脉凝泣，反兼土化制之，故坚痞而腹满也。或热郁于内，而腹满坚结痛者，不可言为寒也。"既释寒、热致痛病机之常，又示寒极"反兼土化"之变。该书"寒类"以紧急脉辨痛，独具匠心。如谓："紧脉主痛，急为痛甚，病寒虽急，亦短小也。……欲知何气为其痛者，适其紧急相兼之脉，而可知也。如紧急洪数，则为热痛之类也。"刘氏用药虽主寒凉，但其对温热药的应用却独有见解，如其在《黄帝素问宣明论方》中将附子广泛应用于目疾头痛、癥瘕积聚、心痛不止、产后腹痛、瘕病腹痛、肠痹腹痛、阴疝腹痛、中寒痹证、痔瘘脱肛等多种痛证，并善用肉桂温通之性反佐寒凉药物，以防过寒伤阳。

朱丹溪对大头肿痛、头目痛、脑痛、眉骨痛、心腹痛、腰痛、腰胯肿痛、肩背痛、腰髀痛、胁痛、身体痛等的认识和诊治皆较精详，开创了先诊脉、次论因、再辨证、然后施治的诊治规范。其认识和诊治痛证特别重视痰、气为患，如其分析头目痛的病因云："有风有痰者，多风痰结滞。……诸经气滞亦头痛，乃经气聚而不行也。"他如"食积痰饮，或气与食相郁不散"发为心腹痛，"死血食积湿痰结滞，妨碍升降"发为腹痛，以及"痰积流注厥阴，亦使胁下痛"等等，足见其对气滞、痰阻致痛认识的深化。在治疗上，行气、祛痰方药的运用亦较为集中。此外，《丹溪心法·心脾痛》对胃痛的诊断不拘旧说，明确提出"心痛，即胃脘痛"新见，从而纠正了唐宋以前心痛与胃痛相互混淆之弊，成为胃痛作为独立病证的开拓者。

（五）明清医家继承创新

明清时期医家，师承前说，独具己见，关于痛证的治疗取得了许多新成就，有关医著亦空前增多，理法方药渐臻完备。兹择要概述如下。

虞抟《医学正传》述痛，详证治，略说理，理法方药一线贯穿。如"腰痛"篇云："若夫腰痛之证，虽有六经见候之不同，挫闪肾著之或异，或瘀血，或风寒，或湿痰流注，种种不一，原其所由，未必不因房室过度，负重劳伤之所致也，经曰邪之所凑，其气必虚是也。治法，虚者补之，杜仲、黄柏、肉桂之类；风者散之，麻黄、防风、羌活之类；寒者温之，肉桂、附子、干姜之类。"该书不仅述证广泛，而且立法有据，组方精当，创制了许多有较高临床价值的方药，如"备急大黄丸治心腹诸卒暴痛，大黄、巴豆、干姜""没药散治一切心腹疼痛不可忍者，没药、乳香、木鳖子、穿山甲""五叶汤洗疝痛立效，枇杷叶、野紫苏叶、椒叶、苍耳草叶、水晶蒲桃叶"。

刘恒端《经历杂论·诸痛论》在对痛证详尽分类的基础上，对调补气血治痛独具慧眼，如该书"疼痛辨"云："以痛生于血气，有血瘀气虚，气不足以行血者，痛喜轻按，重按之则痛甚，必待推揉之而后减，法当补气以行血……有血虚气郁血不足以配气，痛喜重按，轻按之毫不减痛，当补血配气。"

王清任《医林改错》主张"治疗之要诀，在明白气血，无论外感内伤……所伤者无非气血。"并据此提出补气活血、逐瘀活血两法，创立和修改古方33个，多可泛治瘀血作痛，对化瘀治痛做出了新的贡献。

清·陈修园《医学三字经·心腹痛胸痹第七》，提出了"痛不通，气血壅"的观点，所述疾病在辨证上，重视辨虚实，分轻重，辨寒热，辨在气在血。提纲挈领地叙述了胸腹、胃脘痛的辨证及方药，具有重要临床价值。特录之于下，以供临床参考。

心胃疼，有九种：真心痛不治。今所云心痛者，皆心胞络及胃脘痛也。共有九种，宜细辨之。

辨虚实，明轻重：虚者喜按，得食则止，脉无力。实者拒按，得食愈痛，脉有力。二症各有轻重。

痛不通，气血壅：痛则不通，气血壅滞也。

通不痛，调和奉：通则不痛，气血调和也。高士宗云：通之之法，各有不同。调气以和血，调血以和气，通也。上逆者使之下行，中结者使之旁达，亦通也。虚者助之使通，寒者温之使通，无非通之之法也。若必以下泄为通，则妄矣。

一虫痛，乌梅丸：虫痛，时痛时止，唇舌上有白花点，得食愈痛。虫为厥阴风木之化，宜乌梅丸。

二注痛，苏合研：入山林古庙及见非常之物，脉乍大乍小，两手若出两人，宜苏合丸，研而灌之。

三气痛，香苏专：因大怒及七情之气作痛，宜香苏饮，加延胡索二钱，七气汤亦妙。又方，用百合一两、乌药三钱，水煎服。

四血痛，失笑先：瘀血作痛，痛如刀割，或有积块，脉涩，大便黑，宜桃仁承气汤、失笑散。

五悸痛，妙香诠：悸痛，即虚痛也。痛有作止，喜按，得食稍止，脉虚弱，宜妙香散或理中汤，加肉桂、木香主之。

六食痛，平胃煎：食积而痛，嗳腐吞酸，其痛有一条扛起者，宜平胃散，加山楂、谷芽主之，伤酒，再加葛根三钱、砂仁一钱。然新伤吐之、久伤下之为正法。

七饮痛，二陈咽：停饮作痛，时吐清水，或胁下有水声，宜二陈汤，加白术、泽泻主之。甚者，十枣汤之类，亦可暂服。

八冷痛，理中全：冷痛，身凉、脉细、口中和，宜理中汤，加附子、肉桂主之。兼呕者，吴茱萸汤主之。

九热痛，金铃痊：热痛，身热、脉数、口中热，宜金铃子、延胡索各二两，研末，黄酒送下二钱。名金铃子散，甚效。如热甚者，用黄连、栀子之类，入生姜汁治之。

腹中痛，照诸篇：脐上属太阴，中脐属少阴，脐下属厥阴，两胁属少阳、厥阴之交界地面，宜分治之。然其大意，与上相同。

金匮法，可回天：《金匮要略》中诸议论，皆死症求生之法。

诸方论，要拳拳：《中庸》云：得一善则拳拳服膺，而弗失之矣。腹满痛而下利者，虚也。吐泻而痛，太阴证也，宜理中汤；雷鸣、切痛、呕吐者，寒气也，宜附子粳米汤。此以下利而知其虚也。胸满痛而大便闭者，实也。闭痛而不发热者，宜浓朴三物汤专攻其里；闭痛而兼发热者，宜浓朴七物汤兼通表里；闭痛、发热、痛连胁下、脉紧弦者，宜大黄附子汤温下并行，此以便闭而知其实也。若绕脐疼痛，名寒疝，乌头煎之峻，不敢遽用，而当归生姜羊肉汤之妙，更不可不讲也。

又胸痹，非偶然：胸膺之上，人身之太空也。宗气积于此，非偶然也。

薤白酒，妙转旋：瓜蒌薤白白酒汤或加半夏或加枳实、薤白桂枝汤之类，皆转旋妙用。虚寒者，建中填：心胸大寒，痛呕不能饮食，寒气上冲，有头足，不可触近，宜大建中汤主之。上中二焦，为寒邪所痹，故以参姜启上焦之阳，合饴糖以创建中气，而又加椒性之下行，降逆上之气，复下焦之阳，为补药主方。

二、痛证论治三要

痛证范围甚广，病机复杂多变。其病情有轻重缓急之分，病位有脏络深浅之异，病性有寒热虚实之殊，病程有长短久暂之别。故临证必须综合考虑，详察细辨，才能加强论治的针对性，进而提高疗效。

（一）辨缓急，治分标本

《素问·标本病传论》说："病有标本……知标本者，万举万当。"痛证的辨治，也必须权衡标本缓急，有的放矢。宗"急则治其标，缓则治其本"原则，对卒痛、剧痛当从标治，其具体运用，详见"痛证论治步骤"，此不赘陈。当疼痛缓解后，应根据其疼痛的部位、特点、时间，并结合兼证，参照舌脉，分析病性，寻求病因，进而从本论治，这对巩固疗效和防止复发具有重要意义。如"真心痛"发作之时，往往胸痛彻背，背痛彻心，剧痛难忍，甚至有厥脱之虞，故治宜噙化疗法配合针刺速止其痛。待疼痛缓解后，当视其脉症，分别调补气血阴阳。如表现为心悸气短，畏寒肢冷，心痛时作，舌质黯淡，脉沉涩者，为心阳亏虚，治当立足于温通心阳，俾阳气复振，则既有利于血脉畅达，又可防止疼痛复发。同时还应嘱病人慎起居，节饮食，调精神，综合调理，以利早愈。

对于某些痛证属于标本俱急，不宜单独治标，或单独治本者，则应采用"标本同治"之法，以免"虚虚实实"之弊。如素体气血亏虚，复因感受风寒之邪所致的痹证，其肢节疼痛既有风寒阻络"标实"的一面，又有气虚血亏"本虚"的一面，治疗时若单用疏风散寒则气血益伤，仅用补益气血则邪气又不能除,而必须扶正祛邪,标本兼顾,庶无偏弊。

(二)察病位,脏络异治

痛证的病位甚广,涉及脏腑、经络。从病机而言,大抵痛证发于经络者,多为外感引起,而以实痛为多;病在脏腑者,外感、内伤皆可引起,而以内伤为常见,虚痛、实痛皆有。因疼痛部位不同,治法亦有很大差异。

病在脏腑的痛证,应视其具体脏腑所属及病性之别,采取相应的调补之法,而突出疏理气机,俾脏腑功能协调,气机通畅,则痛证可愈。还应考虑到脏腑之间的相互联系和影响,溯本求源,找出病位之所在。如胃脘痛,除胃腑本身的功能失调可发生疼痛外,因肝气犯胃或由脾肾阳衰,胃失温养而致者亦复不少,治当明辨主次,或肝胃同治,或脾肾兼顾。

病在经络的痛证,治疗上首先应根据病邪性质的不同而分别选用相应疗法,其中尤需重视运用通经活络法。其次,还要依据脏腑与经络的关系,调整其相应脏腑的功能。如阴囊睾丸冷痛紧缩者,可用暖肝散寒法;足跟空痛者,采用补益肝肾法等,脏络并治,取效更捷。此外,病程长而病情顽固者,多属"久痛入络",可伍用虫蚁类搜剔之品,通经活络,以提高疗效。正如叶天士所说:"虫蚁迅速飞走诸灵,可使血无凝着,气可宣通。"再者,治疗经络痛证,还应据其经络所属,而选用引经药,使药力直达病所。

(三)审病程,法随证转

痛证的发生发展是一个不断变化的动态过程,由于邪正盛衰、阴阳消长等病理因素,使病机往往处于转化阶段与相对稳定阶段。痛证的阶段性,不仅能反映出病情的轻重、病势的进退,还能揭示出病机的变化,进而作为分期论治的依据。治疗方法应随着病程长短和证候趋势,而作相应的调整,才能紧扣病机,提高疗效。如外感痛证的初期阶段,邪气未盛,正气未衰,病证轻浅,治宜疏散表邪,扬而祛之;若邪气稽留不去,渐传入里,正气日伤,治疗虽仍当以祛邪为主,然亦应顾护正气,扶正祛邪。内伤痛证的初期,虽多属实,需用峻剂而治者,亦只宜暂用,以免伤正之虞。倘若病程进入中期,邪未去而正气渐伤，治当祛邪扶正兼顾，攻邪勿忘扶正；病至后期，邪未衰而正气益虚，治疗应注意调补气血，养益五脏，使正气复而邪易祛。如胃痛因恣食生冷，寒积胃脘而致者，治宜温胃散寒，理气止痛。若日久不愈，损伤脾阳，又当以温阳益气，散寒止痛为法。又如肝经火热上犯所致之目痛，初则当以清泻肝火为主，日久损伤肝肾之阴者，又当用补益肝肾之法善后。由是观之，病程的长短久暂是判断病机转化的一个重要方面。临床应根据其动态变化，因证立法，方能冀获全效。

由于病证有常，亦有变，故具体治法亦有常法和变法之别。所谓"常法"，是指在论治中运用针对性很强的常用治法；所谓"变法"，是指针对病人的体质、兼症、宿疾等情况，在运用常法的基础上，针对病证的变化而对常法予以变通应用，故临证选用具体治法时，应知常达变。如治疗瘀血痛证，用"活血化瘀法"治疗是其"常法"，但在血瘀证形成和发展过程中，由于病因、体质、病程等的不同，临床往往有寒凝血瘀、热壅血瘀、气滞血瘀、气虚血瘀、阴虚血瘀、阳虚血瘀等的不同，而治疗上采取的散寒化瘀、清热化瘀、理气化瘀、补气化瘀、育阴化瘀、温阳化瘀等相应治法，即为活血化瘀法的"变法"。具体治法的多样性，是中医学宝库瑰丽丰富的体现。

此外，有关针对痛证病性的治法，在前述之"痛证论治步骤"中已经叙及，可联系互参。

三、中医疼痛靶向疗法

靶向治疗最初应用于肿瘤，针对已经明确的致癌位点而选择相应的治疗药物，使药物进入体内特异地发生治疗作用。其优点是定向精确，治疗的针对性强。韦师从中医基础理论出发，结合自身临床经验，借鉴肿瘤靶向治疗的思路，创立了"中医疼痛靶向疗法"，即以辨证论治为指导，运用中医针灸和非药物外治等疗法作用于"靶点"，多环节、多靶点治疗各种疼痛。或依据药物的性味归经，选取适当的中药，灵活选用内服、外治等方法，使药力直达病所"靶点"，以提高疗效。《备急千金要方》曾曰："针灸攻其外，汤药功其内，则病无所逃矣。"而多"靶点"治疗各种疼痛，则痛必除矣。

"中医疼痛靶向疗法"具有鲜明的特色和优势。首先是外治疗法甚为丰富，剂型多种，给药途径众多。仅《中医痛证诊治大全》和《中西医临床疼痛学》所载的各种外治疗法和方药即涵盖临床各科疼痛。非药物外治疗法如针灸、推拿、挑割、刮痧、捏脊、指压、拔罐、竹筒、牵引、结扎、埋藏、放血、哂吸、冰敷、水疗以及针刀、微创等。常用剂型如外用膏剂、散剂、锭剂、栓剂、酒剂、酊剂、贴敷剂、油剂、气雾剂、膜剂、离子透入剂、注射剂等。其中仅常用的贴敷剂就有泥剂、浸剂、散剂、糊剂、饼剂、丸剂、锭剂、膏剂（煎膏、药膏、膏药）等。在给药途径方面，除了口服药物外，尚有滴耳法、吹耳法、滴鼻法、吹鼻法、滴眼法、擦牙法、烟雾法、舌下含化法、脐部给药法、熏蒸浴洗法、肛门给药法、阴道给药法等。这些极其丰富的治疗方法、剂型、途径，具有运用范围广泛、疗效确切、价格低廉、易于运用等特点，是中医疼痛临床的一大优势。

其二，适应了卒痛的临床特点，系"应急止痛"的重要举措。许多外治疗法，多属于"中医药适宜技术"，尤其是针灸疗法，每获针到痛除之效，因其"简、便、验、廉"，便于运用和便于推广，且作用快捷，因而发挥着独特的疗效。

其三，"靶向疗法"优先使用，易于及时治疗。由于现代生活节奏快，人们压力大，故颈肩腰腿痛、骨关节痛和急性扭伤、拉伤的人群日渐增多。而据调查，真正能及时治疗的患者只有15%。治疗疼痛应科学应对，因此疼痛的轻症应首先使用"靶向疗法"。

其四，降低口服药用量，增加安全性，减少经费，一举三得。在很多情况下，用药越多、时间越长，产生的副作用就越大。"靶向疗法"直接作用于局部，有些患者甚至不用服药，可以有效减少口服药的用量，避免许多祛邪止痛药损伤脾胃等副作用。因此，从医疗安全和节约用药、减少经费角度，也应首先考虑使用靶向疗法。

其五，整体调理优势。中医学的治疗思想重视整体，"中医疼痛靶向疗法"虽然强调局部的治疗作用，但其中的内服药物疗法、外治疗法等，通过多环节、多个靶部位的综合治疗，其疗效已不仅仅是"靶点"的直接作用，而是通过改变机体气血阴阳失调的内环境，逆转病理过程，实现通则不痛、荣则不痛。

（一）中药靶向治疗

中药取自天然，不同的自然环境孕育了丰富、独特的药物资源。入药部位有根、茎、叶、花、果实及种子等不同，多种成分共存于一体，每一味中药就是一个小小的复方，是其治疗疾病产生多靶点、多途径的根本所在。中药靶向治疗以四气五味为物质基础，具体体现于药物的升降沉浮及归经。①四气即寒、凉、温、热四种药性。温、热属于阳的性质，温的程度次于热；寒、凉属于阴的性质，凉的程度次于寒。《素问·六节藏象论》曰："天地之运，阴阳之化，其于万物，孰少孰多，可得闻乎？曰：草生五色，五色之变，不可胜视，草生五味，五味之美，不可胜极，嗜欲不同，各有所通。"在具体应用中，以"寒者热之，热者寒之"为基本原则。②五味即辛、甘、酸、苦、咸五种不同的味道。是通过人体的味觉器官辨别出来的，或是根据临床经验归纳出来的一种理论。辛味药有发散、行气的作用；甘味药滋补、和中、缓急的作用；酸味药有收敛固涩的作用；苦味药有泻火、燥湿、泻下的作用；咸味药有软坚、散积、润下的作用。《素问·宣明五气》中有"酸入肝、辛入肺、苦入心、咸入肾、甘入脾，是谓五入"，指出药味与脏腑之间有着特殊的联系规律。升降浮沉则是指药物作用于机体后的四种趋向。升即上升，升提举陷，趋向于上；降即下降、降逆，趋向于下；浮即轻浮、发散，趋向于表；沉即沉降，下行、泻利，趋向于里。归经是指药物对于机体的选择性作用，即对某经某脏有明显的作用。根据药物性味归经的不同，灵活选择，使药物作用于机体不同的病变部位，以调整脏腑功能，恢复阴阳平衡，达到治疗之目的。一般来说，一种药物只有一种药性，但可以有一种或多种药味，气味相近，则功效相近，气正味相异，则功能不同。味越多，则功效也就越多。当然药物功效越多，其作用与机体不同途径的靶点就越多。中药靶向治疗其一体现在引经药的应用，引经药是归经与配伍的结合，通过引经药可改变其它药物的作用方向或部位，或使其作用侧重或集中于特定的方向和部位；其二可通过不同的给药途径，或熏、或敷、或熨于患处，使药力直达病所而缓解诸多疼痛。

1. 药物选择

（1）按经脉选药：手少阴心经可选用黄连、细辛；手太阳小肠经可选用藁本、黄柏；足少阴肾经可选用独活、肉桂（桂枝）、知母、细辛；足太阳膀胱经可选用羌活；手太阴肺经可选用桔梗、升麻、葱白、白芷；手阳明大肠经可选用白芷、升麻、石膏；足太阴脾经可选用苍术、升麻、葛根、白芍；足阳明胃经可选用白芷、升麻、石膏、葛根；手厥阴心包经可选用柴胡、牡丹皮；手少阳三焦经可选用连翘、柴胡，其中上焦选地骨皮，中焦选青皮，下焦选附子；足厥阴肝经可选用青皮、吴茱萸、川芎、柴胡；足少阳胆经可选用柴胡、青皮等。

（2）按部位选药：头部风湿痹痛，虚证选川芎、白芷；实证选柴胡、钩藤、水牛角。颈项痛，风重选羌活，热重选葛根，项强选葛根、白芍、细辛。肩背痛用羌活、黄芩、桂枝、葛根。胸部挤压痛用香附、枳壳。胁痛选柴胡、郁金。肩臂痛有主张从痰湿治疗，选丹溪指迷茯苓丸加味，重用祛痰药。上肢痹痛选羌活、防风、桂枝、桑枝、姜黄、白芍、鹿含草、银花藤、天仙藤。背痛选羌活、防风引经，肥人少佐附子，气滞血瘀加姜黄，肾精亏虚，督脉失养须加狗脊。背部痹痛剧烈而他处不痛者，用九香虫温阳理气，并配以葛根、秦艽，病变在腰脊者合用露蜂房、乌梢蛇、地鳖虫行瘀通督，并配以川断、狗脊。腰痛通用补肾药，肾阳虚可选巴戟天、鹿角胶、狗脊、杜仲、川断；肾阴虚可选山茱萸、熟地黄、熟首乌。腰骶部痛选择伸筋草、白芍等，剧痛加花椒、香附、延胡索。两髋痛剧属热者选加蒲公英、紫花地丁、板蓝根。下肢痹痛可选独活、牛膝、防己、木瓜、五加皮、杜仲、白芍等。足跟痛选木瓜引经，属湿热下注者，合用四妙丸。此外，注重关节痛加松节、乳香；肌肉痛加桑枝、桑寄生；四肢关节痛均可加藤枝类药，如忍冬藤、鸡血藤、络石藤、海风藤、桑枝、桂枝等；周身骨痛选当归、威灵仙。

2. 给药途径

除药物口服外，常通过以下外治疗法，作为药物外治的给药途径。《理瀹骈文》认为："外治之理即内治之理，外治之药即内治之药，所异者法耳。"即药物的内服、外用都能达到调理整体的作用，只有给药途径不同而已。

（1）熏洗疗法：是利用药物煎汤，趁热在皮肤或患处进行熏蒸、淋洗的治疗方法。本法可分为全身熏洗法和局部熏洗法。前者又称沐浴法，是将药物煎汤滤去药渣，注入浴池或浴盆内，趁热进行全身先熏蒸，后浸渍的一种方法。沐浴 15 ～ 30 分钟，浴毕用温清水冲净，再用干毛巾拭干。后者包括手熏洗法，足熏洗法，头面熏洗法，坐浴熏洗法以及其他部位的熏洗法。一般先选定用药处方，准备好毛巾、脸盆等用具，将煎好的药液趁热倾入盆中，先用药液蒸气熏，待药液不烫手时，再将患部全部浸入药液中洗浴。每天熏洗 1 ～ 2 次，每次 20 ～ 30 分钟，其疗程视病情而定。

本法具有活血通络，温经散寒，疏风解表，解毒消肿，燥湿止痒等作用，适用于血瘀、寒凝、热壅、湿热蕴结所致的痛证，以及跌仆损伤疼痛。临床应用时要针对疼痛之特点、部位，选择适当的熏洗药物和方法，药液温度要适当，以病人感到舒适为好，防止烫伤。如有创口，熏洗后可常规换药。

（2）敷法：是用纱布蘸药液敷患处，也可用发热或发冷的物体放置在人体特定位置上来治疗疾病。有湿敷、热敷、冷敷之分。

湿敷：将药物水煎，或用 95% 酒精浸泡 5 ～ 7 天，用消毒纱布蘸药液敷患处，1 ～ 2 小时换药 1 次，或 3 ～ 5 小时换 1 次。此法具有渗湿止痒、消肿止痛、清热解毒等作用，适用于疮疡、皮肤病之疼痛。

热敷：将药物加热后用布包好放置于患病部位上，或用纱布垫浸泡在药液内，捞出挤去多余的水，持续热敷，每次 30 ～ 50 分钟，每日 1 ～ 2 次。亦可用热水袋、热毛巾、热砖外敷，或取醋、姜、葱、盐等加热后，用布包裹，放在患处。该法有温经活血，散寒除湿，消肿止痛之功，主要用于风寒湿痹、胃脘冷痛、腹痛等证。

冷敷：用冰块、冰帽在患处敷，每次 20 分钟左右，若使用冷毛巾、冰袋等，则 4 ～ 6 分钟更换 1 次，并延长冷敷时间至 30 分钟。冷敷完毕后，用干毛巾将皮肤擦干。此法可起到降温、止血、止痛及防治肿胀等作用，多用于实热证疼痛及外伤初期疼痛。

要注意根据病情适当选用诸敷法。热敷要温度适中,避免烫伤皮肤;冷敷要注意观察患处皮肤的反应,如出现紫斑、水疱或疼痛反增,应立即停止冷敷。对有伤口者或眼部冷敷、热敷时,要尽量做到无菌操作,以防感染。

（3）熨法:是利用药物或其他传热的物体,经过加热处理后,放在人体表面一定部位上,做来回往返或旋转移动而进行治疗的一种方法。本法又可分为砖熨、盐熨、药熨等多种。

砖熨:将砖块放在炉上烧至烫手,用厚布包好,置于患部熨之(治疗部位垫 3 ~ 5 层布,以防烫伤)。热度减低后可再换一块热砖,可反复多次。

盐熨:用食盐放于锅内文火烧至热烫,取一半入布袋内,扎紧袋口,放在疼痛部位来回热熨,待冷后换另一半热盐装入袋中交替使用,每天 1 ~ 3 次,每次约 40 分钟。

药熨:多采用温经通络,调和气血等芳香性味药物研末,用热酒、醋等炒热后以布包或装袋,置患部熨敷,或在患部往返推移,使皮肤受热均匀,温度过低则更换,反复多次。

熨法是借助其温热之力,或将药透表入里,从而起到舒筋活络、行气消瘀、温中散寒等作用,以缓和疼痛。临床主要用于各种寒性疼痛,及风湿痹痛、痰浊、血瘀、气滞所致疼痛。热证疼痛及出血性疾病禁用此法。对高血压、心脏病患者,应逐渐加热,以防骤热引起不良后果。

（4）涂药法:涂药法是将各种外用药物直接涂于患处的一种外治方法,可达到祛风除湿,解毒消肿,活血止痛等治疗效果。适应于疮疡、跌打损伤、烫伤、烧伤、虫咬伤、痔瘘等病引起的疼痛。婴幼儿及颜面部禁用。其剂型有水剂、膏剂、酊剂、油剂等。

（5）贴药法:贴药法又称薄贴法,是将药物贴于患者经络腧穴部位或患处,用以治疗疾病的一种常用方法。贴药疗法具有疏经通络、祛风逐湿、行气导滞、活血祛瘀、散结止痛、消肿拔毒等作用,适用于内、外、妇、儿、骨伤科等多种疾患,如疖肿、疮疡、瘰疬、乳核、胸痹、风湿痹痛、头痛、腰腿病、癥瘕积聚、腹痛等。对某种药物有皮肤过敏,易起丘疹、水泡的患者应慎用。其剂型有膏贴、饼贴、皮贴、叶贴、花贴、药膜贴等。其中临床上使用最多的是膏贴,膏贴的种类很多,有白膏药、黑膏药、油膏药、松香膏药、胶膏药等,其共同特性为遇热则软化而具有黏性,敷贴部位固定,应用方便,药效持久,便于收藏携带。

(二)针灸靶向治疗

针灸治疗的靶点即腧穴。腧穴从属于经络,通过经络向内连属脏腑,是脏腑经络气血渗灌、转输、出入的特殊部位。《灵枢·九针十二原》说:"所言节者,神气之所游行出入也,非皮肉筋骨也。"说明腧穴是气血通行出入的部位,脏腑、经脉之气在腧穴这一部位游行、出入,因此腧穴就具备了抵御疾病(出)、反应病痛(出)、传入疾病(入)、感受刺激、传入信息(入)等功能。腧穴输注气血向内传入的特性,是以腧穴为靶点治疗疾病的基础。各种原因导致的脏腑经络气血运行不畅,或瘀滞不行,或产生逆乱,或气机升降失常等气血运行障碍的病理改变,引起疼痛症状,皆可通过对靶点(腧穴)施以针刺、温灸等,刺激和温煦腧穴,起到疏通经脉,行气活血的作用,从而改善病变部位的气血运行状态,恢复其正常的生理活动,即经络通畅,脏腑恢复相对阴阳平衡。腧穴既能治疗所在部位及邻近器官的病症(近部主治作用),亦能主治所属经脉循行部位及其深部组织、器官的病症(远部主治作用)。临床常见的头痛、胁痛、胃痛、腹痛、腰痛、三叉神经痛、坐骨神经痛、痛经等诸多痛证,皆可用针灸治疗。现将几种治疗痛证的针灸疗法分述如下。

1. 点刺疗法

点刺疗法是用针具(如三棱针)刺破患者身体上一定的部位,放出少量血液来治疗疾病的一种方法。又称放血疗法或刺络疗法。该法具有开窍泄热,宣通经脉,调和营卫,消肿止痛等作用。

【取穴原则】

点刺疗法的取穴原则和一般针法的取穴原则略同,主要以辨证取穴、循经取穴和局部点刺为主。

【操作方法】

常用的有缓刺、速刺、散刺、密刺等4种方法。

（1）缓刺：适用于静脉放血。先用止血带扎在针刺部位上端（近心端），然后局部常规消毒。针刺时左手拇指压在被针刺部位下端，右手持三棱针对准被刺部位的静脉，刺入脉中（0.5 ~ 1cm左右深）然后针迅速退出，使其流出少量血液。当出血时，也可轻轻按静脉上端，以助瘀血外出，毒邪得泻。出血停止后，再用消毒棉球按压针孔。一般隔2 ~ 3天1次，出血量较多的可间隔1 ~ 2周1次。

（2）速刺：先在腧穴部位上下推按，使血聚集穴部，常规消毒后，右手持针对准穴位迅速刺入0.3cm左右，立即出针，轻轻按压针孔周围，使出血数滴，然后用消毒干棉球按压针孔止血。

（3）散刺：是对病变局部周围进行点刺的一种方法，根据病变部位大小不同，可刺10 ~ 20针左右，由病变外缘环形向中心点刺，针刺深浅根据局部肌肉厚薄而定。由于针距比较大，故称散刺法。

（4）密刺：即刺时使局部微微出血，由于针距比较小，故称密刺法。

【适用范围】

临床常用于治疗气滞血瘀，经脉闭塞所致的各种疼痛，尤其可用于治疗头痛、目痛、齿痛、鼻痛、咽喉肿痛、腰痛、痹痛、胸胁痛以及疮疖肿痛等，以实证、热证为主者。

2. 叩刺疗法

叩刺疗法是用特制的浅刺针具叩击皮肤，以疏通经络、调节脏腑的虚实，从而达到治疗疾病的一种方法。叩刺疗法又称为梅花针疗法、七星针疗法、皮肤针疗法等。

【取穴原则】

（1）辨证分部配选法：具体可分为按脊柱两侧分段主治与身体其他部位的配选。如胃脘痛可采用第5胸椎 ~ 腰椎两侧，以第5 ~ 12胸椎的两侧为主。可配颌下部、上腹部、小腿部内侧。

（2）辨证循经及穴位配选法：临证时根据病证归属何经，则取该经或表里经的体表循行路线或穴位进行刺激。如胃脘痛，可取足阳明胃经、足太阴脾经、手厥阴心包经等，自肘膝以下循经路线叩刺。

（3）前后部位配选法：根据病证不同，采用腹部和背部相应部位和穴位，相互配合，以加强疗效。如泌尿生殖系统病所致疼痛，可取下腹部、腹股沟、带脉区和腰骶部。

（4）远近部位配选法：按照证候所属何经何脏取其远端、邻近或局部主治功能相同的部位或穴位，配合运用，加强协同作用。如上肢疼痛，可取患部和第 1 ~ 4 胸椎两侧。

（5）左右部位配选法：如偏头痛，可取双侧颞部或太阳穴。

（6）对症局部配选法：为了及时解除或减轻患者的疼痛，可用标本同治的原则进行治疗。如头痛取颞部、额部、后头部叩刺。关节疼痛、扭伤疼痛及皮肤病(如神经性皮炎)，除叩刺脊柱两侧有关部位外，重点叩刺患部。

【操作方法】

（1）持针式：右手握针柄，无名指或小指将针柄末端固定于手掌小鱼际处，针柄尾端露出手掌 1 ~ 1.5cm，再以中指和拇指挟持针柄，食指按于针柄中段，以利于充分、灵活地运用手腕的弹力。

（2）叩刺法：将针具及皮肤消毒后，针尖对准叩刺的患病部位，使用手腕之力，将针尖垂直叩打在皮肤上，并立即提起，反复进行。频率不宜过快或过慢，一般每分钟叩刺 70 ~ 90 次。

（3）刺激强度：根据病人体质、年龄、病情、叩刺部位的不同，有弱、中、强三种刺激强度。①弱刺激：用较轻腕力进行叩刺，以局部皮肤略有潮红，病人无疼痛感为度；②强刺激：用较重腕力进行叩刺，局部皮肤可隐隐出血，患者有疼痛感觉；③中等刺激：介于强弱两种刺激之间，局部皮肤潮红，但无渗血，患者稍觉疼痛。

【适应范围】

叩刺疗法多用于头痛、胁痛、脊背痛、腰痛、痛经以及扭伤后局部瘀肿疼痛等多种痛证。若老弱妇儿、虚证患者和头面、眼、耳、口、鼻及肌肉浅薄处的疼痛，用弱刺激；若年壮体强、实证患者和肩、背、腰、臀部等肌肉丰厚处的疼痛,用强刺激;一般性患者,其他部位的疼痛,则用中刺激。

3. 埋针疗法

埋针疗法又称皮内针刺法。它是以将特制的图钉型或麦粒型针具刺入皮内,固定留置一定时间,给皮部以弱而长时间的刺激,达到防治疾病的一种方法。

【埋穴原则】

埋针疗法的取穴原则一般可根据针灸治疗时的处方原则进行辨证取穴,同时可结合经络、经穴的触诊法选取阳性反应点,反应不明显者,可取有关俞、募、郄穴进行治疗。对较长肌肉的肌腹或肌腱损伤时,可取肌肉的起止点。

【操作方法】

针具、镊子和埋刺部皮肤严密消毒后,就可进行针刺。

麦粒型皮内针,用镊子夹住针身,沿皮横刺入皮内,针身埋入皮内0.5~1cm左右,然后用胶布将留在皮外的针柄固定。

图钉型皮内针,用镊子夹住针圈,将针尖对准穴位刺入,使环状针柄平整地留在皮肤上,用胶布固定。此针较多用于耳穴。

留置时间根据季节不同而定,夏天一般留置1~2天;冬天可留置3~7天。留置期间,每隔4小时左右用手按压埋针处1~2分钟,以加强刺激,提高疗效。

【适应范围】

埋针疗法常用于某些需要久留针的慢性顽固性疾病和经常发作的疼痛性疾病。如头痛、肩痹、三叉神经痛、牙痛、胃痛、痛经等。

4. 毫针疗法

毫针是临床上应用最广泛的一种针具,毫针疗法是治疗痛证的常用方法。

【取穴原则】

(1)近部取穴:是指选取疼痛的局部或邻近部位的腧穴。如鼻病取迎香,口腔病取颊车、地仓,胃痛取中脘、梁门等皆属近部取穴。

(2)远部取穴:是指按阴阳脏腑经络学说等中医基本理论和腧穴的主治

功能，在病痛较远的部位取穴。如腰痛取委中、昆仑，口齿痛取合谷等。在具体应用时，既可取所病脏腑本经腧穴，也可取表里经或其他有关经脉中的腧穴，如胃痛取足三里，或取与胃相表里的脾经穴公孙，以及肝经的太冲，心包经的内关等。

（3）随证取穴：亦称为对证取穴，或称辨证取穴。它与以上两种取穴有所不同，近部或远部取穴，都是以病痛部位为依据，但对一些全身性证候，如身痛、四肢疼痛等宜用随证取穴法。

以上 3 种取穴原则，临床上既可单独选取，也可相互配合应用，一般以循经取穴为主。

【操作方法】

根据病位不同，进针时可分别采取指切、夹持、舒张、提捏等常规方法，并依病情不同而采用直刺（针身与肤面呈 90° 角）、斜刺（针身与肤面呈 45° 角）、平刺（针身与皮肤表面呈 15° 角）等不同角度。若身体瘦弱、老人、小儿、阳证、新病及头面、胸背皮薄肉少处的腧穴宜浅刺；反之，若身体肥壮、中青年、壮年、阴证、久病及四肢、臀、腹皮厚肉丰处的腧穴则宜深刺。在行针时，注意运用提插、捻转等方法，必要时可加用辅助手法，如循法、刮柄法、弹柄法、搓柄法、摇柄法、震颤法等，以使患者迅速"得气"。为使毫针很快地发挥疗效，激发经气，补益正气，疏泄病邪，以调整阴阳，根据疾病的性质，在针刺中还应适当地运用补泻手法，这是毫针疗法的重要内容，常用的有捻转补泻、提插补泻、疾徐补泻、迎随补泻、呼吸补泻、开阖补泻及平补平泻 7 种。补泻手法用于痛证治疗，大抵实痛用泻法，虚痛用补法，虚实夹杂而痛，可相互配合使用，亦可用平补平泻。另外，还须注意，一般病症只要得气后即可出针或留针 10 ~ 20 分钟，但对一些特殊病症如急性腹痛，寒性顽固性疼痛及痉挛性疾病，则可适当延长留针时间，有时可达数小时，以便在留针过程中作间歇性行针，以增强或巩固疗效。若不得气时，亦可静以久留，以待气至。

【适应范围】

毫针疗法止痛范围十分广泛，外感、内伤致脏腑功能失调、气血逆乱、营卫失和引起的多种急慢性疼痛，均可使用本法。诸如外感风寒之邪，凝滞气血，或湿邪阻遏气机，或火热伤人，壅塞脉道，针刺后每能疏表达邪，和营止痛。对七情内伤、饮食停积或由脏腑虚弱致痛者，亦可起到畅通气血，促进气血生化，调整脏腑功能的作用，从而达到止痛的目的。

5. 火针疗法

火针，又名燔针、烧针、武针等。火针疗法，是将针在火上烧红后，快速刺入人体一定部位治疗疾病的一种方法。

【取穴原则】

火针选穴与毫针选穴的基本规律相同，根据病证不同而辨证取穴。除取穴外，还可根据病变不同，如疖、扁平疣、痣等病，在患处施术，一般取穴宜少；实证和青壮年患者取穴可略多。

【操作方法】

火针施术时，患者必须采取适当的体位，一般采取卧位或坐位为宜，必须将局部充分显露，便于术者进行操作，患者又感到舒适。较为方便的方法，是用酒精灯烧针，针身烧灼的长度与刺入的深度相等，待针身烧红时，对准所刺部位迅速刺入并退出。操作时，针身需直，动作要准确、迅速。起针后速用消毒棉球按压针孔。根据病情，一般新病浅刺，久病深刺，另外，还要根据穴位的部位和患者的胖瘦而决定，一般头、胸、背及手足浅表部位，应该浅刺，其他肌肉丰满之处可深刺。

【适应范围】

对于外科疾病，如痈、疽、疖、瘰疬、鸡眼、骨结核、腱鞘囊肿、乳腺炎脓肿、肛门痔、瘘等均有较好的消炎止痛作用。对于多种因寒湿所致的疼痛，如风寒湿痹、足跟痛、肩凝症、胃脘痛、痛经、痢疾、泄泻、胃下垂等亦有一定的散寒止痛作用。

6. 耳针疗法

耳针疗法是通过针刺耳穴，以治疗疾病的一种方法。

【取穴原则】

（1）根据相应部位取穴：根据人体的患病部位，在耳郭的相应部位取穴，如胃痛取"胃"穴；坐骨神经痛，取"坐骨"穴等，这种取穴方法，是耳针取穴的基本原则。

（2）根据脏象辨证取穴：即根据脏象学说的理论取穴。如眼病，因"肝开窍于目"，故在耳郭上取"肝"穴来治疗等。

（3）根据经络学说取穴：即根据经络循行部位取穴。如坐骨神经痛，其疼痛部位属于足太阳膀胱经循行部位，故在耳郭上取"膀胱"穴进行治疗。

（4）根据现代医学理论取穴：耳穴中有许多穴位是根据现代医学理论命名的。如交感、皮质下、肾上腺、内分泌等，因此，必须用现代医学的理论来理解和运用这些耳穴。如胃肠疾病所致的疼痛与植物神经系统有关，治疗时即取交感穴。

（5）根据临床经验取穴：在临床实践中发现某个穴位或某些穴位对治疗某病有效而取之。

以上取穴原则，可以单独使用，也可以配合使用，在临床治疗取穴时宜灵活运用。

【操作方法】

进针时采用捻转或插入法，并根据耳穴的位置和是否需要透穴，分别运用直刺、斜刺、平刺等不同针刺角度。针刺深度应视患者耳郭局部的薄厚而灵活掌握。若体壮、实证疼痛，采用强刺激的泻法；体弱、虚证疼痛，采用弱刺激的补法。同时，在治疗痛证时留针时间要适当延长。

【适应范围】

耳针在临床上的适应范围较为广泛，其用于痛证的治疗，可概括为以下两个方面：

（1）各种疼痛性病症：对头痛、偏头痛、三叉神经痛、肋间神经痛、带状疱疹、坐骨神经痛等神经性疼痛；扭伤、挫伤、落枕等外伤性疼痛；五官、颅脑、胸腹、四肢各种外科手术后所产生的伤口痛；胆石症、泌尿系结石、胃痛、肝癌等内脏疼痛；麻醉后头痛、腰痛等手术后遗痛均有较好的止痛作用。

（2）各种炎症性病证：对急性结膜炎、中耳炎、牙周炎、咽喉炎、扁桃体炎、腮腺炎、气管炎、肠炎、盆腔炎、风湿性关节炎、面神经炎、末梢神经炎等有一定的消炎止痛作用。

7.电针疗法

电针疗法是在针刺腧穴"得气"后，在针柄上连接电针仪的导线，通过微量电流，以针和电的综合作用，达到防治疾病的一种疗法。

【取穴原则】

电针的选穴与一般针法的取穴基本一致，即循经选穴、局部选穴、经验选穴与按神经分布选穴。临床上常是将循经选穴与按神经分布选穴结合使用。如头面部疼痛，多取听会、翳风（面神经）；三叉神经痛，多取下关、阳白、四白、夹承浆（三叉神经）；肩背痛，多取上肢部的天鼎（臂丛神经）；上肢疼痛，多取青灵、小海（尺神经）、手三里、曲池（桡神经）、曲泽、郄门（正中神经）；坐骨神经痛，多取下肢部的环跳、殷门（坐骨神经）；腰腿痛，多取委中（胫神经）、阳陵泉（腓总神经）、冲门（股神经）、气海俞（腰神经）、八髎（骶神经）等。由于交感神经与内脏痛有密切关系，阴极通电刺激背俞穴作用于交感神经，可产生明显的抑制内脏痛的效应，故对内脏病变引起的疼痛常选用与该内脏器官相应的夹脊穴或有关背俞。

【操作方法】

使用电针器前先把强度调节旋钮调至"0"位。待针刺穴位得到针感后，将电器上每对输出的两个电极分别接在两根毫针上，然后打开电源开关，选择适当的频率及波型。一般在临床上用于止痛的有以下三种：①密波：能降低神经应激能力。常用于止痛、镇静，缓解肌肉和血管的痉挛，针刺麻醉等。②疏密波：是疏波与密波自动交替出现的一种波形。常用于止痛，用治扭挫伤、关节周围炎、气血运行障碍、坐骨神经痛等。③连续波：具有消炎止痛、镇静催眠、解痉以及止痒、降压等作用，常用于急性扭挫伤、头痛、末梢神经炎、胃肠痉挛、神经性皮炎、关节炎等。根据病情，当逐步调高输出电流至需要的强度，一般通电时间以 15 ~ 30 分钟为宜。

【适应范围】

电针疗法的适应范围较为广泛。临床上常用于各种痛证，如痹证以及肌肉、关节、韧带的损伤性疼痛等，并可用于针刺麻醉，现将常用电针治疗的几种痛证的取穴及针法简介如下：

（1）头痛：①取穴：太阳、率谷、合谷、外关、足三里。②方法：每次取局部穴 1 ~ 2 个，四肢穴 1 个。进针得气后，接通电针仪，用弱刺激 5 ~ 10 分钟，每日或隔日 1 次，10 次为 1 疗程。

（2）面痛：①取穴：主穴取鱼腰、四白、下关、夹承浆。配穴取合谷、足三里、阳白、攒竹。②方法：电针治疗时负极置主穴，正极置配穴。选用连续波或疏密波，频率 6000 次 / 分，每日 1 ~ 2 次，10 次为 1 疗程，疗程间休息 3 ~ 6 天。如症状减轻可改为隔日治疗 1 次，症状消失时继续巩固治疗 1 个疗程，以防复发。

（3）胃脘痛：①取穴：主穴取足三里、天枢、内关、气海。配穴取中脘、合谷、大椎、曲泽。②方法：选用疏波或疏密波，电流用中等量或强刺激。每日 1 ~ 2 次，每次 15 ~ 30 分钟。

（4）胁痛：①取穴：期门、日月、阳陵泉、肝俞、胆俞。②方法：针刺得气后，通电留针 30 ~ 60 分钟。频率 200 次 / 分。每日 1 次，10 次为 1 疗程。

（5）漏肩风：①取穴：中府、合谷、曲池、肩髎、合谷；第五颈椎夹脊穴、曲池。②方法：每次选择 1 组腧穴，通电后用连续波或间断波，频率 1000 ~ 1500 次 / 分，电流强度以患者能忍受为度。注意针第五颈椎夹脊穴时，宜平刺。

（6）痛经：①取穴：主穴取关元、合谷、三阴交；配穴取气海，中极、归来、肾俞、足三里、太冲。②方法：选用疏密波或连续波，电量以中等刺激为宜，每日 1 ~ 2 次，通电 15 ~ 30 分钟。

8. 水针疗法

水针疗法是选取相应的穴位和药物，并将药物注入穴位内，以发挥药物和穴位处的效能，达到治疗疾病的一种方法。

【操作方法】

注射部位常规消毒后，右手持针快速刺入所选穴位，上下缓慢提插，待病人有酸、胀、麻感后，回抽无回血，即可将药物慢慢注入。急性病可每天注射 1 次，慢性病可 2 ~ 3 天注射 1 次。一般 5 ~ 10 天为 1 疗程，如未愈可休息 2 ~ 3 天再进行第 2 疗程。

【适应范围】

本法适用于各种急慢性疼痛,如头痛、牙痛、腹痛、胃痛、腰痛、肢体关节痛等。重要脏器所在部位(如胸、背部),注射时应严格掌握刺入深度,防止刺伤内脏。身体虚弱或有晕针史者不宜使用本法。

9. 灸法

灸法是指以艾绒为主要材料,在穴位上或患处烧灼、熏熨和贴敷,借其温热的刺激,通过经络的作用来调整人体生理功能的平衡,而达到治疗和保健的一种外治方法。《本草纲目》云:"艾叶能灸百病。"《医学入门》曰:"凡病药之不及,针之不到,必须灸之。"充分说明了灸法之独特疗效,还能弥补针刺的不足。艾绒气味芳香,易燃,热力温和,用作灸料,具有温经通络、行气活血、祛湿逐寒、消肿散结、回阳救逆及防病保健的作用。

【取穴原则】

灸法的取穴与一般针法的取穴原则基本一致,即循经取穴、局部取穴和经验选穴。再者根据《千金要方》"凡灸当先阳后阴……先上后下"之说,一般要先灸上部,后灸下部;先背部,后腹部,先头部,后四肢;先灸阳经,后灸阴经等。根据临床特殊情况,灵活掌握,不必拘泥。

【操作方法】

灸法的种类颇多,大体上可分为艾炷灸、艾条灸、温筒灸等几类。其中以艾炷灸最为常用,艾炷灸法常用的有直接灸和间接灸两种。

(1)直接灸法:临床上常将中等艾炷放在穴位的皮肤上,点燃施灸,不等艾炷燃尽而患者感到灼痛时,立即更换艾炷再灸,不要使皮肤烧伤起泡。如用麦粒状小艾炷施灸,当患者感到灼痛时,医生立即用指甲将艾炷压灭,再更换艾炷继续施灸。

(2)间接灸法:可分为隔姜或隔蒜灸和隔盐灸。

隔姜或隔蒜灸:先将 0.5 ~ 1cm 厚的鲜姜片和蒜片,用粗针刺几个孔,放在应灸穴位的皮肤上,然后再将艾炷放在姜片或蒜片上点燃施灸,将艾炷燃尽,更换艾炷。将预定壮数灸完为止。一般施灸处出现湿润红热现象,患者有舒适感觉为宜。为了防止灼痛起泡,必要时在姜片或蒜片下面,再垫上一片也可。

②隔盐灸:用干净的食盐将肚挤填平,再将艾炷或艾条放在盐上点燃施灸,以患者感觉舒适为宜。

【适应范围】

灸法具有散寒、通经,扶正之功。适用于:①寒邪所致的各种疼痛如胃脘痛、腹痛、腰腿痛等;②属某一经络或部位气滞血瘀、经络阻滞引起的麻木、疼痛、肿胀等症;③气虚血亏而致的各种虚性疼痛。

第五节　止痛经验用药

止痛在古代中医药文献中又谓之"定痛""逐痛""祛痛"。止痛中药应用历史悠久,临床应用十分广泛,其不仅能缓解或消除疼痛,而且能在一定程度上消除疼痛的病因,标本兼治,提高治愈率。因此,止痛中药之"止痛",是以辨证论治为指导,通过运用理气、化瘀、疏风、散寒、祛湿、养血、滋阴、温阳等药物,以祛除致痛之因,从而达到止痛目的,而并非单纯具有止痛效果。在历代中药文献中,立止痛药类别者甚为罕见,如解表药麻黄、羌活;平肝息风药蜈蚣、全蝎;止咳平喘药白芥子、洋金花;清热药羚羊角、生石膏、蚤休;止血药三七、血竭;化痰开窍药麝香、冰片等,皆具有可靠的止痛作用,但均不属于止痛药类别。由此提示,中药的止痛作用与临床证型具有一定相关性。

止痛中药大多属于天然植物,临床用其治疗疼痛副作用较少,安全性较高,从而使得中药可有效治疗疼痛。随着现代科技手段应用的不断深入,止痛中药的应用将日趋广泛。止痛中药的来源、性味、归经、毒性、功能主治等具有一定规律性。有资料研究表明,《中华本草》记载的609种具有直接止痛功能的药物,主要来源于毛茛科、豆科、菊科、罂粟科、伞形科植物,药性偏于温性,药味以辛、苦为主,近四分之一的药物明确记载有毒,归经以入肝、肺、心、脾经为主，功效以止痛兼祛风湿、清热解毒、活血化瘀为主，主治风湿痹痛、外伤疼痛、疮疡肿毒、胃脘疼痛、出血症、牙痛等。现代研究表明，有很多中药对人体有镇静、镇痛和麻醉功效，在止痛方面发挥了重要作用，如常用的有延胡索、祖师麻、洋金花、雪上一支蒿、罂粟壳、川乌、草乌、马钱子、制附片、羊踯躅、七叶莲、细辛、桂枝、汉防己、夏天无、当归、川芎、防风、白芷、徐长卿、蔓荆子、藁本、秦艽、乳香、没药、冰片、麝香、樟脑、独活、香附、青皮、怀牛膝、白芍等。

通过对历代医家用药经验的分析，并结合临床实践，初步总结了止痛中药的临床用药规律，将止痛中药依据其不同性能，分为理气止痛、活血止痛、温里止痛、清热止痛、祛湿止痛等十二类，每类选择常用药物，论述其止痛功能、常用配伍与适应证，以期有助于临床辨证用药。现择要介绍如下。

一、理气止痛类

人体之气宜冲和流通，若气机运行障碍而郁滞，则可导致疼痛，其特点为胀痛或窜痛，时痛时止，无固定痛点。治当根据"结者散之"的原则，选用理气之品，疏通气机，以除疼痛。本类药物主要用于胸中气机痹阻所致的胸痛，脾胃气滞所致的脘腹胀痛，肝气郁滞所致的胁肋胀痛、疝痛等。由于本类药物多为辛温香燥之品，易于伤阴耗气，故应中病即止，不可过用。对于阴虚、气弱者当慎用，若需运用时应酌以养阴、补气。此外，孕妇当慎用本类药物。

对于气滞痛证，除用理气之品外，还应根据引起气滞的原因及兼证，进行适当配伍。如寒湿困脾当配温中燥湿药；兼脾胃虚弱当配伍健脾药；气滞偏热当配清热之品；气滞日久易致血瘀，当酌配活血药等。现将常用理气止痛药的适应证及主要配伍简介如下。

柴胡　长于治疗肝气郁结而致的胁肋胀痛，常与白芍、当归、茯苓等配伍，如逍遥散。

青皮　用于胁肋胀痛，常配柴胡、香附；乳房肿痛配瓜蒌、香附；疝痛配乌药、橘核；食积气滞之胃脘胀痛，常配草果、山楂。

香附　用于肝气郁结而致的脘腹、胁肋、乳房胀痛及疝痛等。寒凝气滞胃痛可配高良姜，如良附丸；乳房胀痛如属乳痈初起，可配蒲公英、赤芍等；寒疝腹痛可配吴茱萸、乌药等。此外，本品还常用于肝郁气滞所致的痛经。

枳实　用于痰浊胸痹，常与瓜蒌、薤白、桂枝配伍，如枳实薤白桂枝汤；痰热结胸之胸痛，可配黄连、瓜蒌、半夏，如小陷胸加枳实汤；食滞肠胃、热结便秘之腹部胀痛，多配厚朴、大黄等，如小承气汤、大承气汤等。

陈皮　宜于脘腹胀痛属湿阻气滞而偏寒者，常配苍术、厚朴，如平胃散；偏于虚寒者常配党参、白术、干姜、炙甘草等，如五味异功散。

佛手　用于肝郁气滞所致的胁肋胀痛、胸腹胀满等，常配伍木香、青皮等。

厚朴　宜于湿阻中焦，气滞不利所致的脘腹胀痛，常配苍术、陈皮、甘草等，如平胃散。

木香　脾胃气滞而致的腹满胀痛，可单用本品磨汁服或入热酒调服，亦可配槟榔、厚朴等；湿热下利腹痛、里急后重，常配黄连，如香连丸；肝胆湿热气滞之胁痛，常配大黄、茵陈、金钱草等，现多用于胆绞痛。

乌药　适用于寒凝气滞作痛。胸腹胀痛常配香附、木香；寒疝腹痛则多配小茴香、青皮、川楝子等；肝郁气滞之痛经，常与延胡索、香附、木香等配伍。

檀香　宜于胃寒气滞作痛，多配砂仁、丁香等；对于心绞痛、胸痛、腹痛等属气滞血瘀者，可配砂仁、丹参、石菖蒲、毛冬青等。

沉香　用于胸腹气滞、胀闷作痛而属于寒证者，常与乌药、槟榔等配伍，如四磨汤；如寒盛手足厥冷、脐腹疼痛，痛极欲绝者当配附子、丁香、麝香等，如《百代医宗》接真汤。

薤白　用于寒湿痰浊滞于胸中所致的胸闷疼痛，常与瓜蒌同用，如瓜蒌薤白白酒汤、瓜蒌薤白半夏汤；若属气滞血瘀之胸痹疼痛，可在上方基础上加入川芎、红花等；寒凝气滞之脘腹疼痛，则可配木香、枳壳、厚朴等。

川楝子　适用于肝郁气滞之胁肋及腹部胀痛、疝痛而偏热者，常配延胡索，如《圣惠方》金铃子散。若治寒痛，则应配吴茱萸等温药。本品兼有驱虫之功,常用于蛔虫腹痛,并配伍槟榔、鹤虱等,如安虫散。

二、活血止痛类

血能载气,血随气行,周流全身,循环无端。一旦因某种原因造成血行不畅甚或瘀滞,则可发生疼痛。其痛如针刺,固定不移。治当遵"血实者宜决之""结者散之,留者攻之"的原则,选用具有促进血行、消散瘀滞作用的药物,活血祛瘀,以除其痛。因本类药物有促进血行之力,故月经过多者当慎用。由于气与血关系密切,气滞可致血瘀,血瘀常兼气滞,故本类药物多与行气药同用,以增止痛之效。此外,寒凝血瘀当配伍温通散寒之品;瘀血兼热则宜配伍清热药;气虚血瘀当配补气药等。现将常用活血止痛药的适应证及配伍择要介绍如下。

川芎　用于血瘀气滞痛经及产后瘀滞腹痛、跌打损伤、疮痈肿痛等,常与当归、白芍、乳香等配伍;对于肝气郁滞而致血行不畅之胁肋疼痛,可配柴胡、香附、郁金等;疮疡肿痛可配白芷、赤芍等。

丹参　用于瘀血所致的多种疼痛。产后恶露不尽,瘀滞腹痛,可单用本品为末,陈酒冲服,亦可配伍当归、泽兰、益母草等;心腹刺痛可配砂仁、檀香,如丹参饮;用于心绞痛,常配降香、川芎、赤芍、红花等,如冠心Ⅱ号。

泽兰　用于血滞痛经及产后瘀滞腹痛,多与当归、丹参、益母草等合用;跌打损伤、瘀血作痛宜配伍赤芍、川芎、乳香等。

王不留行　宜于血滞痛经及乳痈肿痛,前者常配当归、川芎、红花等,后者则宜配蒲公英、夏枯草、瓜蒌等。

毛冬青　多用于血栓闭塞性脉管炎,即脱疽痛甚,常与金银花、甘草、玄参、当归合用,亦可煎汤熏洗。本品又为治疗心绞痛的常用药物,除单用外,常配丹参、郁金、檀香等。若与板蓝根、桔梗、甘草等配伍,又可治咽喉肿痛。

益母草　主要用于血瘀下焦之痛经及产后血瘀腹痛等。并可治疗跌打损伤、瘀血作痛和疮疡肿痛。

川牛膝　长于治下半身瘀血疼痛,如腰、膝关节疼痛等,肝肾不足宜配杜仲、续断、狗脊、桑寄生;湿热下注之关节肿痛则应配苍术、黄柏、薏苡仁，如四妙丸；风湿关节疼痛，可配威灵仙、五加皮。

红花　治妇人腹中血气刺痛，可单用，如《金匮要略》红蓝花酒；血滞痛经及产后瘀阻腹痛，常配桃仁、当归、川芎等；跌打损伤、瘀血疼痛，常配桃仁、乳香、没药；疮痈肿痛则宜配赤芍、生地黄、连翘、蒲公英。

桃仁　用于血瘀痛经，常与红花、川芎、当归、赤芍等配伍；治跌打损伤、瘀血肿痛，常配酒大黄、穿山甲、红花等，如复元活血汤；肠痈腹痛可与大黄、丹皮、冬瓜仁同用，如大黄牡丹皮汤；肺痈胸痛则与苇茎、冬瓜仁、薏苡仁等合用，如千金苇茎汤。

血竭　用于跌打损伤、瘀滞作痛。本品既可内服，又可外用，常与乳香、没药、红花等同用，如七厘散。

苏木　用于血滞痛经，常配当归、赤芍、红花；损伤疼痛，多与乳香、没药、血竭、自然铜等同用，如八厘散。

自然铜　用于跌仆骨折、瘀滞肿痛，常与其他活血祛瘀止痛药配伍制成丸、散剂，如自然铜散等。

姜黄　治血滞经闭腹痛，常配莪术、川芎、当归等，如姜黄散；血瘀气滞之胸胁刺痛，常与大黄、黄柏、陈皮、白芷等研末外敷，如如意金黄散；治风湿肩臂疼痛，以血滞经络不通为宜，常配羌活、白术、当归等，如舒筋汤。

郁金　用于气滞血瘀等所致的胸腹胁肋胀痛或刺痛、痛经等，常与柴胡、白附、香附、丹参等配伍，如宣郁通经汤。若偏于热，则可配伍牡丹皮、栀子；治疗心绞痛常配红花、瓜蒌、薤白。

穿山甲　用于风湿痹痛、久痛入络，常与其他祛风活络药同用。

乳香　用于血瘀胃痛，可配五灵脂、高良姜、香附等，用于痛经常配当归、香附、延胡索等；跌打瘀滞肿痛，可与没药、血竭、红花等配伍，如七厘散。此外，本品还可用于痈毒肿痛及风湿痹痛。

没药　功类乳香，并常与其相须为用。

五灵脂　用于血滞痛经、产后瘀滞腹痛、胃痛及一切血瘀痛证。常与蒲黄、延胡索、没药等配伍，如失笑散、手拈散。

三棱　宜于产后瘀滞腹痛，常与莪术同用；饮食积滞、胸腹胀痛之证，则常同青皮、莪术、麦芽等配伍。

水蛭 用于瘀血阻滞及跌仆损伤瘀滞疼痛，常与桃仁、三棱、莪术、当归等配伍，体虚者则须配扶正之品。

虻虫 用于血滞疼痛、蓄血证及损伤疼痛等，本品效近水蛭而性尤峻猛，常与水蛭同用。

莪术 用于气血瘀滞之腹痛等，常与三棱、川芎等配伍；用于食积气滞、腹部胀痛，则常配木香、神曲、麦芽等。

三七 用于瘀血阻滞及跌打损伤疼痛，可单味研粉，用黄酒或白酒微热送服；或配合活血、行气等汤药冲服；此外，三七还可用于治疗心绞痛。

蒲黄 用于脘腹疼痛，产后血瘀腹痛及痛经等，常与五灵脂同用，如失笑散。

三、温里止痛类

《素问·痹论》曰："痛者，寒气多也，有寒故痛也。"故阴寒偏盛是痛证最常见的病因，此类疼痛多有冷感而喜暖。治当遵"寒者热之"的原则，选用温热之品，散寒止痛。温里止痛药适用于外寒入里，阳气受损，或心、脾、肾阳虚，阴寒内生而致的里寒诸痛。由于本类药物多辛温燥烈，易于伤津耗液，故凡属热痛及阴虚患者均应忌用或慎用。

临床应用本类止痛药应根据病情适当配伍。如外寒入侵兼表证，应配辛温解表药；寒凝气滞应配理气药；寒湿阻滞则配健脾化湿药；脾肾阳虚应配温补脾肾药等。现将常用的温里止痛药适应证及配伍择要介绍如下。

附子 用于阴寒内盛，脾阳不振之脘腹冷痛，可配人参、白术、干姜等，如附子理中汤；治疗风湿痹，寒湿偏盛之周身骨节疼痛等，常与桂枝、白术等配伍，如甘草附子汤。

干姜 用于脾胃虚寒，脘腹冷痛，单用即有效。

肉桂 治疗脘腹冷痛，可单用或与干姜、吴茱萸同用。寒痹腰痛，常配独活、桑寄生、杜仲等；治虚寒痛经，则须与艾叶、当归、川芎等合用。

小茴香 用于寒疝腹痛，常配肉桂、沉香、乌药等，如暖肝煎；治疗睾丸偏坠胀痛,则配橘核、山楂等,如香橘散;用于胃寒脘腹胀痛,常配干姜、木香等。

花椒 脾胃虚寒,脘腹冷痛者,可用本品炒热,布包温熨痛处,亦可与干姜、人参、饴糖等配伍,如大建中汤;治疗蛔虫所致腹痛,可单用本品,但多随证配伍,寒证可配乌梅、榧子、干姜、细辛;热证常配乌梅、黄连、黄柏。

荜茇 用于胃肠寒冷所致的脘腹疼痛,可与厚朴、木香、高良姜等配伍。

荜澄茄 用于胃寒所致的脘腹疼痛,常与高良姜、白豆蔻等配伍;寒疝腹痛多配吴茱萸、香附等,如《丹溪心法》四神丸。

高良姜 治疗寒凝胃脘疼痛,常配香附,如良附丸;腹部冷痛则多与肉桂、厚朴同用。

吴茱萸 治疗脘腹冷痛可配干姜、木香;寒疝疼痛常配乌药、小茴香;脚气疼痛可配木瓜;中焦虚寒,肝气上逆之头痛可配人参、生姜,如吴茱萸汤;肝胃失调之胁痛、口苦、吞酸,可配黄连,如左金丸。

艾叶 用于虚寒性的脘腹疼痛、少腹冷痛、痛经等,常与吴茱萸、当归、香附同用。

四、清热止痛类

阳热偏盛,可使气血逆乱,运行不畅,导致疼痛发生。此类疼痛多有热感和喜冷。治当遵"热者寒之"的原则,选用寒凉之品,清热止痛。清热止痛药适用于热盛于上之头痛、牙痛、咽喉肿痛、目赤肿痛,热毒壅盛而致的痈肿疼痛等。因本类药物多为苦寒之品,易伤脾胃,故应中病即止,若脾胃虚弱则应酌以健脾。

使用清热止痛药,应根据具体病情配伍。如实热壅盛,可配伍攻下之品导热下行;热壅血瘀之疮痈肿痛,当酌配活血药等。现将其常用清热止痛药的临床运用及配伍择要介绍如下。

石膏 用于胃热头痛、牙痛,可配地黄、牛膝、麦冬等,如玉女煎。

栀子 用于肝热目赤肿痛,多配伍菊花、甘草。生栀子粉用水调糊外敷,又可治外伤性肿痛。

淡竹叶 用于心经有热之口舌生疮、小便短赤而涩、尿时刺痛,常与生地黄、木通等配伍，如导赤散。

黄芩　治湿热泻痢腹痛，常与白芍、甘草同用，如芍药汤、黄芩汤；治咽喉肿痛，多与连翘、金银花配伍。

黄连　用于湿热痢疾腹痛常配黄芩、木香等，如香连丸；治胃火牙痛可配生地黄、牡丹皮等，如清胃散；肝胃热盛之脘胁胀痛、呕吐吞酸，可配吴茱萸，如左金丸；黄连煎汁或浸入乳取汁点眼，又治目赤肿痛。

黄柏　治疗湿热痢疾腹痛，常配白头翁、黄连，如白头翁汤。湿热下注之足膝肿痛，常配苍术、牛膝，如四妙丸；治热淋尿痛，多与清热利尿通淋药同用。

龙胆草　用于肝经热盛所致的目赤肿痛、胁痛、耳肿、头痛等，常与黄芩、栀子、生地黄等配伍，如龙胆泻肝汤。此外，本品同黄连浸汁点滴耳目，可治目赤、耳肿疼痛、胁痛。

玄参　用于脱疽痛甚，常配金银花、甘草、当归等，如四妙勇安汤。

牡丹皮　治肠痈腹痛，可配大黄、冬瓜仁等，如大黄牡丹皮汤。

赤芍　用于跌打损伤肿痛，配丹参、桃仁、红花等，疮痈肿痛常配金银花、连翘等。

金银花　用于热毒壅盛之疮痈疔肿疼痛，可单用，亦可配蒲公英、野菊花等，如五味消毒饮；或以鲜品捣烂外敷。

大青叶　用于血热毒盛之丹毒、口疮、咽喉肿痛等；鲜品打汁饮服可治喉痹咽痛，捣烂外敷可治丹毒疼痛。

穿心莲　治肺痈胸痛、咽喉肿痛，单味研细末装胶囊吞服即可，或前者配鱼腥草、桔梗、冬瓜仁等，后者伍大青叶、牛蒡子等；鲜品捣烂外敷，可治疖肿疼痛与毒蛇咬伤；若与清热利尿药同用，又治热淋尿频涩痛。

蚤休　单味煎服，可治火毒壅盛之咽喉肿痛。

紫花地丁　多用于火毒疔疮、乳痈、肠痈、丹毒等红肿热痛之证，鲜品可捣汁服，并以其渣敷患处；常伍金银花、蚤休、赤芍等煎服。

蒲公英　治疗毒、乳痈之疼痛，可用鲜品捣敷或捣汁饮服。治肺痈胸痛常配鱼腥草、芦根、冬瓜仁等；肠痈腹痛多伍赤芍、牡丹皮、大黄等；咽喉肿痛常配板蓝根、玄参；小便淋痛可配金钱草、白茅根。本品还可用治目赤肿痛。

野菊花　痈疽疖疔肿痛可单味煎服，亦可捣烂外敷，复方多伍蒲公英、紫花地丁等，如五味消毒饮；治咽喉肿痛常配桔梗、金银花；目赤肿痛，多与夏枯草、千里光等同用。

漏芦　用于乳痈肿痛，常配连翘、蒲公英、大黄等。

鱼腥草　治肺痈胸痛要药，常配桔梗、芦根、蒲公英等；疗热毒疖肿，可单用煎服。

败酱草　善治内痈，多用于肺痈，肠痈。内服并以鲜品捣敷患处，又治疮疖肿痛。此外，本品还可用于血滞胸腹疼痛。

白头翁　用于热毒血痢腹痛，可单用，若配黄连、黄柏、秦皮则效尤佳。

秦皮　治热痢腹痛，常与白头翁、黄连等同用；治肝热上冲之目赤肿痛，常配黄连、竹叶，亦可单用煎汁洗眼。

山豆根　治咽喉肿痛，轻者单用煎服，并含漱；重者须配玄参、射干、板蓝根等。

决明子　适用于肝热或肝经风热所致的目赤涩痛，轻者可单用，重者多配夏枯草、千里光等；若配黄芩、菊花、钩藤，可治肝阳上亢之头痛。

夏枯草　用于肝火上炎之目赤肿痛、目珠痛等，常配石决明、菊花等。

青葙子　宜于肝火上炎之目赤肿痛，常配草决明。并可用于肝火亢盛之头痛。

冰片　治疗各种疮疡、咽喉肿痛、口疮、目疾等。单用点眼可治目赤肿痛；配伍硼砂、朱砂等，可治咽喉肿痛及口疮，如冰硼散。

牛黄　用于热毒郁结所致的咽喉肿痛、腐烂及疮疔毒肿痛等。配伍珍珠粉吹喉，可治咽喉肿痛，如珠黄散。

五、祛湿止痛类

湿邪为患，易遏伤阳气，阻遏气机，影响气血之行而致疼痛发生，其痛多为重痛。治当遵《素问·至真要大论》"湿淫所胜，平以苦热，佐以酸辛，以苦燥之，以淡泄之"的原则，选用祛湿药物，去除湿邪，通利气机而达止痛目的。本类药物中，芳香化湿药主要用于湿滞中焦之脘腹胀痛；利湿通淋药用于淋证尿痛；祛风除湿药则用于风湿痹证之肢体、关节疼痛。由于祛湿止痛药多为辛燥或淡渗之品，故阴虚血燥及气虚、津亏者当慎用。

治疗湿胜痛证，除选用祛湿止痛药外，应根据具体病情酌配他药。如湿易困脾，阻遏气机，故湿滞中焦当酌配健脾、行气之品；湿邪在表宜配解表药；淋病尿痛，多是湿热为患，或有砂石内阻，除用性味寒凉的祛湿通淋药外，还应酌配清热排石药；湿客经络、筋骨间，应配活血通络药物；湿痛兼寒应配散寒之药，兼热则宜伍清热之品；久病正虚又当酌以扶正。现将常用祛湿止痛药分为芳香化湿、利湿通淋、祛风除湿三类择要介绍如下：

1. 芳香化湿止痛药

藿香　用于湿浊内阻之胸膈满闷、脘腹胀痛，多与佩兰、白术、厚朴配伍，如藿香正气散。

砂仁　用于湿滞中焦及脾胃气滞的脘腹胀痛，常与白豆蔻、厚朴、枳实、木香、陈皮等配伍；若脾虚气滞当配党参、茯苓，如香砂六君子汤；脾胃虚寒之腹痛泄泻，多与干姜、附子、陈皮等同用。

草豆蔻　用于寒湿阻滞脾胃的脘腹胀痛，常配砂仁、厚朴、半夏、高良姜、吴茱萸等。

草果　用于寒湿阻滞中焦之脘腹胀痛，可与苍术、厚朴、草豆蔻等同用。

2. 利湿通淋止痛药

赤茯苓　用于湿热蕴结之淋痛，可配栀子、甘草，如五淋散。

薏苡仁　用于湿郁肌表经络之身痛，可配竹叶、滑石等，如薏苡竹叶散；风湿身痛可配麻黄，如麻杏薏甘汤；脚气疼痛、风湿痹痛或手足挛急，可与粳米煮粥常服；用于肺痈胸痛常配苇茎、冬瓜仁，如苇茎汤；治肠痈腹痛，则常与败酱草配伍，如薏苡附子败酱散。

蝼蛄　用于石淋作痛，可将本品焙研为末，酒送服。

车前子　用于热结膀胱之小便不利、淋沥涩痛，单用或伍木通、滑石等，如八正散。若与菊花、决明子等配伍则治目赤肿痛。

木通　宜于心经火热之口舌生疮及湿热淋痛，常配生地黄、竹叶等，如导赤散。治湿热痹痛则常伍忍冬藤、海桐皮、桑枝等。

滑石　宜于小便短赤涩痛，常配车前子、冬葵子、通草，如滑石散；湿温暑温等湿热盛之肢体烦痛、小便短赤，常可配黄芩等。

萹蓄　用于湿热下注之小便淋沥涩痛，常配瞿麦、滑石等，如八正散。若与小蓟、白茅根等配伍，又可治血淋尿痛。

瞿麦　功似萹蓄，并每与其同用。

石韦　用于小便短赤、淋沥涩痛，单用或与白茅根、车前子，滑石等配伍；用治血淋尿痛常配蒲黄、当归、芍药等，如石韦散；治石淋尿痛则常伍车前子、金钱草、甘草等。

海金砂　用于湿热淋痛及血淋、石淋尿痛，单用或配伍石韦、滑石、甘草等。

冬葵子　宜于小便不利、淋沥涩痛，常配车前子、海金砂等；用治乳汁不行之乳房胀痛，可与砂仁配伍。

金钱草　宜于热淋、砂淋尿痛，常配鸡内金、石韦、海金砂等；用治胆石症疼痛，常伍茵陈、黄芩、木香、枳实等。

虎杖　宜于热淋尿痛。与茵陈、金钱草等配伍，可治胆囊炎及胆石症疼痛；与茜草、马鞭草、益母草等合用，可治血瘀痛经；配伍乳香、没药又治跌打损伤之瘀滞作痛。

3. 祛风除湿止痛药

独活　用于风寒湿痹疼痛，尤宜于身半以下者，常伍桑寄生、秦艽、细辛等，如独活寄生汤。

威灵仙　善治风湿痹痛。《千金方》单用本品为末温酒调服，治腰足疼痛；《滇南本草》用其水煎加酒少许兑服，治脚气肿痛；《证治准绳》则配当归、桂心治风湿腰痛。本品还可用于跌打损伤疼痛，常配桃仁、红花等。

苍术　用于湿邪偏重的痹证疼痛，常配独活、秦艽；若为湿热痹痛可配黄柏，如二妙散；若配羌活、防风，又治外感风寒湿邪的头痛、身痛。

松节　主要用于风湿痹痛，可单用浸酒服，或与苍术、牛膝等配伍；还可用治龋齿疼痛、阴寒腹痛及跌打损伤疼痛。

蚕砂　用于风湿痹痛、腰膝冷痛，常配松节、防风、当归；湿阻经络，一身重痛则可配秦艽、薏苡仁、丝瓜络、地龙等；湿浊内阻之霍乱吐泄、转筋腹痛，常用其配黄芩、木瓜、吴茱萸等，如蚕矢汤。

木防己　用于湿热痹证身痛，常配薏苡仁、滑石、蚕砂等，如宣痹汤。用治风寒湿痹疼痛，则应伍附子、桂枝等。

秦艽　用于风湿痹痛，常配独活、防风，如独活寄生汤。

海桐皮　用于风湿痹痛，《传信方》用其配牛膝、薏苡仁、五加皮等治腰膝疼痛难忍。若配白术、当归、赤芍等，可治气血凝滞、经络不通之肩臂痛。

寻骨风　主要用于风湿痹痛和跌打损伤疼痛，可单用浸酒或制成浸膏服用，亦可配威灵仙、川芎等。还可治疗胃痛、牙痛、疝痛等。

木瓜　用于风湿痹痛、脚膝拘挛，可配虎骨（可用狗骨代）、地龙、当归等，如虎骨木瓜丸；治脚气肿痛可伍吴茱萸、槟榔、生姜等，如吴萸木瓜汤。湿困脾胃之吐泻、腹痛、转筋，常配薏苡仁、蚕砂、黄连、吴茱萸等。此外，本品还可用治肉食积滞、消化不良之脘腹胀痛。

伸筋草　治风湿痹痛、筋脉挛急，常配桑枝、威灵仙、五加皮等。

络石藤　用于风湿痹痛、筋脉拘挛，常配木瓜、薏苡仁、海风藤等；若配皂角刺、乳香、没药及甘草等，又治痈疽燉痛。

海风藤　用治风寒湿痹、关节不利、腰膝疼痛、筋脉拘挛等，常配威灵仙、络石藤、秦艽等。

桑枝　用于风湿痹痛、四肢拘挛等，尤宜于上肢痹痛，可单用或配伍防己、威灵仙、羌活、独活等。

丝瓜络　用治风湿痹痛、筋脉拘挛，常配桑枝、薏苡仁、地龙等。又治胸胁疼痛，宜伍瓜蒌皮、枳壳、桔梗等。

路路通　治风湿痹痛，肢体麻木，四肢拘挛等，配络石藤、秦艽、伸筋草等；跌打损伤、筋骨疼痛，配苏木、赤芍、红花等；气血郁滞之乳汁不通、乳房胀痛，伍青皮、王不留行、穿山甲。

穿山龙　用于风湿痹痛、肌肤麻木、筋骨疼痛及跌打损伤、瘀滞作痛等，可单用或伍川芎、伸筋草等。

白花蛇　治风湿顽痹、肢体麻木、筋脉拘急等，多入膏、酒、丸、散剂。

乌梢蛇　功同白花蛇而力量稍弱。

五加皮　用于风寒湿痹、腰膝疼痛、筋骨拘挛等，尤宜于老人和久病体虚的患者，可单用浸酒常服；与木瓜、松节配伍，可治下肢痹痛、筋骨拘挛，如五加皮散；若配狗骨、龟甲等，则治肝肾虚弱、筋骨不健之腰膝酸痛。

桑寄生　宜于风湿痹痛兼有肝肾虚损之腰膝酸痛、筋骨痿弱者，常配独活、杜仲、牛膝、当归等，如独活寄生汤。此外，本品可治冠心病、高血压之心痛、头痛属肝肾不足者。

狗脊　适用于风湿日久，腰脊酸痛，足膝无力等，常伍杜仲、牛膝、薏苡仁、木瓜等。

六、祛痰逐饮止痛类

本类止痛药，包括祛痰与逐饮两类。治疗痰浊阻滞之疼痛，当以燥湿化痰药物为主，治疗痰饮内阻，气血郁滞之疼痛，当遵"留者攻之"的原则，逐其痰饮，以利气血通行而止痛。逐饮之品性多峻烈，当中病即止，不可久服，并当注意护正；对于体虚、孕妇等当慎用或忌用。另外，还应注意有毒、性峻药物的炮制、配伍、剂量、用法及禁忌，严格掌握适应证。痰饮内阻，致气血不畅而痛，治用祛痰逐饮止痛药外，还应酌配行气、活血之品。痰饮痛证又有寒热之分，应酌配散寒或清热之品。现将常用祛痰逐饮止痛药择要介绍如下：

半夏　用于痰浊闭阻之心痛彻背，常配瓜蒌、薤白，如瓜蒌薤白半夏汤。治痰热互结之胸脘痞闷胀痛，可伍黄连、瓜蒌实，如小陷胸汤。

白附子　治痰厥头痛，可配半夏、南星；偏正头痛可伍白芷、细辛、川芎等。

白芥子　用于痰饮停滞胸膈所致的胸满胁痛，可与甘遂、大戟等配伍，如控涎丹。用于痰滞经络、肩臂肢体疼痛麻痹，可配木鳖子、桂心、木香等，如白芥子散。用治痰湿流注、阴疽肿毒疼痛，可伍鹿角胶、肉桂、炮姜、熟地黄等，如阳和汤。

皂荚　用于顽痰阻塞胸中的咳喘、痰多、稠黏如胶，胸满或痛连胁肋等，如皂荚丸。

桔梗　用于痰热蕴肺之咽痛，可配薄荷、牛蒡子、蝉蜕等。

瓜蒌　用于痰浊痹阻胸阳之胸背痛。如瓜蒌薤白半夏汤、小陷胸汤。若与蒲公英、乳香、没药等配伍，又治乳痈肿痛。

瓦楞子　多用治胃痛泛酸。若与莪术、三棱、鳖甲等配伍，可治癥瘕痞块疼痛。多用于肝脾肿大及消化道肿瘤之痛。

甘遂　与芫花、大戟配伍可治饮停胸胁之咳唾引痛，甚则胸背掣痛，头痛目眩等，如十枣汤；研末水调敷患处，可治湿热肿毒疼痛。

大戟　功近甘遂。

芫花　功近甘遂、大戟而力稍弱。

七、消导、泻下止痛类

饮食停滞或邪结胃肠，使其满而不传，则发为脘腹胀痛。治当遵《素问·阴阳应象大论》"中满者，泻之于内，其在下者，引而竭之"等原则，选用消导或泻下之品，通畅胃肠，以除其痛。此外，邪热壅盛于上之头痛、牙痛、目赤肿痛、咽喉肿痛等，虽无邪结胃肠之大便不通，亦可用泻下药导热下行。使用消导、泻下止痛药时，若脾虚食滞应以补脾健胃为主，不能单靠消导之品；泻下药易伤胃气，应中病即止，慎勿过量；作用强烈的泻下药，对久病正虚、年老体弱、月经过多及孕妇均当慎用。

因积滞内停，每致气机阻滞，故使用本类药物多配理气之品；若脾胃虚寒应配温补中焦药；湿浊内阻当伍化湿药；积滞化热应配伍清热药；寒积应选温下之品，并配温里药；热结应用苦寒泻下，并配清热药；正虚配扶正之品。现将常用消导、泻下止痛药配伍简介如下：

鸡内金　宜于食滞胀痛兼有脾虚者，尤宜用于伤肉之证，可配白术、干姜等。又常用于结石痛证，石淋尿痛常配车前草、海金砂、川牛膝等；胆结石绞痛多伍金钱草、郁金、硝石等。

麦芽　用于米面、薯类等食滞胀痛，多配神曲、陈皮等。

谷芽　功同麦芽而性较缓和。

神曲　常与山楂、莱菔子等配伍，治食积不消之脘腹胀痛。

山楂　宜用于肉积不消之脘腹胀痛，可单用或配木香、枳壳等。用于血滞痛经及产后瘀滞腹痛，可单用水煎加砂糖服，或配当归、川芎、益母草等。治胸痹心痛，可配丹参、桃仁、瓜蒌等。

莱菔子　用于食滞胀痛，多与山楂、神曲、陈皮、半夏等配伍。

鸡矢藤　用于胃肠瘀滞疼痛、胆绞痛、肾绞痛、各种外伤、骨折、手术后的疼痛及神经痛、风湿痛等，多制成针剂、酒剂使用。鲜品捣烂外敷，可用于外伤瘀滞肿痛。

大黄　治胃肠实热积滞之便秘腹痛等，常配芒硝、枳实、厚朴等，如大承气汤。治湿热下利腹痛，可配黄连、芍药、木香等，如芍药汤。治寒积便秘腹痛，则须伍附子、干姜等，如温脾汤。近年来常用大黄配行气、活血及清热解毒药治疗急腹症腹痛。大黄还可用治咽喉肿痛、口疮、牙痛等，常配黄连、黄芩，如泻心汤。

芒硝　与大黄、甘草配伍可治实热积滞、便秘腹痛，如调胃承气汤。治饮热结聚所致的心下至少腹硬满而痛，可配大黄、甘遂，如大陷胸汤。若与大蒜、大黄末捣敷痛处，又治急性阑尾炎腹痛。本品置豆腐上蒸化取汁点眼可治目赤肿痛。溶于水中涂擦，又治皮肤痛痒。

芦荟　适用于便秘兼见肝经实热所致的头晕、头痛等，常配龙胆草、栀子、青黛等，如当归芦荟丸。又常用于蛔虫所致的腹痛。

巴豆　适用于里寒冷积之便秘腹痛，常与干姜、大黄配伍，如三物备急丸。近年来常用治肠梗阻及胆绞痛。

牵牛子　适用于胃肠实热壅滞之便秘腹痛及虫积腹痛。

八、驱虫止痛类

虫居体内，气机壅滞不通，易致脐腹疼痛反复发作，或呈绞痛。治当遵"客者除之"的原则，选用驱虫药物，驱除或杀灭体内寄生虫，以除其致痛之本。因驱虫止痛药多系攻伐之品或具有毒性，故对年老体弱及孕妇宜慎用，同时还须注意用量，以防伤正或中毒。虫证剧痛之时应以安虫为主，待痛缓后再行驱虫。

虫证之痛乃因虫动，而虫动则因脏腑气虚、胃肠有寒，或有热，或功能紊乱等，故治疗虫证之痛，除驱虫外，应酌配补虚、散寒或清热、和胃等药。如有积滞可配消导药，脾虚应兼用健脾药，体虚应先补后攻或攻补兼施。为助虫体顺利排出，驱虫时多酌配泻下药。

使君子 宜于蛔虫所致腹痛，单用炒香嚼服。蛔虫较多可配苦楝皮、槟榔等。

苦楝皮 驱蛔力强于使君子，可单用煎汤顿服，亦可制成糖浆，或配槟榔、使君子。治胆道蛔虫腹痛可配茵陈、郁金、青皮、木香。

鹤虱 用于蛔虫腹痛，可单用制成散剂，或配苦楝皮、槟榔等，如化虫丸。

榧子 宜于虫积腹痛，可配槟榔、贯众、鹤虱等，加榧子杀虫丸。

槟榔 适用于虫积腹痛。并可治脚气疼痛，常配吴茱萸、木瓜、苏叶、陈皮等。

九、补虚止痛类

正虚机体失养，可致痛证发生。治当遵"虚者补之""损者益之"的原则，选用补益之品，以除正虚之痛。使用本类药物应注意真假虚实之识别，勿犯"实实"之戒。另外，脾胃虚弱者当先调理脾胃再予补益，或在进补时酌配和胃之品，以资运化，防虚不受补。

阳气、阴血不足之痛，多伴血行滞涩，除运用补益药物外，还当酌配活血之品。根据气血阴阳的相互关系，补血常兼补气，补阳常兼补阴，补阴常兼补阳。常用补虚止痛药配伍择要介绍如下。

黄芪 用于气虚血滞之痹痛，常配桂枝、芍药、生姜，如黄芪桂枝五物汤、黄芪建中汤。

炙甘草 用于脘腹疼痛及腓肠肌痉挛疼痛，常配芍药，如芍药甘草汤。

饴糖 用于脾胃虚寒之里急腹痛，常配桂枝、白芍、炙甘草，如小建中汤。若痛而寒盛，则配干姜、蜀椒、人参等，如大建中汤。

蜂蜜　配乌头可治寒疝腹痛，如大乌头煎。配芍药、甘草可治胃脘痛。

补骨脂　用于肾阳不足之腰膝冷痛，常配核桃仁、杜仲，如青娥丸。治脾肾阳虚之腹痛泄泻，可伍肉豆蔻、吴茱萸等，如四神丸。

九香虫　用于脾阳不足之脘腹疼痛，多配白术、木香等。若与香附、延胡索等配伍，可治肝胃气痛。

淫羊藿　与威灵仙、川芎等配伍，治行痹走窜疼痛；与杜仲、巴戟天、桑寄生等配伍，用于风湿痹痛兼肾虚筋骨痿软。

仙茅　用于脾肾阳虚之脘腹冷痛，常配补骨脂、肉豆蔻、白术等。治肾虚阳弱之腰膝冷痛可配淫羊藿、杜仲、桑寄生。

杜仲　宜于肾虚腰痛、下肢痿软。

菟丝子　宜于肾虚腰痛，可配杜仲等。

胡桃肉　宜于肾虚阳衰之腰痛酸楚，常与补骨脂、杜仲配用。

胡芦巴　宜于肾阳不足、阴寒凝滞之腹痛，常配附子、硫黄等。治寒疝疼痛多配小茴香、吴茱萸等，治寒湿脚气肿痛则伍吴茱萸、木瓜等。

骨碎补　宜于风湿日久、肝肾虚弱之腰膝疼痛，可配狗骨。用治肾虚牙痛，可单用研末纳入猪肾中煨熟食之，亦可配牛膝、山药、菟丝子等。还可治跌打损伤、筋断骨折之瘀肿疼痛，内服、外用均可，常配续断、乳香等。

续断　宜于肝肾不足、血脉不利所致的腰膝酸痛及风湿疼痛，常配杜仲、牛膝、狗脊。治外伤或骨折疼痛，常伍骨碎补、当归、赤芍。

当归　用于血虚腹痛，常配白芍、甘草，若兼寒则伍生姜等，如当归建中汤、当归生姜羊肉汤。治血虚痛经，可伍地黄、芍药，如四物汤。治跌打损伤、风湿痹痛、疮痈肿痛及心绞痛、血栓闭塞性脉管炎之疼痛等，则常配川芎、红花等。

鸡血藤　与当归、熟地黄、川芎等配伍，用于血虚或兼瘀滞之痛经；与桑寄生、当归、木瓜等配伍，宜于老人、虚人血不养筋、经络不通所致的肢体麻木、腰膝酸痛、风湿痹痛等。

石斛　用于胃阴不足之烦渴、胃脘痛，常与麦冬、生地黄、花粉、沙参等配伍。用于阴虚火旺之咽喉干痛，以本品单味泡茶频服。

十、平肝止痛类

肝气上逆、肝阳上亢或肝火上炎，可致头痛眩晕或目赤肿痛等，治当遵"高者抑之"的原则，选用平肝药物，降逆止痛。使用本类药物时，应根据引起肝阳上亢的不同原因和兼证进行配伍，阴血虚者当配滋阴、养血药；兼肝热者须伍清泄肝热药。现将常用平肝止痛药的配伍择要介绍如下。

羚羊角　用于肝阳上亢之眩晕头痛，常配菊花、石决明等。治肝火炽盛之头痛、目赤肿痛则伍石决明、黄芩、龙胆草等。

地龙　善治肝阳上亢头痛。若配桑枝、忍冬藤、络石藤等，又治热痹肿痛、屈伸不利。配川乌、草乌等则治寒湿痹痛，如小活络丹。

钩藤　用于肝经有热之头胀头痛，常配夏枯草、黄芩；肝阳上亢之眩晕头痛多伍菊花。

天麻　用于肝阳上亢之眩晕头痛，常配钩藤、黄芩、川牛膝等，如天麻钩藤饮。治疗风痰上扰之眩晕头痛，常配半夏、白术等，如半夏白术天麻汤。治偏正头痛可配用川芎，如天麻丸。

全蝎　用于顽固性偏正头痛及风湿痹痛，单用研末吞服，或配蜈蚣、僵蚕等。外用又可治疮痈肿毒疼痛。

蜈蚣　用于顽固性头部抽掣疼痛及风湿痹痛，可与全蝎、天麻、僵蚕、川芎等配伍。本品又治疮疡肿毒疼痛及毒蛇咬伤。

石决明　用于肝阳上亢之眩晕头痛，若肝肾阴虚应配生地黄、白芍等。治肝火上炎之目赤肿痛、头痛，则多配菊花、黄芩、夏枯草等。

代赭石　用于肝阳上亢之头痛眩晕，常配龙骨、牡蛎、白芍等，如镇肝熄风汤。

珍珠母　用于肝阴不足、肝阳上亢之头痛眩晕，常配白芍、生地黄、龙齿等，如甲乙归藏汤。

白芍　用于肝阴不足、肝阳上亢之头胀、头痛等，常配石决明、钩藤、生地黄等。血虚痛经常配川芎、地黄等，如四物汤。肝郁胸胁疼痛常配柴胡、香附等，如逍遥散。肝气犯胃之胃脘疼痛及肝脾不和之腹部挛急作痛，常配甘草，如芍药甘草汤。

龙骨　用于阴虚阳亢头痛，可配牡蛎、白芍、代赭石等，如镇肝熄风汤。

牡蛎　功似龙骨，并常同用。

磁石　用于阴虚阳亢头痛，常配石决明、白芍、生地黄等。

罗布麻　用于肝阳或肝热头痛，可单味开水泡服，亦可配夏枯草、钩藤、野菊花等。

刺蒺藜　用于肝阳头痛，常配钩藤、珍珠母、草决明等。风热头目疼痛，常配菊花、蔓荆子、决明子等。

十一、解表止痛类

外感六淫，邪在肺卫，可致头痛身痛、咽喉肿痛等，治当遵"其在皮者，汗而发之"的原则，驱除外邪，以治表证之痛。辛温解表药用于风寒表证疼痛，辛凉解表药用于风热表证疼痛。此外，疮疡肿痛若兼表证，亦可选用本类药物。

使用解表止痛药时应注意不可过汗，以防伤正。正虚者慎用本类药物，或用时酌配以扶正。温病初起而见表证者，解表应配清热解毒药。现将常用解表止痛药的配伍分辛温、辛凉两类择要介绍如下。

1. 辛温解表止痛药

麻黄　用于外感风寒所致的头痛身痛、寒湿痹痛等，常配桂枝、羌活等。

桂枝　用于风寒湿邪入侵经络所致的关节肢体疼痛，常配附子、防风、羌活等。用于胸阳不振之胸痛彻背，常配瓜蒌、薤白，如枳实薤白桂枝汤。用于妇女经寒腹痛，常配芍药、桃仁、牡丹皮等。

香薷　用于夏季感受寒湿所致的头痛头重、腹痛吐泻等，常配厚朴等，如香薷饮。

荆芥　风寒或风热感冒之头痛身痛均可应用，前者常配防风、羌活，后者多伍薄荷、桑叶。治疮痈肿痛而有表证可配防风、连翘等。

防风　用于风寒感冒之头痛身痛等，常配荆芥、羌活等；风热感冒之头痛咽痛，多伍荆芥、薄荷、连翘。风湿痹痛则常伍羌活、当归等，如蠲痹汤。

羌活　用于外感风寒之头痛身痛，常配防风、白芷、苍术，如九味羌活汤；用于外感风寒湿邪所致的肢冷疼痛、肩背酸痛，尤多用于上半身疼痛，常配防风、秦艽、威灵仙、独活等。风寒头痛常配川芎、细辛等。

白芷　用于感冒风寒头痛常配羌活、细辛；用于阳明经头痛可配石膏、知母等。治眉棱骨痛属风寒者可单用，属风热者可配黄芩。治齿痛常配石膏、升麻；疮痈肿痛常配瓜蒌、贝母等。

细辛　宜于风寒或风湿头痛、身痛及牙痛，常配羌活、防风、白芷等。

藁本　用于风寒或风湿头痛、偏头痛或颠顶，齿颊、脑后等部疼痛以及风寒湿所致的痹痛，常与川芎、羌活等配伍，如羌活胜湿汤。此外，亦可用于寒疝腹痛。

辛夷　宜于鼻渊头痛，偏寒者配白芷、细辛、防风等，如辛夷散；偏热者伍薄荷、黄芩、金银花等。

苍耳子　用于鼻渊头痛常配辛夷、白芷等。风寒头痛及头风头痛常伍防风、白芷、藁本等。风湿痹痛则多配威灵仙、肉桂、苍术、川芎等。

2. 辛凉解表止痛药

薄荷　用于风热感冒或温病初起之头痛、咽痛等，常配菊花、牛蒡子、黄芩等，如薄荷汤。配柴胡、白芍等则治肝郁胸闷胁痛。

牛蒡子　用于外感风热之咽喉肿痛，常配金银花、连翘、荆芥、薄荷、桔梗，如牛蒡汤。热毒痈肿疼痛未溃者，常伍紫花地丁、野菊花等。

桑叶　宜于外感风热之头痛、咽喉肿痛，常配菊花、薄荷等，如桑菊饮；用于肝经风热或实火之目赤涩痛，可单用煎汤洗或配菊花、车前子、决明子等。

菊花　宜于外感风热或温病初起之发热头痛，常配桑叶等，如桑菊饮；肝经风热或肝火上攻之目赤肿痛，则多伍夏枯草、桑叶等。

葛根　用于外感头痛、项背强痛，属风寒者常配麻黄、桂枝，如葛根汤；风热则多伍柴胡、石膏、黄芩等。此外，本品又可治高血压头痛项强及心绞痛。

升麻　宜于风热感冒之头痛咽痛，常配葛根。治阳明胃热之头痛、牙龈肿痛、口舌生疮等，则常伍生石膏、黄连，如清胃散。

蔓荆子　用于风热头痛、偏头痛，常配防风、菊花、川芎等，如菊芎饮；风热上扰之目赤肿痛，常配菊花、草决明、蝉蜕等。治风湿痹痛则多伍防风、秦艽、木瓜等。

蝉蜕　用于风热感冒或温病初起之咽痛音哑，常配薄荷、连翘，如蝉蜕散。

十二、应急止痛类

治疗痛证一般应审证求因，去其致痛之本，但若疼痛剧烈难以忍受，则应遵"急则治其标"的原则，选用高效速效药以救其急。这些药物多有麻醉或开闭之功，止痛效果明显，但多有毒性，或辛香走窜之力极强，故使用时应掌握其剂量，不可久服，以免中毒或伤正。此外，还应根据具体病情，辨证用药。常用应急止痛药的配伍如下。

乌头　制川乌多用于阴寒内盛所致的心腹剧痛、疝痛及风寒湿痹痛甚、跌打损伤剧痛等；可单用或配五灵脂、威灵仙等。又治头风疼痛、偏头痛，常配细辛、茶叶等。

雪上一枝蒿　止痛作用和毒性似乌头而力更强。主要用于跌打损伤及风湿痛，除小剂量内服外，多作外用滴鼻剂或酒剂。

祖师麻　多用于风寒湿痹筋骨疼痛及跌打损伤疼痛等，常制成酒剂使用。现有外用膏剂和注射剂，祖师麻甲素注射剂常用于中药麻醉手术中。

羊踯躅　本品5%～10%注射液用作麻醉药，酒浸液和散剂口服主要用于风湿痹痛及跌打损伤疼痛。

天仙子　主要用于牙痛、胃痛、风湿痹痛及跌打损伤疼痛等疼痛剧烈者。

曼陀罗　用于心腹冷痛及风湿痹痛、跌打损伤等痛剧者，单用有效。配川芎、生草乌、防己等制成注射液可作手术麻醉剂。

延胡索　用于气血阻滞所致之心绞痛、胃痛、腹痛、胁肋痛、疝痛、腰痛、关节痛及痛经等多种痛证。

夏天无　多用于风湿痹痛、跌打损伤疼痛、胃痛、腹痛等，可作延胡索的代用品。

八角枫　主要用于风湿痹痛及跌打损伤瘀滞作痛等。

　　两面针　宜于风寒湿痹痛甚，里寒或气滞所致的胃痛、腹痛、疝痛、跌打损伤疼痛及坐骨神经痛等，已制成注射剂。

　　徐长卿　治风湿痛可配威灵仙、五加皮；腰痛可配续断、杜仲；跌打损伤及痛经可配桃仁、五灵脂；心腹寒痛可配高良姜、香附；心绞痛可配姜黄。徐长卿注射剂常用于风湿痛、腰肌劳损之疼痛、胃痛、腹痛、癌证疼痛及手术后疼痛等。

　　雪胆　宜于热盛胃痛、腹痛、牙龈肿痛、咽喉肿痛等，外敷可治热毒痈肿及烫伤疼痛。

　　麝香　用于心绞痛及疮疡肿痛、跌打损伤疼痛及痹证疼痛等。

　　樟脑　用于跌打损伤之瘀滞肿痛、龋齿疼痛、心腹胀痛、胃寒腹痛等，多作外用。

　　苏合香　用于胸腹满闷冷痛，常配麝香、丁香、安息香等，如苏合香丸；治心绞痛常伍檀香、冰片、乳香等，如冠心苏合丸。

　　安息香　用于气滞血瘀之心腹疼痛。

　　蟾酥　对于饮食不洁或感受秽浊不正之气，而见暴发腹痛吐泻，甚则昏厥者，常与麝香、丁香等配伍，如痧症蟾酥丸。对于痈肿疔毒剧痛及咽喉肿痛，外用或内服均可，六神丸即含本品。蟾酥外搽又可治牙痛。

第六节　痛证调摄心法

一、临证调摄

　　对已患疼痛诸疾者，应争取早期诊治并辅以多种措施，以防疾病的进一步变化。所谓变化，或是病情恶化，或是在原来疾病基础上又增添其他疾病，从而使病情更加复杂。能否做好既病防变，直接关系着病程的长短、预后的良恶，故当高度重视。其常用调摄之法可归纳为如下方面。

（一）见微知著，寓治于防

《素问·阴阳应象大论》指出"故邪风之至，疾如风雨，故善治者，治皮毛，其次治肌肤，其次治筋脉，其次治六腑，其次治五脏。治五脏者，半死半生也"。强调了见微知著，早诊早治的意义。《医学源流论》说"凡人少有不适，必当即时调治，断不可忽为小病，以致渐深；更不可勉强支持，使病更增，以贻无穷之害。此则凡人所当深省，而医者亦必询明其得病之故，更加意体察也"。由此明示了洞视疾病的注意事项。疼痛患者临床颇多，见于现代医学诸多疾病，可出现于身体的各个部位。及早地对其辨视清楚，予以正确治疗，是既病防变原则的最重要体现。对于任何部位之痛，不但要识别由何种疾病所致，且要精确辨证，为此，应做到如下两点：①要全面考察，责其有无。只有详细占有临床资料，客观地综合分析，能对症状做出准确判断，从而对有关疼痛构成明确的辨证概念；②谨守病机，各司其属。在四诊过程中边检查，边思考各种症状间的有机联系，通过灵活机动的诊察和思维过程，把患者体内主要病机变化，尽可能地揭示出来，诚如《灵枢·外揣》篇所说："合而察之，切而验之，见而得之，若清水明镜之不失其形也。"治疗中应在把握病机的前提下，发挥中医治疗学优势，采取正确治疗步骤，施以有效的防治之法，使疾病尽早痊愈。

（二）明其传变，截断病势

疼痛诸疾可发生于不同脏腑经络，病位有深浅之异；可见于气血阴阳的不同变化，病性有虚实寒热之别，故同一种疼痛疾病中有不同的临床证型。人体为一有机整体，其表里相关，脏腑相连，气血同源，阴阳互根，故疼痛诸疾在其病程中，既有其相对稳定的证候（即表现为不同证型），亦有发展变化的可能。这种变化既可以表现为不同证型的相互转化，又可超越证型而发生种种新的变化。再者，痛证患者的体质有强弱，阴阳盛衰有偏颇，气血有盛衰，治疗有迟早，既往治疗有正确与错误之别。即使在正确治疗中又有水平高低之差，凡此均可成为影响疾病变化的因素；致使同一种疼痛疾患的变化亦不尽相同。故医者不仅要掌握各种疼痛疾患的主要证候、各证型特点，并应明确该病发展变化的一般规律和征象，更要做到，既掌握病，又注意到人，了解其特殊变化的可能，务求多方综合分析，以正确预测病情发展，从而赢得治疗的主动权。

《金匮要略》"上工治未病……见肝之病，知肝传脾，当先实脾"，以及清代医家叶天士据温热病伤及胃阴，病势进一步发展耗伤肾阴的病变规律，主张在甘寒养胃的方药中加入某些咸寒滋肾之品，并强调"务必先安未受邪之地"的防治原则，对于痛证的既病防变，可谓良好的启迪。除针对痛证具体病情在辨证立法、处方遣药中予以兼顾外，并应灵活采用多种方法，可配合针刺、耳压、敷贴、熏蒸、放血等法予以防变，旨在较短时间内，有效地截断病势，尽量减轻病情，减少以致杜绝并发症，做到防变证于未然。

（三）观察病情，精心护理

欲做到既病防变，严密观察病情，对患者精心护理，起着举足轻重的作用。护理人员必须树立高度的责任感，具备丰富的医学知识，对技术精益求精，应根据具体疾病的病情所需，对患者给予饮食、精神等方面的正确护养调理，一丝不苟、耐心、细心。重视护理工作的每一个环节，将治疗步骤、措施很好地付诸临床，使发挥其最佳效果。全面细致地了解病情，时时注视病情变化，必要时给予防变药物。对重症患者的病情，更应该严密观察，发现重要情况，立即报告医生，医护配合及时采取措施，抢救病人。

（四）愈后调摄，防止复发

愈后防复，是指疼痛疾患愈后，采用多种方法，以防其复发。历代医家对疾病愈而复发的问题非常关注，诸如《伤寒论》已有瘥后劳复证治专篇，《诸病源候论》专门记有"劳复候"。疾病的"愈后防复"与"未病先防"有着同等重要的意义。有关痛证疾病的愈后防复，可概之为两点：

1. 巩固治疗

疼痛不论表现于何处，均给患者带来程度不等的痛苦，如经正确治疗，随病情好转，疼痛常可消失或顿减，此时不可疏忽大意，应综合分析病情，治疗彻底，做好善后，以杜绝病情反复，疼痛再作。

对痛证的善后治疗必须遵循治病求本的原则，疼痛经治疗消失后，即当针对致痛之因进行调理，以图根治。诸如因恣饮暴食，纵腹不节或甘肥厚味停滞不化，脾胃损伤而致腹痛者，经消食导滞，腹痛消失，但不可忽略脾胃纳运功能尚未复常，应继投健脾和胃之品。否则，脾胃不健，即使正常饮食也会引起食谷不消，腹痛再作。再者，疾病新愈，元气未复，气血津液未充，在体质尚未复原的情况下，若忽略安心静养，常可致疾病复发，疗效尽弃。历代医家对此不乏其论。例如《外台秘要·卷二》指出："病源伤寒病新差，津液未复，血气尚虚，若劳动早，更复成病故云复也，若言语思虑则劳神，梳头澡洗则劳力，劳则生热，热气乘虚还入经络，故复病也。"凡此，对于痛证疾患的愈后防复亦是很好的借鉴，尤其对正气已有耗，体质虚弱者更为必要。病后安心静养，随着正气的充实，气血的旺盛，体质的增强，疗效自然能得以巩固。

2. 杂合以养

痛证病愈后，应采取综合疗法调摄，即所谓"杂合以养"，其意义和内容与"未病先防"基本一致。愈后防复同样需要精神内守，饮食有节，劳逸适度，起居有常，积极锻炼，养生健身等综合疗法调摄，以适应自然界的阴阳变化。日常生活中调理的内容和方法甚多，其实质是要注意生活的规律化，并做到动而中节，即人的体力、脑力、情志活动都须适度，饮食要有规律，房事要有节制，应讲求动中寓静、动静结合。如此，才会增强机体抗病能力，做到"正气存内，邪不可干"。生活调摄，中节有拍是防止已愈疾病复发的重要保证和前提条件。在病愈防复中，特别要注意因人制宜，据已愈的具体病证予以有关方面的重点调养，对可能复发因素应尽量避免或杜绝。诸如，真心痛患者愈后，应避免"七情之由作心痛"，要善于调摄精神，保持心情愉快，祛除郁闷，避免激动，减少思虑，并注意活动，慎避风寒，以及调节饮食防止肥胖。急性腹痛愈后一般应消除紧张情绪，要饮食有节，切勿恣饮酒浆，辛辣肥腻，注意气候变化，避免受寒受暑，以巩固疗效，防止病情反复。

再如急性胁痛愈后，当保持情绪乐观，预防七情内伤，切勿恣食油腻、酒浆辛辣，避免湿热内生，发防复发。

二、生活调摄

痛证的生活调摄，在于改善体质状态，扶固正气，抗御邪气。历代医家、养生家在这方面已积累了丰富的经验。诚如《丹溪心法》所论"与其救疗于有疾之后；不若摄养于无疾之先。盖疾成而后药者，徒劳而已。是故已病而后治，所以为医家之法；未病而先治，所以明摄生之理。夫如是则思患而预防之者，何患之有哉？此圣人不治已病治未病之意也。"

（一）精神调摄

精神情志与人的形体机能关系十分密切，形是神之宅，神为形之主。稳定的精神状态和良好的情感活动，可使气血协调，脏腑和谐，从而增强人的抗病能力，促进身心健康。即所谓"恬淡虚无，真气从之，精神内守，病安从来"（《素问·上古天真论》）。反之，不良的精神情志活动则削弱人的抗病机能，干扰脏腑气血的正常活动，直接或间接地引发疾病，加速病症恶化。表现有疼痛的诸多疾病的形成或加重也与精神情志因素密切相关。如溃疡病之胃痛、冠心病之胸痛、肋间神经痛、神经性头痛以及妇女痛经等。调摄精神对预防痛证的产生颇为重要，其具体方法：首先避免不良的精神刺激和情志活动的太过。《黄帝内经》已指出"怒伤肝""喜伤心""思伤脾""忧伤肺""恐伤肾"（《素问·阴阳应象大论》），"怒则气上，喜则气缓，悲则气消，恐则气下……"（《素问·举痛论》），如脾主运化，在志为思，思虑过度，以致气机阻滞不畅，升降失调，运化失常，即可形成胃脘胀痛；郁怒刺激常使肝失疏泄，气机郁结而见胸胁痛；肺主气司呼吸，在志为忧，过度悲哀忧虑可致意志消沉，肺气耗伤，以致气不行血而致胸痛。因此，对痛证的预防，尽量做到精神活动适宜，情志变化适中，避免不良刺激影响。

社会环境复杂，人的思想感情亦极为丰富，在不良刺激难以避免时，调节自身的精神活动以摄生保健则更有实际意义。如一个人在前途、事业、工作、学习方面不可能万事如意，因此应正确对待挫折，恰当估计自己，切忌心胸狭窄、猜疑、嫉妒。

（二）饮食调节

养生防病，贵在饮食适宜，日本丹波元简明确指出"凡饮食滋味，以养于生；食之有妨，反能为害"。首先应养成好的饮食习惯，诸如一日三餐，食之有时，以利于脾胃消化；食宜专心，食不多言，以便胃之受纳，脾之运化。《马琬食经》亦主张"凡食，欲得安神静气，呼吸迟缓"，故饮食之际，谈笑多言以及边食边看书边思虑的做法皆当避免；食宜细缓，切忌粗速，不仅利于护养脾胃，且有助于水谷精微的摄取，以营全身。《医说》云："食不欲急，急则损脾，法当熟嚼令细。"食后宜缓行。若饱食而坐，易致气机滞塞，饮食停聚，难于消化。饱后疾走，又会使血流四肢而不利于胃之磨化腐熟。食后宜摩腹。孙思邈强调"食毕摩腹，能除百病"，饭后以热手轻轻摩腹，则促进腹部气血运行，助胃肠消化，有利于预防饮食不消所致的诸痛发生。其次应注意切勿过饥过饱。《千金要方》倡导"不欲极饥而食，食不可过饱，不欲极渴而饮，饮不欲过多"。过饱或暴饮暴食，皆使胃肠负担骤加，运化失职，宿食停滞，易招致腑气不通，常是胃痛、腹痛以及肠痈形成的原因之一。每日饮食应做到早饭宜早，午饭宜饱，晚饭宜少，如此既利于肠胃消化吸收，又可满足机体活动需要，脾胃肠腑的疼痛疾患亦可由此免除或减少。再者应做到择食合理，不可偏嗜。《素问·生气通天论》"阴之所生，本在五味；阴之五宫，伤在五味"，说明五脏功能有赖五味的营养滋助，五味过之则损伤五脏功能。如过食肥甘、膏粱厚味，易生痰湿，则痰浊阻塞经络，影响气血往来，易致心痛。《素问·五脏生成》篇"多食，则脉凝泣（涩）而变色"，说明饮食过咸，脉涩则气血不通，亦易使心痛发生。《张氏医通》说："好热饮者，多患膈症。"避免饮食过热、煎炒之物，则有利于预防某些癌痛发生。肥甘辛辣助湿生热，湿热内蕴下焦，常致淋病尿痛，故不可偏嗜。欲避免疮痈疖痛、目赤肿痛、牙痛等疾患，辛辣肥腻、酒类皆当少食少饮。可见，饮食寒温适宜、五味不偏、少食肥甘辛辣香燥、煎炒硬固之物，有助于防患于未然。饮食选择还当视体质而定，如内热之人，当食凉而远热，可预防咽痛、痔疮、痈等火热痛证；内寒之人，则当食热而远凉，有利于预防脘腹痛等寒性痛证。择食还需随时令气候变化而定，譬如夏季宜清淡，少进肉食以免助热；冬季宜温暖，慎寒凉，以免生寒。养生者不宜多吃与时令不相适应之物，以免形成阴阳偏颇，从而防止痛证发生。总之，饮食习惯、饮食适量、合理择食，均是饮食调节的重要内容。

（三）起居有常

《黄帝内经》反复强调"起居有常"是养生防病的重要方面，所谓常度，即有规律地保持良好的生活习惯，对于痛证预防甚为重要。

1. 劳逸适度

正常劳动，有助气血流通，增强体质；必要休息可消除疲劳，恢复脑力、体力。若长久过度用力则积劳成疾，中医学历来认为"生病起于过用"（《素问·经脉别论》），并认为"久视伤血，久卧伤气，久坐伤肉，久立伤骨，久行伤筋，是谓五劳所伤"（《素问·宣明五气》）。避免劳倦过多，则中气不损，气血生化有源，心气充足，血行畅利，即可防患心胸疼痛。避免房劳，以保肾精，如此肾虚腰腿酸痛自可减少，髓海充盈，肾虚头痛亦可免除。

养生之道，不可过度安闲，否则气血运行不利，易酿成疼痛；劳动不可过少，少则脾胃功能衰减，食少乏力，化源不足，气虚则防护失固，外邪侵袭，诸痛丛生。《世补斋医书》曾指出："凡人闲暇则病，小劳转健，有事则病反却，即病亦若可忘者。又有食后反倦，卧起反疲者，皆逸病也……动则谷气易消，血脉流利，病不能生。"总之，日常生活应做到节奏规律，弛张有时。诚如华佗精辟论之曰："人体欲得劳动，但不当使极耳。"

2. 作息有序

一日之中，起、食、劳、睡，作息有时，有利于强身防病。我国传统作息一般为日出而作，日入而息，至于具体时间，因人因地因时，尚不尽然，但无明显差异，日常活动当服从这一规律。保证充足睡眠尤益于护养正气。诚如清代李渔说："养生之诀，当以睡眠居先。"他强调"睡能还精，睡能养气，睡能健脾益胃，睡能坚骨强筋"（《饮食起居》），足够睡眠能使人之精气得到充盈恢复，内脏、肌肉、筋骨得以休整，以便发挥正常功能，积蓄精气，以利次日活动。并能使正气充实，脏气和调，从而减少痛证的发生。"人与天地相参，与日月相应"（《灵枢·岁露》），养生还得注重据四时变化，调节作息，以求人体与外界环境的统一，俾正气存内，防患于未然。

3. 居处相宜

养生保健，强身防痛，不可忽视居处条件，尤应讲究居室的采光、通风、温度、湿度的调宜。若居室过高，则阳盛明多，或居室正当日晒，室温升高，则造成"亢阳"环境，易致人寝食不安，不利健康。若居室低矮，光线暗弱、潮湿，即形成"阴盛"环境，不仅眼目疲劳而致全身疲劳，而且易使寒湿阻滞血脉致腰膝诸痛。居室空气宜流通，尤其清晨"天地清旭之气，最为爽神，失之甚为可惜"（《养生三要》），若遇风剧，则应关闭窗户，以防外邪侵袭，酿生头痛、身痛、咽痛以及诱发肺部疾患之胸痛。

4. 慎避外邪

明代医家汪绮石曾制定"八防"的起居原则，即"春防风，又防寒，夏防暑热，又防因暑取凉，长夏防湿，秋防燥，冬防寒，又防风"（《中国医学保健作品选》）值得借鉴。鉴于六淫可单独致痛，亦可数邪相兼致痛，部位波及甚广，故对四时不正之气的适时回避，可减少诸如头痛、肢体痛、关节痛、胃痛、腹痛、腰痛等多种疼痛疾患。

鉴于人与外界环境的统一，除预防四时不正之气侵袭外，还应避免久居严寒之地、野外露宿，谨防睡卧当风，经期或劳力感受寒湿，或汗出入水，减少外邪入侵之机，以免罹患诸种疼痛。

（四）重视运动

运动是人体健康长寿的一个重要因素。《吕氏春秋》说："流水不腐，户枢不蠹，动也，形气亦然。"坚持适宜锻炼可使脏腑功能加强，气血流通，谷气布散，正气充实。对于内脏功能紊乱、气机不调、血行不利所致的疼痛诸疾，如关节痛、头痛、肢体痛、痛经等将起到直接或间接的预防作用。运动使气血畅达、关节通利、营卫流通,对于气滞血瘀、经脉不和所致的疼痛,亦可防患于先。

(五)讲究卫生

注意环境、饮食、起居等方面卫生,管理好污水、粪便、捕蝇灭鼠,是预防某些痛证发生的方法之一。饮食卫生已被历代医家重视,如《金匮要略》载"秽饭、馁肉、臭鱼食之皆伤人"。清洁环境,防止虫蝇污染食品,忌食腐馊不洁之物,可避免或减少痢疾、泄泻等腹痛诸疾患的发生。《古今医统》认为蛔虫病因无"恣食厚味生冷",《奇效良方》认为系"杂食生冷……或食瓜果与畜兽内脏遗留诸虫之类而生",故讲究饮食卫生对预防虫病腹痛至为关键。

漱口刷牙在我国已历史悠久,《金丹全书》主张"晨漱不如夜漱"。孙思邈倡导"每旦以一捻盐内口中,以暖水含,揩齿及叩齿百遍,为之不绝,不过五日,口齿即牢密",此为盐水漱口法。坚持刷牙漱口,除去齿缝污垢,保持口腔清洁,不仅可预防龋齿疼痛,减少口腔诸疾发生,而且可防止口中留蓄不洁之物进入胃肠,酿生他患。坚持合理沐浴,既可洁净皮肤,又能促进气血运行。他如空气浴、日光浴,皆可增强体质,提高耐受自然变化能力,在防病防痛中亦应予以重视。

第三章　笑痛系列方撷要

所谓"笑痛"，含有"笑复痛必止""痛止笑复来"之意，系针对疼痛多惨烈，患者身心易受其害的临床特点而提出的，突出了"笑"的意义，意在给患者增加一丝温馨，有助于从心理上缓解疼痛。同时，也表明了医者"笑对疼痛"，进而克痛的责任感。《素问·调经论》所谓"喜则气和志达，荣卫通利"，说明保持乐观的情绪可以使气血通畅，进而有益于缓解疼痛。笑是人类生理和心理的需要，它是一种与生俱来的、特殊的运动方式，是呼吸器官、胸腔、腹部、内脏、肌肉等器官相互配合、相互协调的最佳体操。舒心的笑，可视为防治疼痛的自然疗法。

笑痛系列方是为"类病同证同治"而设，也是"类病－主证－主方诊疗模式"的重要组成部分，由笑痛主方和笑痛类方组成。由于同一类疼痛性疾病，在发展转归过程中往往具有相同或相近的病机、主证，个体之间主要是兼证、体质等的差异，因此治疗上可运用中医同类治法，即在诊治同类疼痛疾病时，在一个主方治疗的基础上根据患者的具体情况适当加减。"类病同证同治"的提出，强调病和证的相近或相同，有利于辨病治疗和辨证治疗的的有机结合，更有利于阐明中医证的内涵，进而更好地拓展中医辨证论治的优势和异病同治的特色。同时，可以较好地避免"分型"过度强调"证"的个性，忽略同一类疾病共性的不足，并有利于提高临床疗效。

第一节 通天笑痛方

一、通天笑痛主方

【组成】

生白附子 12 克，僵蚕 6 克，全蝎 4.5 克，川芎 18 克，白芍 30 克，炙甘草 10 克，大枣 8 枚。

【用法】

将僵蚕、全蝎焙干研粉，用药液冲服。白附子用文火先煎 35 分钟，再纳入余药煎 25 分钟，水煎 2 次，共取药液 400mL，分 3 次服。热酒 5 ～ 10mL 为引。每天 1 剂，7 ～ 10 天为一疗程。

【功效】

祛风解痉，化瘀通络，缓急止痛。

【主治】

风伏经络，瘀血阻滞证：头痛或面痛反复发作，亦可痛在头角，或左或右，顽固难愈，发则疼痛难忍，多为重痛、胀痛、掣痛、跳痛、灼痛、刺痛等，甚者伴恶心呕吐，舌质黯或紫黯，舌苔薄白或薄白腻，脉象弦。多见于西医学偏头痛、紧张性头痛、三叉神经痛等病。

【理法析要】

古医籍有关头痛的记载，有"头风""首风""脑风""偏头风"等称谓，重在强调其病因属风，其部位在头。诚如《证治准绳·杂病·头痛》所云："医书多分头痛、头风为二门，然一病也，但有新久去留之分耳。浅而近者名头痛，其痛卒然而至，易于解散速安也；深而远者名头风，其痛作止无常，愈后遇触复发也。"头痛之病因虽然多端，历来有"头痛之因，不离风、火、痰、瘀、虚"之说，但其中以风邪为主因，即所谓"高颠之上，惟风可到。"《诸病源候论》既重视风邪为主因，又重视诸阳经脉为患，如其释"首风"曰："头面风者，诸阳经脉为风所乘也。诸阳经脉上走于头面，运动劳役，阳气发泄，腠理开而受风，谓之首风。"历代医家阐释头痛病因病机之要，多从以下三个方面立论。

一为"头为诸阳之会"说。其理论依据与十二经脉的走向和交接规律有关。如《难经·四十七难》曰："人头者，诸阳之会也，诸阴脉皆至颈、胸中而还，独诸阳脉皆上至头耳。"手三阳经从手走头，足三阳经从头走足，手足三阳经均循行交会于头面部。手足太阳经、阳明经、少阳经分别交接于目内眦（睛明穴）、鼻翼旁（迎香穴）、目外眦（瞳子髎穴），故又有"诸阳之会，皆在于面"（《灵枢·邪气脏腑病形》）之说。上述论点既可阐释头面部为三阳经之总会，六腑阳气之所聚这一生理现象，又可揭示阳邪易犯高颠或清阳不升，最易致经脉不通或不荣，而头面痛多发的病机特点。

二为"头者，精明之府"说（《素问·脉要精微论》）。此论意在阐明五脏六腑之精气上注于头面，以成七窍之用，以供神明之养。若精气衰而不升，髓海虚而不充，则神明受累，清窍失养，而发为头痛。《医宗必读·头痛》则执简驭繁，将头痛的病机归为实痛、虚痛两类。如谓："头为天象，六腑清阳之气，五脏精华之血，皆会于此。故天气六淫之邪，人气五贼之变，皆能相害。或蔽覆其清明，或瘀塞其经络，与气相薄，郁而成热，脉满而痛。若邪气稽留，脉满而气血乱，则痛乃甚，此实痛也。寒湿所侵，真气虚弱，虽不相薄成热，然邪客于脉外，则血泣脉寒，卷缩紧急，外引小络而痛，得温则痛止，此虚痛也。"

三为"风邪主因"说。《医林绳墨·卷四·头痛》说："高颠之上，惟风可到。"至于风邪何以致头痛，《丹台玉案·卷三·头痛门》所述甚详，如谓："风邪一入头即痛焉，是以头痛之症风痛居多。夫风何以能痛也？盖风之为物也，善行而数变也，其性易入，其气易感，头之诸阳内聚而拒风，风之势内外攻以抗阳，风与阳相争，两不肯伏，交战至于高之分而头之诸经始病矣。以诸阳之强，且不能以胜风，而况以诸阴乎？其有气虚、血虚而作痛者，虽系本原之不足，而实风之为病也。盖虚之所在，邪必凑之，使无风之入，惟觉眩运而已，何以作痛耶。"由于"风为百病之长"，其性升发，"伤于风者，上先受之"，故寒、热之邪往往以风为先导侵袭，最易上犯高颠，导致经脉不通，气血郁滞而引起头痛。

上述说明，本病的病因病机复杂，症见多端，但不外外感和内伤两大类，风、火、痰、瘀、虚为致病之主要因素，外因多以"风"为主，内因多以"瘀"为患。风伏经络，瘀血阻滞，脉络绌急，"不通则痛"是其病机特点。正气亏虚，脉络失养，虽属"不荣则痛"，但也具有血脉虚涩，"不通则痛"的病机共性。若病程日久，疼痛不已者，寒凝、湿滞、火郁、痰阻、虚而不运等皆易致瘀，即所谓"久病入络""久痛入络"。头部外伤之后，脑络气血不畅，亦可发为头风。

其治疗原则，实证以"通"为主，虚证则以"荣"为要，助之使通。即《医学传真》所谓："夫通则不痛，理也。但通之之法，各有不同……虚者助之使通。"由于头位居人体之颠，古代医家常以天喻头，称"头为天象"，故本方用"通天"之名，实寓通行头面气血之意。根据"风为百病之长""高颠之上，惟风可到"和"久痛入络"之说，故"通天笑痛方"以祛风解痉，化瘀通络，缓急止痛为主要治法。

《医碥·头痛》对头痛的治疗，强调"须分内外虚实"，此言其治则大略，临床运用之要，当视其脉证，全面权衡，勿拘一端。尤其治疗"头风"之反复发作，常需重视配合运用以下治法。

1."虫类"通络法

"久痛入络"，寻常草木金石之药殊难搜逐，故必取虫蚁走窜，以从速蠲痛。但这些药物大多性偏辛温，作用较猛，且有一定毒性，故用量不可过大，应中病即止，不宜久服。其中全蝎、蜈蚣二味可研末吞服，既可节省用量，又能提高疗效。

2.养血活血法

头痛久延不已，一则每致肝血耗伤，二则风潜、寒凝、湿滞、痰阻、火郁、气虚不运，莫不致瘀。故寓活血于养血之中，即为治本之法，常用之法。

3.柔肝平肝法

前贤尝谓"上逆之气，皆自肝出"。肝为风木之脏，其性刚劲，体阴而用阳。若肝体弱用强，冲逆无制，头痛乃作，尤以头风为多发。治必柔肝之体，平肝之用，俾肝阴得复，肝阳潜降，而达止痛之图。

4.调理冲任法

头痛发于月经期前后，伴经水不调，或痛经者，多与冲任失调有关，当合用调理冲任法以治之。调理冲任法的范围较广，临床运用变化颇多，如经期或经后头空痛，经期延后，量少色淡，伴眩晕眼花等，可重用当归、白芍补血养营，调经止痛；经期头空痛，眩晕耳鸣，腰膝酸软，可配用紫河车、枸杞益肾填精，补益冲任；经期头空痛，畏寒，伴少腹及腰骶部冷痛，可伍用鹿角胶、胡芦巴、艾叶温补冲任，养血暖宫。

5.清热涤痰法

"偏头风，在右属痰，属热。"（《医学六要·头痛》）治当清热与涤痰并用，或佐通腑以泻热；痰热久羁每易引动肝风，自当与息风潜阳合法。

外感头痛多系合邪为患，内伤头痛常虚实相兼，故诸法之用，当酌情兼顾，灵活变通。

【配伍概要】

通天笑痛方为《杨氏家藏方》之牵正散合芍药甘草汤加川芎、大枣而成。牵正散中之三味药，张秉成谓其"皆治风之专药"，且均具解痉止痛之功。其中白附子辛温燥烈，能升能散，善引药上行而止痛；"久痛入络"，寻常草木金石之药殊难搜逐，故借虫蚁类僵蚕、全蝎之走窜，化瘀通络，以从速蠲痛；川芎辛温香窜，善上行头目，能散风邪，行血气，通血脉，为治头痛之要药，故有"头痛不离川芎"之说，不拘外感内伤皆可重用；"白芍酸收而苦泄，能行营气；炙甘草温散而甘缓，能和逆气"（《医方集解》），二味相伍，缓急止痛，功专力宏。白芍之酸敛和营，尚能防温燥诸药升散太过之弊；然虫蚁搜剔之品必耗正气，故大枣与炙甘草合用，以健脾益气。全方刚柔相济，气血同治，补散合施，共奏祛风解痉，化瘀通络，缓急止痛之功。

本病常虚实相兼，本虚而标实，治当权衡轻重缓急，分期论治。由于发作期证候多标实，故本方为治疗头痛标实证（无明显热象）之通用方，其重在祛风通络，既可借风药之辛以畅达气机，加强活血通络之效，又可载药上行以引经，兼具防补药壅滞，有邪能祛，无邪防患之用。本方临证屡用屡验，多能收"一剂知,二剂已"之奇效。方中牵正散诸药,为解痉止痛之要药,尤以生白附子祛风解痉为关键,无可替代,切不可囿于该方治"风痰阻络,口眼㖞斜"之说。用芍、甘缓急止痛,其比例以 3:1 为宜。缓解期证候多本虚,则应以健脾益气、养血活血等扶正之法为主。

二、通天笑痛类方

通天笑痛方证虽属风伏经络,瘀血阻滞为患,但随着病程的延长,往往寒、湿、痰、火、虚相兼,病机复杂,症见多端,或本虚与标实主次转化,故临证应观病程,察体质,辨气血,别寒热,审病位,明病性,并依据伏邪从化关系或情志因素等情况,视其脉证,综合分析,从而施以寒温热清、虚补实消、通经活络等法则,灵活组方遣药。

桂附通天笑痛方

【组成】

通天笑痛方加熟附片(先煎)12g,桂枝 15g,生姜 12g 组成,实为与桂枝加附子汤之合方。

【功效】

祛风通络,温经散寒。

【主治】

素体阳虚,复感风寒,或伏邪从阴化寒,证兼头痛畏寒,遇寒痛增,自汗,或恶寒较重为特征,舌质黯淡,舌苔薄白润,舌下脉络色青或紫黯,脉沉弦细。

【制方特点】

方用桂枝之辛温,以祛在表之风寒;熟附片大辛大热,以温经扶阳,其与桂枝、牵正散、川芎同用,既可温阳化瘀,又可增强通络止痛之效;炙甘草与生姜、大枣同用则辛甘化阳,与白芍合用则酸甘化阴,缓急止痛。

益坤通天笑痛方

【组成】

通天笑痛方加柴胡 12g,当归 15g,生牡蛎 30g 组成。

【功效】

祛风通络，养血疏肝。

【主治】

每值经期或经行前后，头痛复发或加重，即"经行头痛"。多痛在颠顶或头角，伴头晕目眩，口苦咽干，烦躁易怒，腰膝酸软，月经量少，色鲜红或黯红，舌质黯或黯红，苔薄白或薄黄，脉弦细数。

【制方特点】

宗"女子以肝为先天"之说，经行头痛当从肝论治。由于肝血以供养经血，经行时气血下注冲任而为月经，以致肝之体阴偏衰，而肝之用阳必有所偏盛，而致经行头痛。故在通天笑痛方祛风解痉，化瘀通络，缓急止痛的基础上，加当归以养肝血，加柴胡合白芍以疏肝郁，加生牡蛎以平肝阳，且生牡蛎咸寒育阴，具重镇之能，以柴胡引之，善治肝阳偏盛之经行头痛。

四逆通天笑痛方

【组成】

通天笑痛方与四逆散合方加味，即加柴胡 12g，枳壳 12g，佛手 12g 组成。

【功效】

祛风通络，疏肝和胃。

【主治】

头痛每因暴怒、久郁不解而复发或加重，证兼头胀痛，入夜痛甚，胁肋胀满或胀痛，脘胀纳差，嗳气，手足欠温等，舌质黯，舌苔薄白，脉弦。

【制方特点】

四逆散疏肝解郁，与原方相合则加强行气活血止痛之效。其中柴胡与白芍相配，一升一敛，善解郁柔肝而不伤阴，又可升发清阳；枳壳行气和胃，舒畅气机。佛手偏于理肝胃之气，疏肝解郁而止痛，即《本草便读》所云："佛手，功专理气快膈，惟肝脾气滞者宜之。"

二陈通天笑痛方

【组成】

通天笑痛方与二陈汤合方，即加陈皮 12g，清半夏 12g，茯苓 15g，生姜

9g组成。

【功效】

祛风通络,燥湿化痰。

【主治】

痰湿体质,脾胃不和,证兼形体肥胖,胸膈痞闷,恶心欲吐,头沉眩晕,心悸嘈杂,或咳嗽痰多等,舌质黯淡,舌苔白腻,脉弦。

【制方特点】

方中半夏、陈皮辛温而燥,功擅理气醒脾,燥湿化痰,痰湿化则气血畅,以利增强化瘀止痛之效;痰由湿生,故佐茯苓以甘淡渗湿,运脾和中,使湿从小便而出;加生姜同煎,一则取其制半夏之毒,一则取其和胃降逆止呕,助半夏、陈皮和中消痰。

白虎通天笑痛方

【组成】

通天笑痛方与白虎汤合方,即加生石膏30g,知母12g,生山药20g组成。

【功效】

祛风通络,清热泻火。

【主治】

素体阳盛,伏邪从阳化热,头痛以胀痛、灼痛为主,兼见口渴心烦,小便黄,舌质黯边尖红,舌苔薄黄,舌下脉络黯红,脉沉弦有力。

【制方特点】

方中生石膏辛甘大寒,气味俱薄,体重沉降,重在"清解";知母味苦甘而气寒,质地滋润,重在"清润"。二药合用,清热泻火,兼能养阴润燥。生石膏配白附子,一性寒,能清泄阳明之热,一性温,能通行阳气,引邪外出,二药均长于止头痛,且一寒一热相配,既无损阳伤中之弊,又无助热伤阴之害,用于寒邪化热之头痛颇为合拍。炙甘草、生山药顾护胃气,调和药性,防止寒凉伤中。张锡纯主张"以生山药代粳米,则其方愈稳妥,见效亦愈速,盖粳米不过调胃气,而山药能固摄下焦元气,使元气素虚者不至因服石膏、知母而作滑泻。"此说不仅是经验之谈,与理亦通。

龟地通天笑痛方

【组成】

通天笑痛方加龟甲 15g,熟地黄 18g,枸杞子 20g,菊花 12g 组成。

【功效】

祛风通络,滋肾填精。

【主治】

年老体弱或先天不足者,往往头痛缠绵难愈,伴脑转耳鸣,记忆减退,遇劳则甚,或视物昏花,腰膝酸软,舌质黯淡或黯红,苔薄白,脉沉弦细,两尺弱。

【制方特点】

肾主骨生髓,脑为髓海。肾精亏虚,"髓海不足,则脑转耳鸣,胫酸眩冒,目无所见,懈怠安卧"(《灵枢·海论》)。而肾虚不能养肝,则肝阳易动,虚风上扰,皆易发为头痛。方中之龟甲为血肉有情之品,善填精益髓;熟地黄气味俱厚,甘而不苦,微温不寒,专于养血滋阴,填精益髓,其与龟甲相配,滋肾填精之力倍增。枸杞子纯甘多液,色赤入血分,善补肾益精,养肝明目;菊花质体轻主升,长于平肝明目,其与枸杞子合用,滋肾填精,养肝明目之力益彰。上四味与通天笑痛方合用,祛风通络而不伤正,滋肾填精而不恋邪,相得益彰。

羚附通天笑痛方

【组成】

通天笑痛方加羚羊角粉 3g(冲服),熟附片 9g(先煎)组成。

【功效】

祛风通络,温肾潜阳。

【主治】

年老体弱,头痛,眩晕,口干口苦,面红汗出,心烦不寐,畏寒肢冷,腰膝酸软,神疲乏力,小便清长频数,舌质黯淡或黯红,苔薄白或薄黄,脉沉弦细无力。

【制方特点】

·临床每遇老年人患头痛，既有眩晕，面红汗出等肝阳上亢之象，又有畏寒肢冷，神疲乏力等肾阳虚表现者，往往用药两难，颇感棘手。经遍查方书，从《普济本事方》之羚羊角散之配伍中顿有所悟，该方将羚羊角与附子相配，用治"一切头旋，本因体虚风邪乘于阳经，上注于头面，遂入于脑，亦因痰水在于胸膈之上，犯大寒使阳气不行，痰水结聚，上冲于头目，令头旋"。细思之，此"头旋"与上述之"头痛"的主要病机皆为虚阳上浮，遂将此两味药验诸临床，竟屡获良效。方中附子与羚羊角寒温并用，取附子温肾助阳之功，而无燥热伤阴之弊；羚羊角有平肝潜阳之效，且无寒凉伤阳之害。两药相配，阴阳互济，温肾潜阳，功专力宏。

第二节　通脉笑痛方

一、通脉笑痛主方

【组成】

制川乌 12g，干姜 9g，制附子 12g，桂枝 15g，白芍 12g，川芎 15g，赤石脂 15g，炙甘草 9g。

【用法】

用文火先煎制川乌、附子 1 小时后，再纳入余药同煎 30 分钟，第二遍煎 20 分钟，共取药液 400mL。每天分 3 次凉服。若效果不明显，稍加服。若大剂量应用附子，宜酌加干姜用量，再加蜂蜜一匙，以防附子中毒。

【功效】

温心逐寒，通脉止痛。

【主治】

寒凝心脉证：心痛彻背，背痛彻心，手足厥冷，或出冷汗，恶寒，疼痛如锥如刺，遇寒痛甚，得温则减，小便清长，大便溏薄，舌质淡略黯，舌苔薄白润，脉沉紧或沉弦。有感受外寒、过食生冷病史，或素体阳虚复感外寒。多见于西医学之冠状动脉粥样硬化性心脏病（心绞痛、心肌梗死），或有经舌下含化苏合香丸类药物治疗后，心痛仍然发作之治疗史。

【理法析要】

本方证发生的内因为素体阳虚，阴寒痼结于清阳之府，外因为寒邪乘虚而入，盘踞心胸，胸阳不布，血凝而不利，以致心脉痹阻，脉络缩蜷绌急而心痛。其表现为本虚标实、虚实夹杂，发作期以寒凝心脉之标实为主，缓解期以心肾阳气亏损之本虚为主。心为血之主、脉之宗、神之舍，在五行属火，为阳中之太阳；寒为阴邪，易伤阳气，故寒邪内侵，最易损伤心阳。早在《素问·标本病传论》就有"心病先心痛"之说，《灵枢·五邪》篇也指出"邪在心，则病心痛"。《素问·痹论》则强调："痛者，寒气多也，有寒故痛也。"《素问·调经论》"寒气积于胸中而不泻，不泻则温气去，寒独留而血凝泣，凝则脉不通"之说，明确提示"脉不通"是"寒凝"所致。《素问·举痛论》说："经脉流行不止，环周不休。寒气入经而稽迟，泣而不行，客于脉外则血少，客于脉中则气不通，故卒然而痛。"又说："寒气客于脉外则脉寒，脉寒则缩蜷，缩蜷则脉绌急，绌急则外引小络，故卒然而痛。"历代医家对此认识基本一致，如《诸病源候论》也谓："寒则血结，温则血消。"说明血具有"得温则行，遇寒则凝"的生理、病理特点，故寒凝心脉，脉络缩蜷绌急，不通则痛是形成胸痹心痛的主要病因病机。且寒邪常夹浊阴痰瘀上逆，然痰性黏腻，占踞阳位，易阻碍气机，黏滞阴血；而寒邪易伤阳气，凝滞气机，或致气不布津，痰浊益盛，或致气血愈滞，渐凝成瘀。心主君火，肾藏相火，君火宣明，下降于肾，相火得助，则肾水得温，蒸腾气化，而输布水津。若病程久延，心阳虚必致肾阳亏损，心肾阳虚则寒凝、痰浊、瘀血、气滞等标实更易互为因果，终致本愈虚而标愈实，标愈实而本愈虚，遂成虚实夹杂痼疾。

再者，心痛在冬季和夜晚易于发病之临床特点，既印证了"天寒日阴，则入血凝泣而卫气沉"（《素问·八神明论》）的"天人合一"观，又揭示了感受寒邪是形成心痛的主要病因。至于心痛发作的轻重，《诸病源候论·心痛病诸候》认为与寒邪伤于心之正经，或伤于心之别络有关。如谓："心痛者，风冷邪气乘于心也，其痛发有死者，有不死者，有久成疹者。心为诸脏之主而藏神，其正经不可伤，伤之而痛，为真心痛，朝发夕死，夕发朝死。心有支别之络脉，其为风冷所乘，不伤于正经者，亦令心痛，则乍间乍甚，故成疹不死。"

治之当以何法？《素问·调经论》云："气血者，喜温而恶寒，寒则泣而不行，温则消而去之。"《金匮要略》对胸痹心痛则以温通散寒、宣痹宽胸为治疗大法，至今仍为临床所宗。因此，治疗寒凝心脉证，当以温心逐寒，通脉止痛为法。但应分清标本主次，权衡轻重缓急，或补中寓通，或通中寓补，通补兼施。急者当以温通为主，以治其标；缓者当以温补为要，以治其本。寒凝心脉证"寒凝"是因，"脉痹"是果，而治之以温心逐寒，通脉止痛，有釜底抽薪之效，俾阴寒痼结得散，而心脉自畅。治此证，若遣方用药动辄以活血化瘀法为主，则有舍本逐末之虞。若属寒凝血瘀证，逐寒与化瘀并重则当无疑虑。

【配伍概要】

本方由《金匮要略》乌头赤石脂丸化裁而成。金寿山教授《金匮诠释》释乌头赤石脂丸曰："本方为活血镇痛之方，犹今之用苏合香丸。其中活血之药是赤石脂，《名医别录》称其下胞衣，可知有祛瘀作用，李时珍称其有补心血之功，可知有活血作用。"韦师受金老所论之启发，用该方化裁组成通脉笑痛方，用于心痛等证，屡获效验。凝寒痼冷之"心痛彻背，背痛彻心"，非大辛大热之剂不解，故乌头与附子、干姜并用方可温阳逐寒，通脉止痛。其中附子温心阳以通脉，驱寒凝以止痛，凡凝寒痼冷之结于脏腑、痹于血脉者，皆能开之、通之。附子与乌头虽属同类，但乌头长于起沉寒痼冷，并能疏散在经之风寒；附子长于温补心肾，内振阳气，外逐寒邪。附子辛甘大热，入气分，走而不守，有斩关夺隘之功，但有劫营夺阴之弊；白芍酸敛性寒，入血分，有补虚和营，缓急止痛之功。两药相伍，一气一血，一刚一柔，刚柔相济，燮理阴阳，调气行血，则通脉止痛之力益彰。桂枝味辛发散，温通心阳，炙甘草味甘健脾而益心气，合用则辛甘化阳，益气通脉。炙甘草与干姜相合，既可温中健脾，又可提高预防乌头、附子中毒之效。川芎为"血中之气药"，辛温走窜，功擅行气活血止痛，以增强散寒活血止痛之功。妙在赤石脂尚可温摄守中，固涩阳气，并能防止诸药辛散太过。《医学衷中参西录·医论》认为，赤石脂"生于两石相并之夹缝，原为山脉行气之处，其质虽黏涩，实兼能流通气血之瘀滞"。《本草经解》称："石脂气味酸温，则条畅心包络，而心君之气得所养矣。"于此足见仲景制方之深意。现代药理研究认为，乌头赤石脂丸对寒凝胸痹大鼠缺血损伤心肌的保护作用，可能主要是通过抑制血小板的黏附、聚集，刺激血管内皮细胞合成 NO 扩张血管物质，抑制 ET 缩血管物质产生，从而降低血液黏滞度，改善血流动力学来实现的。(《山西中医学院学报》2012 年第 3 期)

二、通脉笑痛类方

胸痹心痛总属本虚标实之证，本虚主要是心、脾、肾阳虚，其中以心阳虚为主要病理基础。标实为寒凝、痰浊、血瘀、气滞、郁热，甚至水停，且可相兼互化，如气滞血瘀、寒凝气滞、痰瘀交阻，寒凝和气滞皆可化热等，从而导致本病缠绵难愈或急性发作。故在治疗上，应以扶正祛邪，"急则治其标，缓则治其本"为原则，视病邪之兼夹，病情之轻重，体质之差异等，灵活遣药，而组成相应的通脉笑痛类方。

参鹿通脉笑痛方

【组成】

通脉笑痛方加人参 (另煎，兑)12g，鹿角片 9g。

【功效】

温补阳气，散寒通脉。

【主治】

病程日久，致心脾肾气虚及阳，血行无力而瘀滞，心痛或心胸憋闷每因活动、劳累诱发，证兼心中痞，气短，神疲，乏力，畏寒，自汗等，舌体胖，舌质淡黯，舌苔薄白润，脉沉弱或细数。

【制方特点】

人参功擅大补元气，强心，《名医别录》谓其"通血脉，破坚积"。《圣济总录》之人参汤，用人参配吴茱萸治疗心痛，现代临床常用人参治疗冠心病心绞痛。气虚甚者，人参改用人参粉冲用。人参与附子合用，人参以补气强心为主，附子以助阳强心为要，两药相伍，温阳益气强心，功专力宏。鹿角片为血肉有情之品，既能温补肾阳，又有活血止痛之功，其与人参合用，温经络而通血痹，治疗心痛频发者，多能应手取效。

三粉通脉笑痛方

【组成】

通脉笑痛方加红参粉 4g，参三七粉 3g，水蛭粉 2g。每天分 2 次用热酒调服，不能饮酒者可用药液或温水调服。

【功效】

补气温阳，化瘀止痛。

【主治】

心痛之寒凝心脉证病程日久，心胸固定性疼痛屡发，面色㿠白，神疲乏力，胸闷气短，动则喘满不得息，自汗不止，舌质黯淡或有瘀斑、瘀点，脉沉细而涩或时而结代。

【制方特点】

本方通补兼施，寓化瘀通脉于补气温阳之中，即以通为补，以补为通。方中红参是人参的熟制品，甘温微苦，归脾、肺、心经，具有大补元气，温而不燥，功效强之特点。参三七甘苦温，功擅止血、化瘀、定痛，其在脉内则行血，在脉外则止血。参三七以散为主，人参以补为要，两者参合，一补一通，行止兼顾。水蛭咸苦平，咸可软坚散结，苦能泄，破血逐瘀力专，其与红参配伍，逐瘀而不伤正。《本草经百种录》认为："水蛭最喜食人之血，而性又迟缓善入，迟缓则生血不伤，善入则坚积易破，借其力以攻积久之滞，自有利而无害也。"故临证不可因水蛭行血化瘀之力较强，且有小毒，而望之生畏，只要用之得当，自然无忧。"三粉"佐以热酒调服，意在引药上行，通阳开痹。

平胃通脉笑痛方

【组成】

通脉笑痛方与平胃散合方加茯苓，即加苍术 15g，厚朴 12g，陈皮 12g，茯苓 15g。

【功效】

温阳通脉,燥湿和胃。

【主治】

素体脾肾阳虚,痰湿内生,心痛或心胸憋闷每逢寒冷阴雨或饮食不慎易发作,证兼面色无华,疲怠乏力,形体肥胖,困顿嗜睡,头昏沉,胸脘闷胀,不思饮食,口淡不渴,或有恶心呕吐,大便溏薄,舌质淡,舌苔白厚腻或水滑,脉沉滑或濡数。

【制方特点】

方中苍术苦辛温燥,最善燥湿健脾;厚朴苦温芳香,行气散满,助苍术除湿运脾;陈皮理气化痰,合厚朴以复脾胃之升降;茯苓淡能利窍,甘以助阳,故为除湿之圣药。诸药相配,共奏燥湿运脾,行气和胃之功。

升降通脉笑痛方

【组成】

通脉笑痛方与升降散合方,即加僵蚕(酒炒)6g,蝉蜕(去土)6g,姜黄(去皮)9g,生大黄6g。升降散诸药共为细末,每天分2次调服。若改为汤剂,可酌情增加用量。

【功效】

温阳通脉,升清降浊。

【主治】

胸痹心痛之气滞、血瘀、痰浊、寒凝等标实化热,证兼口干,大便干,腹胀,眩晕,失眠,脉沉略数,舌质淡略黯,舌苔白或白腻微黄。

【制方特点】

寒凝心脉证之标实化热,多源于气机郁滞,升降不得其所。即《诸病源候论·胸痹候》所云:"因邪迫于阳气,不得宣畅,壅瘀生热。"故治当以解郁为先,解郁之法,首选升降散。方中僵蚕与蝉蜕相配,升阳中之清阳,既可解郁热,又可化痰散结;姜黄与大黄相伍,降阴中之浊阴,既能行气活血,又能宣通腑气。本方升降并用,气血同治,使气机升降出入调畅,而清升浊降,气血调和，并兼有使郁热去，腑气通之功。

麻辛通脉笑痛方

【组成】

通脉笑痛方与麻黄附子细辛汤合方，即加麻黄 9g，细辛 6g。

【功效】

温经通脉，解表散寒。

【主治】

心悸气短，胸闷或刺痛，感寒后益甚，甚者喘促难卧，畏寒肢冷，脉沉迟无力，舌质黯淡，舌体胖嫩，边有齿印和瘀斑，苔薄白润。

【制方特点】

方中麻黄行表以开泄皮毛，逐邪于外；附子温里以振奋阳气，鼓邪达外；细辛外散风寒，内祛阴凝，温通肾气，开通诸窍；附子温经助阳，散寒滞通经脉。两药合用，一开一阖，温通宣散，相得益彰。在辨证用药的前提下，选加麻黄、附子、细辛，均具有增快心率的作用。

真武通脉笑痛方

【组成】

由通脉笑痛方与真武汤加减而成，即减干姜，加茯苓 15g，白术 12g，白芍 9g，生姜 9g。

【功效】

温经通脉，壮阳利水。

【主治】

沉寒痼冷，致脾肾阳虚，水气内停，证兼小便不利，四肢沉重疼痛，或肢体浮肿，或腹痛，大便溏薄，舌体胖大，舌质淡，舌苔白或水滑，脉沉。

【制方特点】

本方以通脉笑痛方温经通脉为基础，借真武汤中姜、术、苓三药培土制水，妙在配伍白芍之酸敛，以防附子等药温燥伤阴之弊。诸药配伍，温脾肾，利水湿，共奏温阳利水之效。

第三节　蠲痹笑痛方

一、蠲痹笑痛主方

【组成】

制附子 20g，桂枝 15g，制川乌 12g，制马钱子 0.8g，土白术 15g，苍术 15g，制天南星 12g，蜈蚣 2 条，当归 15g，乳香 12g，没药 12g，鸡血藤 30g，炙甘草 25g。

【用法】

用文火先煎制川乌、附子 1 小时后，再纳入余药同煎 30 分钟，第 2 遍煎 20 分钟，共取药液 500mL。每天分 3 次凉服。若效果不明显，稍加服。若大剂量应用附子，宜酌加干姜，再加蜂蜜一匙，以防附子中毒。制马钱子研末分 3 次冲服，连服 7 天后停用。

【功效】

温肾散寒，搜风祛湿，宣痹通络。

【主治】

伏邪痹病之肾虚寒凝，湿瘀阻络证：肌肉关节疼痛反复发作，痛处固定不移，关节屈伸不利，得热痛减，遇寒痛甚，或肢体酸楚疼痛、沉重、肿胀，举动无力，便溏，或关节肿大僵硬，皮肤瘀斑，舌质黯淡有瘀斑瘀点，舌苔白腻，脉沉缓或沉弦紧。多见于西医学之结缔组织病、骨与关节等疾病，常见疾病如风湿性关节炎、类风湿性关节炎、反应性关节炎、肌纤维炎、强直性脊柱炎、增生性骨关节炎等。

【理法析要】

《素问·痹论》"风寒湿三气杂至，合而为痹也"之论，为历代医家论痹、治痹的理论渊薮，然对其病机的探究却见仁见智。临床所见，伏邪痹病具有反复发作，顽固难愈，证型较多，证多兼夹，正虚邪实，且互为因果等特点，故其病因绝非仅为发病初期的"风寒湿三气杂至",其病机亦颇为错综复杂。

所谓伏邪,顾名思义,"伏"是隐藏、潜伏;"邪"是随气候变异所感伤。清代刘吉人所著《伏邪新书》明确提出了伏邪概念:"感六淫而不即病,过后方发者,总谓之曰伏邪。已发者而治不得法,病情隐伏,亦谓之曰伏邪。有初感治不得法,正气内伤,邪气内陷,暂时假愈,后仍复作者,亦谓之曰伏邪。有已治愈,而未能除尽病根,遗邪内伏,后又复发,亦谓之曰伏邪。"并认为"内有伏邪为病者,十居六七,其本脏自生之病,不兼内伏六淫,十仅三四"。由此推论,凡符合上述伏邪致病特点之一,导致痹病逾时而发,或反复发作者,即可谓之"伏邪痹病"。伏邪隐匿,难以祛除,易于复发,故多数痹病患者病情反复,缠绵难愈,多有初次"治愈"后而又复发之特点。细究其因,则或因邪未尽除,遗邪伏内;或因正气虚弱,不能祛邪外出;或因劳累,复感风寒、风热,或汗出当风,居住潮湿等,外邪引动伏邪,而致顽痹复发。相反,若体内无伏邪,则不能为伏邪痹病。对此《素问·痹论》篇早已明言:"亦各以其时,重感于风寒湿之气也。"重感绝非首次感邪,只是邪伏于里,"留而未发"之故。感受外邪是痹病发生的外在条件,风寒湿热等邪气痹阻筋脉、骨节、肌肉,致使营卫行涩,经脉不通,筋爪失荣,腱膜不韧,骨节失养,而发生疼痛、肿胀、酸楚、麻木,或肢体活动不灵。皮肉脉筋骨,甚至脏腑的经络气血"不通""不荣"为其基本病机。

从临床实际看,《素问·痹论》的"风寒湿三气杂至,合而为痹也"之说,尚不能完全揭示痹病的病因,如家族遗传、产后体虚、年老虚损、过度劳累等因素在痹病的发病中起着重要作用,从而印证了《伏邪新书》"其本脏自生之病,不兼内伏六淫"的发病观。临床所见,类风湿性关节炎、强直性脊柱炎患者有明显的家族倾向,说明先天禀赋不足,"其本脏自生之病"是主要病因,而风寒湿三气只是发病或加重病情的诱因而已。

正虚卫外不固是痹病发生的病理基础,即《素问·痹论》所云:"荣卫之气,亦令人痹乎……逆其气则病,从其气则愈。不与风寒湿气合,故不为痹。"关节为脏腑精气渗灌、汇注之所,脏腑内伤既是痹病发生发展的重要原因,也是痹病经久不愈,内传入里的结果。久痹不愈,或先天禀赋不足,后天劳损，则邪易伤及脏腑气血阴阳而致虚。由于肾内寓元阴元阳，藏精生髓，主骨；肝藏血主筋，统司筋骨关节，且肝肾同源，精血互生，而肝血的化生，有赖于肾的气化，故痹病脏腑之虚的重点在于肝肾，以肾虚为主，肾气亏虚常为痹病发病之关键。此即《素问·痹论》所说“五脏皆有所合，病久而不去者，内舍于其合也”之意。因人体禀赋各异，阴阳有偏虚，感邪有偏盛，故寒热有转化。若素体阳气偏盛，耗伤肾阴者，则邪易从阳化热，而成为风湿热痹；素体阳气偏虚，损伤肾阳者，则邪易从阴化寒，而成为风寒湿痹。诚如《金匮翼·热痹》所云：“所谓阳遭阴者，脏腑经络先有蓄热，而复遇风寒气客之，热为寒郁，气不得通，久寒亦化热，则𤸷痹熻然而闷也。”明确指出伏邪有寒热之分，且为病机转化之关键。若反复感邪，屡发不愈，则正愈虚邪愈恋，而成为顽痹痼疾。

久痹不已与湿、痰、瘀互结，因果为患密切相关。或为邪痹经脉，脉道阻滞，气血津液输布失常，血滞为瘀，津停成痰，酿成痰浊瘀血；或因饮食、湿盛伤脾，脾气虚则运化失司，既可水湿不化，津聚成痰，亦可运血乏力，血脉涩滞，着而成瘀。即《丹溪心法》所谓：“痰滞碍血可致血瘀，血瘀湿滞则致痰凝，必知痰水之壅，由瘀血使然。痰病亦可化为瘀。”湿、痰、瘀兼夹转化，旧病新邪胶着，痹阻经络，深入骨骱，则出现关节肿大、僵硬、畸形、屈伸不利，皮肤瘀斑，舌质紫黯有瘀斑瘀点，舌苔腻，脉涩或滑等症。脾虚不运，津液失于输布，或瘀血化水，水湿停聚局部，可致关节肢体肿胀。总之，痹病屡发不愈，则正虚邪恋，而为本虚标实，虚实夹杂之证。然其虚实虽属夹杂，但有主次之别，临证当予详审。

纵览历代医家治痹用药之道，多以祛邪通络为原则，然伏邪痹病绝非祛邪诸法所能根治。究其所由，除了应重视传统的“久痛多瘀”“久痛入络”之说外，尚需重视下列“三必”因素。一是久痹湿必伏，由于湿性重着黏腻，故临证治痹，风邪可祛，寒邪能散，热邪易清，而湿邪难除，湿聚成痰更易衍为痼疾；二为久痹肾必伤，使其精气亏虚，骨节失养而不用，关节也易成为留邪之所，而五脏之虚，唯元气难复；三是风药必伤阴（血），用麻黄、羌活、独活之类风药治疗痹病，虽可缓一时之痛，但因其辛温燥烈，久用势必耗伤阴血，阴血愈虚，邪气愈恋，深入筋骨，而痹难愈。因此，治疗久痹当以温肾散寒，搜风祛湿，宣痹通络为法。温肾即所谓"阳气并则阴凝散"，张仲景治痹诸方，多不离温肾散寒的附子、桂枝之类，对顽痹转化为热痹者，仍寒温并用，温散之药不可尽弃，以防寒凝之弊。健脾即所谓"脾旺能胜湿，气足无顽麻"。对于久痹不愈，特别是关节僵肿变形者，叶天士有"久痛入络"之说，倡用虫类药搜剔，以化瘀通络。如《临证指南医案》所谓："考张仲景于劳伤血痹诸证，其通络方法，每取虫蚁迅速飞走诸灵，俾飞者升，走者降，血无凝著，气可宣通，与攻积除坚徒入脏腑者有间。"

治疗伏邪痹病的捷途重在因势利导，疏达外透，应依据取太阳为少阴出路之说，即使太阳证不显，亦应在扶正的基础上，加桂枝等以疏达太阳经脉，使邪外透。同时，还宜重视养血活血，即所谓"治风先治血，血行风自灭"。

【配伍概要】

蠲痹笑痛方由《太平惠民和剂局方》之小活络丹化裁而成。原方为治疗风寒湿痹，肢体疼痛，麻木拘挛之专方，功擅温经活络，搜风除湿，祛痰逐瘀。方中川乌温经活络，祛风除湿，散寒止痛，诚如《长沙药解》所说："乌头，温燥下行，其性疏利迅速，开通关腠，驱逐寒湿之力甚捷，凡历节、脚气、寒疝、冷积、心腹疼痛之类并有良功。"天南星燥湿活络，以祛经络之痰，消肿散结，并能祛风，尤善止骨痛。《本经逢原》谓：天南星"为开涤风痰之专药""专走经络，故中风麻痹以之为向导"。乳香与没药善行走窜，功擅舒筋活络，化瘀止痛。其中乳香辛温香润，以行气活血为主；没药苦涩，功擅活血散瘀，以化瘀消肿为要，二药相配，气血同治，取效尤捷。地龙通经活络，引诸药直达病所。

然原方温肾散寒，宣痹通络之力尚属不足，更乏健脾祛湿之味，况且寒邪深伏，亦需投温热重剂方能取效。故加制附子、桂枝，以增强温肾散寒之力。其中附子味辛大热，具纯阳之性，功专助阳气，能大补命门真火，逐风寒湿邪，止痛之力强。其既能上助心阳，下补肾命，又能内温脾土，外固卫阳，即所谓"开辟群阴，迎阳归舍""果有真寒，无所不治"。附子长于温肾扶阳，乌头偏于逐寒开痹，二药合用，散寒祛湿功倍，除痹止痛效灵。桂枝气薄力缓，长于解肌发表，温散表寒，宣阳气于卫分，以疏达太阳经脉，透伏邪外出。由于湿为黏滞之阴邪，湿盛则阳微，非辛温透达之剂不能破其滞结，故用苍术、白术与桂枝、附子相配，使湿得温而化。苍术、白术皆味苦性温，均有燥湿与健脾之功，而有偏运偏补之别。苍术走而不守，偏于运脾燥湿，白术守而不走，擅长补脾化湿，二药同用，补运相兼，一补不足，一泻有余，相辅相成。即《本草崇原》所云："凡欲补脾，则用白术，凡欲运脾，则用苍术。"马钱子苦寒有毒，善疏筋骨间风湿，且止痛之力强，"其开通经络，透达关节之力，实远胜于它药"（《医学衷中参西录》）。蜈蚣搜剔透骨，化瘀通络，其与马钱子相配，尚可预防马钱子所致全身肌肉抽搐之毒副作用。鸡血藤养血活血，长于通络舒筋，其与当归相伍，寓有"治风先治血，血行风自灭"之义。重用炙甘草取其补中益气，缓急止痛之功，又为预防乌、附及马钱子毒副作用必用之品。如此组方，标本兼治，相辅相成，俾正气复则邪自去，邪气去则正自复，经络气血宣通而痹自愈。

二、蠲痹笑痛类方

治痹用药，重在审证求因，配伍应证。大凡痹证初期，及时治疗，用药精专者，其效多能如汤沃雪。久痹顽固难愈者，究其所由虽为多端，然肾虚寒凝仍为病机之关键，以致湿、痰、饮、瘀之邪结聚不化，或寒郁化热，经脉气血痹阻，不通则痛；或为气血亏虚，或为肝肾不足，不荣则痛，故其临床见证殊多。临证应仔细审辨虚实、寒热之轻重，权衡诸邪留恋之主次、深浅，随病机转化而组成类方。

牛角蠲痹笑痛方

【组成】

蠲痹笑痛方加水牛角粉（冲服）30g，白芍15g，知母12g,减制川乌。

【功效】

温肾散寒，清热通络，祛风除湿。

【主治】

久痹不已，寒郁化热，痹阻经脉，寒热错杂，证见关节肿痛有灼热感，但

青娥蠲痹笑痛方

【组成】

由蠲痹笑痛方合青娥丸(《三因极一病证方论》)加减,即加炒杜仲 12g,炒破故纸 12g,鹿角 9g,熟地黄 20g。减川乌、天南星。

【功效】

温肾散寒,补督舒筋,祛风除湿。

【主治】

风寒湿痹,肾虚督寒证。其以腰背或腰骶部疼痛、僵硬为特征,遇寒或劳累后疼痛加重,脊柱活动受限,日久甚或腰弯背驼,伴畏寒肢冷,腰膝酸软,或阳痿遗精,舌质淡,苔薄白,脉沉弦细。多见于强直性脊柱炎。

【制方特点】

本方以蠲痹笑痛方温肾散寒为基础,以破故纸、杜仲、鹿角补肾壮督为主药,兼有祛风除湿舒筋之功,俾元阳复振以利祛邪,而风寒湿邪蠲除则元阳易复。鹿角为血肉有情之品,味咸而性温,其与破故纸、杜仲同用,补肾壮督,益精气,强筋骨之力倍增,为治疗肾虚督寒腰脊痛之要药;熟地黄味甘,性微温质润归肾,善益精填髓养血,偏于滋补肾阴而内守,与附子、鹿角等补肾壮督药相配,以避其燥烈升散之性。

皂角蠲痹笑痛方

【组成】

蠲痹笑痛方加皂角 4g,穿山甲粉(冲服)3g,白芥子 9g,泽兰 30g。

【功效】

温肾散寒,蠲饮化瘀。

【主治】

肾虚寒凝,而湿、痰、饮、瘀之邪结聚不化,以致膝关节久肿不愈,状如鹤膝,膝部冷痛,屈伸不利,皮色黯淡,或膝关节抽液旋抽旋肿,肢节沉重,畏寒肢冷,舌质黯淡,苔白腻,脉沉弦细或沉弦紧。

【制方特点】

本证膝关节久肿不愈,非薏苡仁、泽泻味淡力缓之属所能及,故治之重在温肾化气与通闭蠲饮、化瘀诸药并用，扶正与祛邪兼顾。方中皂角味辛咸气温，性极锐利，长于祛痰、通闭、散结，其与穿山甲参合，则走窜行散，透达攻通，直达病所，搜风祛痰、化瘀散结之力益彰；白芥子辛温走散，化寒痰逐饮邪，善治皮里膜外之痰，又能消肿散结，通络止痛，为治疗痰湿阻滞之肢体麻木，关节肿痛之要药；泽兰苦辛微温，功擅活血化瘀，行水消肿，《本经》谓其主"身面四肢浮肿，骨节中水"。诸药合用，消肿止痛之效甚捷，但皂角不宜多用、久用，以防其毒蓄积为害。

龟鹿蠲痹笑痛方

【组成】

由蠲痹笑痛方与龟鹿二仙胶（《医便·卷一》）加减组成，即加鹿角胶9g，龟甲胶12g，人参6g，枸杞子20g，减川乌、天南星。

【功效】

温肾壮阳，填精补血，舒筋活络。

【主治】

痹证日久不愈，肝肾不足，筋骨失于濡养、温煦，关节、肌肉疼痛，时轻时重，遇劳加重，关节屈伸不利，或关节变形，形体消瘦，腰膝酸软，或畏寒肢冷，阳痿，遗精，或骨蒸潮热，心烦口干，舌质淡红，舌苔薄白或少津，脉沉细弱或沉细数。

【制方特点】

治痹常法，多宗疏风、散寒、祛湿、通络，但若病久肝肾阴阳俱伤者，则需以补为主，攻补兼施。龟鹿二仙胶本为男、妇真元虚损，久不孕育者而设。然用于治疗肝肾不足顽痹，取其益肾壮督，补肝荣筋之长，复与蠲痹笑痛方中之蜈蚣、鸡血藤等搜风通络，养血活血药同用，获效多良。至于龟鹿二仙胶配伍之妙，《本草纲目》所释至为精当，如谓："龟鹿皆灵而有寿，龟首常藏于腹，能通任脉故取其甲，以补心、补肾、补血，皆以养阴也。鹿鼻常返向尾，能通督脉故取其角，以补命、补精、补气，皆以养阳也。乃物理之玄微，神工之能事也！再加上人参、枸杞，益气生精。四者合一，可达精生而气旺，气旺而神昌的境界。久服可以延年益寿，故有'二仙'之美称。"

第四节　强督笑痛方

一、强督笑痛主方

【组成】

人参9g，鹿茸3g，菟丝子20g，独活15g，地龙15g，乌梢蛇12g，制马钱子0.8g，川木瓜20g，当归15g，赤芍15g，白芍25g，炙甘草9g。

【用法】

制马钱子研末分3次冲服，连服7天后停用。人参用文火煎50分钟兑服。余药同煎30分钟，第2遍煎20分钟，共取药液400mL，每天分3次空腹温服。

【功效】

补肾强督，通经活络，兼祛伏邪。

【主治】

肾气不足，督脉失和证：腰痛，或牵及胯及下肢，腰脊酸软无力，劳累、受寒后加重或复发，腰部多喜温喜按，或腰背腿疼痛麻木，或触电样疼痛，或痛如锥刺，痛有定处，夜间加重，腰部板直僵硬，俯卧转侧艰难，或下肢拘挛难伸，或伴下肢肌肉痿软，缠绵不愈；亦可为颈项肩部疼痛，牵及一侧或两侧上肢、手指麻木或疼痛，颈部僵硬，活动不便。舌质淡略黯，舌苔薄白或白腻，脉沉弦或沉缓无力。多见于西医学之脊源性腰腿痛，如腰椎间盘突出症、颈型或神经根型颈椎病、肥大性脊柱炎、颈或腰椎骨质增生等病。

【理法析要】

从脊源性腰痛多牵及胯、股及下肢，久延不愈可导致痿证等临床特征分析，其范围属于中医学腰痛、腰股痛、腰胯痛、痹证、痿证等范畴。早在《素问·气交变大论》即形象地指出："岁水不及，湿乃大行……腰股痛发，腘腨股膝不便。"从发病年龄看，以肾之精气日衰的中老年人为多见，即《素问·

阴阳应象大论》所谓："年四十，而阴气自半也，起居衰也。"加之久立、久坐、搬提重物等劳作，而"积劳成疾"。故韦师谓之"劳损性脊柱病"，并认为脊柱是一个整体，即使颈椎出问题，其力学根源仍在腰椎。其通过对337例颈椎病患者进行的腰椎X线片调查证实，98.7%的患者颈曲状态与腰椎状态是同步的，无论是曲度减小、消失变直还是呈反弓状，97.3%是坐位劳动者。

脊椎之为病，首当责之于肾、督。督脉贯脊，属肾，总督一身之阳气，为"阳脉之海"。《灵枢·营气》谓："上额，循巅，下项中，循脊，入骶，是督脉也。"《素问·骨空论》又明确指出督脉旁络入肾。督脉为元气所发，能温煦脏腑，敷布命门之火，蒸化任脉精血，联络诸经，且通过其分支与肾相连。肾为先天之本，主藏精，主骨生髓，内寓元阳，且元阳借助于督脉而布达全身。肾气充足，则肾督盈盛，骨骼坚强，邪不可侵。反之，若肾之精气不足，则督脉空虚，易于感邪，阻滞气血，而引发腰脊疼痛。即《素问·骨空论》所谓："督脉为病，脊强反折。"说明督脉为患易于常见腰、脊病候，与其循行及功能密切相关。《素问·脉要精微论》认为："腰者，肾之府，转摇不能，肾将惫矣。"明确指出了腰痛与肾虚的关系。之后历代医家均强调了肾虚在腰痛发生中的重要性，如《景岳全书》认为："腰痛之肾虚十居八九。"《杂病源流犀烛·腰脐病源流》强调："腰痛，精气虚而邪客病也……肾虚其本也；风、寒、湿、热、痰饮、气滞、血瘀、闪挫，其标也，或从标，或从本，贵无失其宜而已。"说明寒、湿、热等邪多在肾虚的基础上，方可乘虚客之。如偏于肾阳不足者，多易感受寒湿之邪；而偏于肾阴不足者，则易感受湿热之邪。发病之初多以邪实为主，病位浅在肢体经脉；久则多属正虚邪恋，虚实夹杂，病位则深入筋骨络脉。肾之精气不足，脉络失养，"不荣则痛"；风、寒、湿、热、瘀等邪气阻滞经络气血，"不通则痛"。总之，本病以腰背腿痛为主证，其病位在督脉，"不荣"与"不通"并存之"督脉失和"状态，是劳损性脊柱病的基本病机。肾气不足是形成本病的病理基础，督脉失和是发病的关键。由此可见，本病属于本虚标实证，肾虚是发病之本，风、寒、湿、热、瘀是发病之标。瘀血为患并非仅局限于"久痛入络"，发病初期可因跌仆外伤，或腰部用力不当，屏气闪挫，直接导致瘀血留着腰部而引起腰痛，并可因经络气血阻滞不通，引起经脉循行部位的疼痛。所涉病变脏腑亦并非仅局限于"肾"，与肝脾两脏密切相关。由于肾藏精，为先天之本，脾主运化，为后天之本，气血生化之源；肾所藏先天之精有赖于脾运化之水谷精微的充养，方可保证肾精的充足。肝藏血、主筋，肾藏精、主骨，精血同源，肝肾相互滋养。若脾气亏虚，肝血不足，则肾精亦亏，致腰府、筋脉失其濡养而见腰腿痛。

经络是人体气血运行的通道，内属于脏腑，外络于肢节，表里相合。其由正经、奇经、经别及络脉、经筋、皮部构成，与腰部联系密切。十二正经中，足太阳膀胱经"挟脊抵腰中，入循膂""其支者从腰中下脊、贯臀"，且足太阳膀胱经与足少阴肾经相表里，而腰乃肾之精气所溉之域，故腰部与足太阳膀胱经关系最为密切，其次为足少阳胆经、足阳明胃经、足少阴肾经及足厥阴肝经等。如足厥阴肝经"是动则病腰痛不可以俯仰"（《灵枢·经脉》）；足少阳胆经"机关不利，不利者，腰不可以行"（《素问·厥论》）。奇经八脉中，督脉行身后正中，"挟脊抵腰中入循膂属肾"；带脉状如束带，围腰一周，横行腰腹之间；任脉、冲脉与督脉同起于胞中，腰腹部是冲、任、督三脉脉气所发之处，三脉皆与腰部关系密切。在病理情况下，劳损性脊柱病发病的全过程无不与经络不畅、气血不和密切相关。

针对上述病机，其治法重在"补肾强督"，并应权衡标本主次，分清轻重缓急。急者当以"强督"法为主，以治其标；缓者当以"补肾"法为要，以治其本。据此而确立"治本以补肾为先，兼调肝脾；治标以强督为主，注重活血化瘀，兼祛伏邪；调理经络，贯穿病程始终"的论治规律。补益肾气之法，不仅能养精，生髓，壮骨，且因乙癸同源，故也能养筋荣筋，强壮关节。补肾尚需兼顾肝、脾，脾虚者健脾益气，以化生气血，则肾精充足，筋脉得以濡养，而腰痛易愈。肝肾阴虚者，治之以柔，柔肝益肾以养阴血，使气血调和，则腰痛自除。"强督"应视"不通则痛"与"不荣则痛"的主次，或以化痰、除湿、祛瘀、散寒等法为主，祛邪以强督脉，或以养血、育阴、填精等法为主，扶正以强督脉。

对活血化瘀法的运用，所选择的药物和用量应视病程之长短、病情之轻重而有所区别。在急性期，宜选用小剂量的当归、川芎、鸡血藤等，以养血活血；病程较长，疼痛不减者，则宜用桃仁、红花、川牛膝等，以化瘀止痛；腰痛顽固难愈者，草本类药物殊难奏效，必用全蝎、蜈蚣、地龙等虫类药物，借其灵动走窜之性，始能深入经隧，攻逐痼结之瘀，而腰痛可止。本病感邪不即病者，当属于"伏气病证"之范畴，多与风、寒、湿、热之邪侵入人体，伏而不去有关，其或伏于血脉，或伏于筋骨。故祛除伏邪，要权衡疏风、散寒、除湿、清热等治法的主次，而一法独进，或数法合施。由于湿性趋下，寒、湿郁久化热，"血不利则为水"等病机特点，故温化寒湿、清热利湿、淡渗利湿、活血利水诸法为本病常用的祛邪之法。

调理经络法要贯穿病程始终。由于本病病程较长，病情复杂多变，单一疗法收效较慢，故其具体运用，应多种疗法并举。首先，内服中药可选择配合针灸、药浴、外敷、熏洗、磁疗、激光、电疗、气功、中药加电离子导入等疗法，以提高疗效。其次，要结合疼痛部位用药，如痛涉下肢者，可选用独活、川牛膝、川木瓜，以引药下行，祛邪通络；痛在腰部者，可选用仙灵脾、桑寄生、续断，以壮腰通络；痛在项背者，可选用桂枝、葛根、桑枝，以引药上行，祛邪通络。其三，要重视藤类药物的选用，藤蔓类药物多长于通经活络、舒筋止痛，对本病有较好疗效。如青风藤、海风藤为治风寒湿疼痛之要药，能舒筋活血，镇痛力强；鸡血藤活血舒筋止痛，无论虚实皆可酌情使用；忍冬藤清络中之热，通络中之滞，故为治疗本病热证必用之药。其四，肾虚者应重用血肉有情之品，如肾阳虚者用鹿茸，以补督脉，温肾阳；肾之精血虚，可受滋补者用鹿角胶，不受滋补者则用鹿角霜；肾阴虚者用龟甲胶，以通任脉，滋肾阴。

【配伍概要】

本方由《温病条辨》参茸汤化裁而成。该方本为治疗痢久阴阳两伤，由脏腑伤及奇经，少腹肛坠，腰胯脊髀酸痛而设，长于辛甘温补，调和气血，尤擅补肾气，通督脉。经减去附子、茴香、杜仲之温热燥烈，加入养血柔筋，通络止痛之药，组成治疗劳损性脊柱病之通用基础方。由于肾气不足，督脉失和为其病机特点，故以参、茸为主药。其中人参甘平，大补元气；鹿茸禀血肉之质，味甘咸性温，入肾、肝经，补督脉，益肾气，养精血，强筋骨。其与人参均为峻补之品，两者相配则大补气血，益精填髓。菟丝子辛，甘，平，补肾益精，为治疗腰膝筋骨酸痛，腿脚软弱无力之要药；独活辛温散寒通痹，苦温行散燥湿，更善祛在里在下之伏风，且能止痛，尤以下肢痹痛为多用；独活配当归，长于养血除痹，即《医略六书》所云："独活祛邪以除痹痛，当归养血以荣经脉。二药合用，使荣气内充，风邪外解，而经脉清和，营血灌注。"当归与赤芍、白芍合用，以增强养血柔筋之功，兼取"治风先治血，血行风自灭"之义；合用芍药甘草汤，以缓急止痛；地龙性善走窜，长于通络止痛；乌梢蛇内通经络，外祛风邪，其与地龙相配，则祛风止痉，通络止痛之力益彰；川木瓜酸温气香，既能入肝经而舒筋活络，又善于温通肌腠之湿滞，且性偏下走足膝，故为治湿痹腿痛之要药；制马钱子虽为苦寒之品，但善搜筋骨间风湿，开通经络，透达关节，止痛力强，为治疗顽痹拘挛疼痛、麻木之要药。《医学衷中参西录》谓其"开通经络，透达关节之力，远胜于它药"。诸药相配，标本兼顾，刚柔相济，"益肾"与"养血"并用，"补督"与"通督"合施，则督脉强健，而疼痛得止。

二、强督笑痛类方

针对本方证"肾气不足，督脉失和"的病机特点，临证要权衡本虚标实之主次，灵活遣药，组成相应的强督笑痛类方。"肾气不足"有偏于肾阳虚、偏于肾阴虚之别，"督脉失和"有偏于"不荣则痛"与"不通则痛"之殊，而且风、寒、湿、热、瘀、虚诸病因往往夹杂为患，故临证立法遣药，应在主方补肾强督基础上，根据具体情况而施治。

附辛强督笑痛方

【组成】

强督笑痛方加制附子（先煎）12g，细辛9g，制川乌（先煎）9g。

【功效】

温肾散寒，通脉强督。

【主治】

年高体弱，或素体阳虚，证兼肾阳不足，阴寒凝滞之候，如畏寒肢冷，下肢尤甚，少腹拘急，面无华色，气短语怯，精神萎靡，自汗便溏，或阳痿，妇女带下清稀，舌质淡略黯，脉沉弦细。

【制方特点】

肾阳亏虚，多有内寒相兼，风寒潜伏，病位较深，且阳弱而无力鼓邪外出。治宜助阳扶正与疏散表寒兼顾，以祛邪而不伤正。附子得细辛专主少阴，附子长于补肾助阳，温经以逐里寒；细辛长于疏散表寒，通痹以止疼痛。二药相伍，内外兼顾，在内之寒附子温之，细辛助之；在外之寒细辛疏之，附子辅之，共奏温阳散寒止痛之效。诚如《本草汇言》所谓："细辛佐附子能散诸疾之冷。"川乌辛热燥烈，功效与附子相近，但走窜辛散之性较附子为强，偏于温经通阳，散寒止痛。

地萸强督笑痛方

【组成】

强督笑痛方加熟地黄18g，山茱萸12g，桑寄生20g。

【功效】

滋补肝肾，通脉强督。

【主治】

年高体弱，或素体阴虚，证兼肾阴不足之候，如心烦失眠，潮热盗汗，颧红咽干，便秘溺黄，舌质红略黯，少苔，脉弦细数。

【制方特点】

熟地黄甘温质润，补阴益精以生血，为滋阴养血之要药。《珍珠囊》谓其大补血虚不足，通血脉，益气力。熟地黄以补为主，山茱萸以敛为要，两药伍用，一补一敛，强阴益精，大补元气。桑寄生味苦、甘，性平，质厚而柔，归肝、肾经。苦能燥湿，甘能补益，既祛风湿又长于补肝肾，强筋骨，对痹证日久伤及肝肾阴精，筋脉失养的腰膝酸痛、筋骨无力者尤宜。

姜术强督笑痛方

【组成】

强督笑痛方加干姜12g，苍术15g，白术15g，薏苡仁30g。

【功效】

温化寒湿，补肾强督。

【主治】

寒湿困于中焦，阻于经脉，证兼腰腿冷痛，肢体重着，酸胀麻木，遇寒湿则加重，得温燥则稍缓，虽静卧、休逸疼痛亦难明显减轻，甚或加重，其病史一般较长，且渐渐加重，舌质淡，苔白腻，脉沉紧或濡缓。偏于寒者，痛处剧烈，筋脉拘急；偏于湿者，身重，肌肤不仁。

【制方特点】

干姜长于温中散寒，为温补中焦之要药，其与二术相配，温化寒湿，以绝寒湿之源。苍术、白术、薏苡仁均能健脾化湿，但苍术芳香苦温，性燥烈，长于升阳散郁，燥湿健脾，升散之力优于白术，而补气之力不如白术。白术偏于健脾，苍术偏于运脾，薏苡仁偏于渗湿。三药合用，一健一运一渗，湿邪自有出路，故脾可健，湿可除，脉可通，痛可止。若偏于寒者，可重用干姜，偏于湿者，重用苍术、白术。

四妙强督笑痛方

【组成】

由强督笑痛方合四妙丸（《成方便读》）组成，即加苍术 15g，黄柏 12g，牛膝 18g，薏苡仁 30g。

【功效】

补肾强督，燥湿清热。

【主治】

本方证多为急性期，证兼腰部疼痛，腿软无力，步履困难，遇温热或阴雨天痛增，痛处伴有热感，活动后痛减，口渴，小便短黄，舌质偏红，舌苔黄腻，脉滑数或濡数。

【制方特点】

四妙丸功擅燥湿清热，兼有通利筋脉之功，为治疗湿热下注，筋骨疼痛之主方。其中苍术辛苦而温，长于燥湿健脾；黄柏味苦而性寒，善清下焦之湿热；牛膝补肝肾，强筋骨，引药下行，又能防湿热伤阴；薏苡仁渗湿健脾，舒筋除痹。诸药合用，共奏标本同治，燥湿清热，舒筋通脉之功。本方祛湿作用较强，若热重于湿者，宜重用黄柏。

灵仙强督笑痛方

【组成】

强督笑痛方加威灵仙 15g，桂枝 15g，葛根 20g。

【功效】

祛寒活络，补肾强督。

【主治】

头痛或后枕部疼痛，颈项僵硬，转侧不利，一侧或两侧肩臂及手指酸胀麻木疼痛，或头痛牵涉及肩背痛，舌质淡，舌苔薄白或薄白腻，脉弦细。证属寒邪阻络，气血不和，常见于颈椎病颈型和神经根型。

【制方特点】

威灵仙味辛性温，性猛善走，可宣可导，通行十二经脉，彻上引下，无处不到，祛风湿止痛之力较强。《本草汇言》谓其"追逐风湿邪气，荡除痰涎冷积，神功特奏"，对于肢体麻木，关节不利者尤为适宜。《本草衍义补遗》谓其功效曰："痛在上者服之。"故威灵仙又为治疗肩臂、手指麻木疼痛的引经药。桂枝辛温，和营解肌，善祛风寒，温经通络而止痛。其与原方中白芍伍用，调和营卫，通调血脉，解肌之中寓有敛营之意，和营之内有调卫之力。葛根气质轻扬，能疏风解肌，升发脾阳，鼓舞胃气。桂枝、葛根皆疏达升散，合用则祛风解肌、升阳散寒、畅达血脉之功效相得益彰。

第五节　月舒笑痛方

一、月舒笑痛主方

【组成】

小茴香 9g，肉桂 3g，香附 12g，延胡索 12g，制没药 12g，当归 15g，川芎 15g，生蒲黄 12g，五灵脂 12g，白果 9g，炙甘草 3g。

【用法】

每天 1 剂，用文火水煎两遍，共取药液 400mL，分 2 次温服，经期前 4 ~ 5 天开始服，服至经净。蒲黄系粉末，五灵脂气味腥恶，以包煎为宜。

【功效】

散寒化瘀，温肾养血。

【主治】

寒凝血瘀，肾阳不足证：经前或经期小腹疼痛如锥如刺，遇寒痛甚，得温则减，血色紫黯有块，块下痛减，或经期延后，月经量少，或腰酸不舒，或肢冷畏寒，舌质淡黯，舌苔薄白润，脉沉紧或沉弦。

【理法析要】

月经周期是女性阴阳消长，冲任二脉气血变化节律的生理现象。小腹属冲任奇经，冲为血海，任主胞胎。少腹属厥阴肝经，肝藏血，昔贤有"女子以血为本，以肝为先天"之说。肾藏精，胞脉系于肾，冲脉、任脉皆起于胞中。冲脉与任脉同源互济，乃全身气血运行之要冲，广聚全身气血。故《素问·上古天真论》云："女子七岁，肾气盛，齿更发长；二七而天癸至，任脉通，太冲脉盛，月事以时下，故有子。"强调"肾气""天癸"是月经、胎孕的物质基础。经期或经期前后，血海由满盈而泄溢，冲任气血变化急骤，而邪气较易入侵，导致冲任瘀阻或寒凝经脉，使气血运行不畅，胞宫经血泄溢受阻，以致不通则痛，或冲任、胞宫失于濡养，不荣则痛。其病位在冲任、胞宫，与肝、脾、肾等三脏密切相关。《金匮要略·妇人杂病脉证并治》谓之："带下经水不利，少腹满痛……"明代张景岳《景岳全书·妇人规》的认识尤详，如谓："经行腹痛，证有虚实，实者或因寒滞，或因血滞，或因气滞；虚者有因血虚，有因气虚……但实中有虚，虚中亦有实，此当于形气察质兼而辨之。"明确提出痛经有虚有实，而病因有多端。实者可由气滞血瘀、寒凝血瘀、湿热瘀阻导致胞宫的气血运行不畅，"不通则痛"；虚者主要由于气血虚弱、肾气亏损导致胞宫失于濡养，"不荣则通"。

其病因虽然复杂，但不外乎外感与内伤两端，其中以寒邪为主因。寒有外感寒邪及内生寒邪之别，若外感寒邪，则"寒气入经而稽迟，泣而不行，客于脉外则血少，客于脉中则气不通，故卒然而痛"(《素问·痹论》)。故《素问·痹论》进一步强调："痛者，寒气多也，有寒故痛也。"寒为阴邪，易伤阳气，如素体脾肾气虚，或先天禀赋不足，随着病程的延长，最终导致阳虚内寒。阳气虚弱，则血行无力，致经行之际，冲任、胞脉气血瘀滞，既可形成"不通则痛"，亦可同时因胞宫失于温养，而"不荣则痛"。且血喜温而恶寒，血得热则行，得寒则凝。诚如《景岳全书·妇人规》所云："若寒滞于经，或因外寒所逆，或素日不慎寒凉，以致凝结不行则留聚为痛。"因此，痛经的病机特点多为寒凝血瘀，肾阳不足。月经期以寒凝血瘀为主，非月经期以肾阳不足为主。瘀血既是病理产物，同时又作为致病因素使病情加重，反复发作，迁延难愈。至于阴、血之虚，痰、湿之滞，热邪之壅等因素虽然亦可导致痛经，但多系病理之演变，或复为情志、饮食所受伤。若诸因互为因果，则病情复杂多变。

痛经治法之旨，应针对其病机特点，以散寒化瘀，温肾养血为要。其具体运用，既要辨识体质特点，又要把握好用药时机，施以因体、因时"二因治宜"。

一为"因体治宜"。原发性痛经多见于青少年初潮期，此期的体质特点处于肾气初盛，天癸初至，尚未完全成熟阶段，在经期或经后，精血更虚，胞宫、胞脉易失于濡养。而肾为先天之本，胞脉系于肾；"女子以血为本"，脾胃为气血生化之源，因此治疗上重视温肾养血，也要兼调脾胃，滋其化源。

二为"因时治宜"。痛经系周期性发作疾病，"凡经来腹痛，腹痛经后气血弱，痛在经前气血凝，气滞腹胀血滞痛"(《医宗金鉴》)。因此，治疗痛经要顺应胞宫的充盈或亏虚，因时而治，"痛"时治标，"不痛"时治本。在月经前期及月经期以散寒化瘀为主，但不宜大辛大热，亦不宜过于攻伐；非月经期则以温肾养血为主，寓补于调，补而不滞。并应视其兼症之不同，分别辅以调肝、扶脾等法，月经期尤其要注意调理冲任气血。《不居集》云："一身气血，不能相离，气中有血，血中有气，气血相依，循环不已。"调气重在疏肝，使气顺血和，冲任通畅，其痛自止。

【配伍概要】

月舒笑痛方系《医林改错》之少腹逐瘀汤化裁而成。原方所治之证，属小腹寒滞瘀积，或妇女冲任虚损，寒凝血瘀，血不归经所致。将其用于寒凝血瘀之痛经正为合拍，经加减而温经散寒，化瘀止痛之力倍增。寒凝血瘀为患，血瘀则寒凝难解，寒凝则血瘀益甚。因此，必温经散寒与活血化瘀并用，方能使气行血畅。尤其是温阳药，既可扶助阳气以治本，又能温通血脉以治标，体现了"温则消而去之"的治则。方中肉桂、小茴香温暖冲任，散寒通阳，其中肉桂散风寒，通血脉，为"治腹内诸冷，血气胀痛"之要药（《本草拾遗》）；香附疏肝理气，尤善行下焦气滞，调血中之气，为调经止痛之妙品；当归、川芎养血活血，而川芎为"血中之气药"，辛温走窜，功擅行气活血止痛，以增强散寒活血止痛之功；蒲黄、五灵脂、没药、延胡索活血化瘀，通经止痛；白果味甘，微苦，性温，入肾经，具有益肾祛寒湿等功效。其本为定喘嗽，止带浊，缩小便之品，然用其治疗下元虚衰之痛经、带下多有良效。白果与炙甘草同用，益肾健脾，又可防化瘀伤正之弊。方中对活血化瘀药的运用，以川芎、延胡索等功善活血，尤擅止痛者为首选。同时，此两味药，既有活血之功，又有行气之效，故为理气活血，调经止痛的必用之品。 现代药理研究表明，肉桂、当归均能扩张血管，增加血流量，加快血液循环，当归还具有兴奋和抑制子宫收缩的双重作用；延胡索、五灵脂有解痉、镇痛的作用；当归、川芎有降低血液黏稠度，抑制血小板聚集，促进子宫内膜退行性变、裂解、萎缩、脱落的功能。本方药简而效宏，俾寒散血行，冲任、子宫气血调和，而疼痛可愈。

二、月舒笑痛类方

痛经系周期性发作的病证，其病机常虚实错杂，实中有虚，虚中有实，或呈本虚标实。故治"痛"必须掌握本病的演变规律，审证求因，标本兼顾。根据其不同的病机，知常达变，或行气，或活血，或散寒，或清热，或补虚，或泄实，或一法独进，或数法合施，而组成月舒笑痛类方。

二陈月舒笑痛方

【组成】

月舒笑痛方合二陈汤（《太平惠民和剂局方》）加减，即加陈皮 12g，清半夏 12g，茯苓 15g，干姜 9g。

【功效】

温肾祛瘀，燥湿化痰。

【主治】

脾肾阳虚，痰瘀互结之痛经，证兼月经量少，经期长，带下量多，素体肥胖，肢体困重，或眩晕心悸，舌质黯淡，苔白滑或白腻，脉滑。

【制方特点】

治疗肾虚寒凝，痰瘀互结之痛经，当在温肾祛瘀的基础上，辅以燥湿运脾，尤当理气。即《丹溪心法》所云："善治痰者，不治痰而治气。气顺则一身之津液亦随气而顺矣。"方中半夏辛温性燥，善燥湿化痰，使湿去则脾运有权，脾健则湿邪得化；湿邪阻碍气机，且气行则湿化，故方中以陈皮理气化痰，燥湿运脾，使滞气得行，湿浊得去；茯苓健脾渗湿，健脾以绝生痰之源，渗湿以助化痰之力；以干姜易生姜，意在温脾化湿，以佐肉桂之不及。

三子月舒笑痛方

【组成】

月舒笑痛方合五子衍宗丸加减，即加菟丝子 20g，枸杞子 20g，覆盆子 12g。

【功效】

补肾益精，养血化瘀。

【主治】

肾气亏损，气滞血瘀之痛经，以经期或经后小腹痛为特点，月经量少，色黯淡，头晕耳鸣，腰膝酸软，舌质黯淡略红，苔薄白，脉沉弦细。

【制方特点】

五子衍宗丸作为传统补肾方药，只要切中病机，临床可泛用于男科、妇科的诸多疾病。该方性温，但温而不燥，配伍严谨，具有补肾益精填髓之功效,对兼肾气不足,胞脉失养,而致经期或经后之小腹痛多有良效,不可囿于男科病。方中枸杞子、菟丝子补肾益精;覆盆子益肾固精,养肝明目。《本草通玄》谓:"覆盆子,甘平入肾……固精摄溺,强肾而无燥热之偏,固精而无疑涩之害,金玉之品也。"三子相配,补而不腻,温而不燥,系平补肝肾之要药。

三草月舒笑痛方

【组成】

月舒笑痛方加白花蛇舌草 25g,茜草 15g,益母草 25g。

【功效】

温肾化瘀,清热除湿,寒温并用。

【主治】

肾阳虚寒凝,湿瘀互结化热,经前或经期小腹疼痛,兼见月经量多,经期长,腰骶胀痛,带下量多,畏寒肢冷,神疲乏力,脘闷纳少,小便短黄,大便不爽,舌质黯淡略红,苔白腻微黄,脉弦略数。

【制方特点】

治疗痛经肾虚血瘀证之方药,大多辛温香燥,久用往往助阳生热,而兼湿瘀者易于热化。治此,若徒温其寒则热益甚,徒清其热则阳气更伤,故当温肾化瘀与清热除湿并用。方中白花蛇舌草既能清利湿热,又能散瘀;茜草生用性寒入血分,能凉血止血,且能化瘀,治湿郁化热兼瘀者尤宜;益母草活血调经,利尿消肿,专于痛经,水肿尿少,《本草求真》谓其:"味辛则于风可散,血可活,味苦则于瘀可消,结可除,加以气寒,则于热可疗,并能临症酌施,则于母自有益耳。""三草"合用,善于治疗湿热瘀血互结于下焦之痛经、带下。其与原方之小茴香、肉桂、白果配伍,寒温并用,开阖兼施,则湿热利,气血调,肾气固,而痛可止。

四君月舒笑痛方

【组成】

月舒笑痛方合四君子汤加减,即加党参 20g,白术 12g,茯苓 12g,减五灵脂。

【功效】

温肾化瘀，补气行血。

【主治】

寒凝血瘀，肾阳不足痛经，经期或经后小腹痛，喜温喜按，经期提前，月经量多或淋漓不尽，面色萎黄，神疲乏力，气短懒言，脘闷纳少，大便溏薄，舌质黯淡，舌边有瘀点，苔薄白，脉沉弦细。

【制方特点】

气虚则既不能帅血，又不能生血，冲任气血虚少；行经以后，血海空虚，冲任、胞脉失于濡养，兼之血行不畅而瘀滞，故作痛经。即《景岳全书》所谓："凡妇人经行作痛，挟虚者多，全实者少……此以气虚血滞，无力流通而然。"可见用月舒笑痛方治疗痛经，合用四君子汤，既可治病求本，又能补气以生血，补气以行血，或增强补血之功，或助祛瘀之力。俾气充血濡，气动血行，瘀血得化，冲任得通，而痛经自止。

艾附月舒笑痛方

【组成】

月舒笑痛方加艾叶 12g，制附子 12g。

【功效】

温肾散寒，养血化瘀。

【主治】

肾阳亏虚，寒凝血瘀痛经，经期延后，月经量少，遇寒痛甚，得温则减，血色紫黯有块，块下痛减，腰膝酸痛，畏寒肢冷，舌质淡黯，舌苔薄白润，脉沉紧或沉弦。

【制方特点】

本证小腹痛甚，与畏寒肢冷、腰膝酸痛并见，多由先天禀赋不足，素体阳气虚弱，胞宫沉寒痼冷，寒凝血瘀，或复因经产留瘀而致。因寒而瘀则治寒以热，即冰凝者温之，温则消而去之。若单温经散寒则瘀血不去，若仅活血化瘀则正气益伤而瘀积愈甚。治疗此证，在温肾化瘀的基础上，非大辛大热不足以峻逐其寒，故用附子补火助阳，益火之源，散寒止痛；艾叶辛温香窜，归肝脾肾经，擅长散寒理气，疏络止痛。《本草汇言》谓："艾叶，暖血温经，行气开郁之药也。开关窍，醒一切沉涸伏匿内闭诸疾。"宋代医家杨士瀛《仁斋直指方论》所载的艾附暖宫丸，是治疗虚寒性痛经的典型良方，本方借鉴其配伍之妙，将艾叶与附子相配，则补肾阳而暖胞宫，散寒凝而止痛经，且散寒止痛之力倍增。

第四章　痛证诊疗经验

第一节　头　痛

头痛一般是指头上部区域的疼痛，即从眼眶至枕下连线以上部位的疼痛。国际头痛学会颁布的"头痛疾患的国际分类"，将头痛疾患分成三部分，即原发性头痛（包括偏头痛、紧张型头痛、丛集性头痛和其他三叉植物神经性头痛、其他原发性头痛）；继发性头痛；颅神经痛、中枢和原发性颜面痛及其他头痛。每一种原发性头痛可视为一种独立的疾病，而继发性头痛一般只是某种疾病的一种症状。头痛十分常见，几乎所有的人都有过头痛的经历，而且约 40% 的人每年有严重的头痛发作。古医籍有关"头风""首风""脑风""偏头风"等记载，皆指本病而言。《证治准绳》认为"头痛""头风"是一个病，如谓："医书多分头痛、头风为二门，然一病也，但有新久去留之分耳。浅而近者名头痛，其痛卒然而至，易于解散速安也；深而远者名头风，其痛作止无常，愈后遇触复发也。"

一、临证思维

（一）思维溯源

头痛之名始于《黄帝内经》，又称"首风""脑风""脑痛"，若由脏腑经络气逆所致者则称"厥头痛"，若头痛剧烈而致四肢寒冷者，则谓之"真头痛"。所谓"首风""脑风"等记载，重在强调其病因属风，其部位在头。《黄帝内经》将头痛大约分为两类，一为按邪气分类，包括风寒、热病、寒湿、瘀血头痛等；二为按证候经络部位分类，包括太阳、阳明、少阳、太阴、少阴、厥阴头痛等。《黄帝内经》认为，头痛的外感病因以风、寒、湿、热之邪为多见。但其中以风邪为主因，即所谓"高颠之上，惟风可到"。《诸病源候论》既重视风邪为主因，又重视诸阳经脉为患，如其释"首风"曰："头面风者，诸阳经脉为风所乘也。诸阳经脉上走于头面，运动劳役，阳气发泄，腠理开而受风，谓之首风。"偏头风虽属"深而远者"，《金匮翼方》仍认为以风邪为主因，即所谓"偏头痛者，由风邪客于阳经，其经偏虚故也，邪气凑于一边，痛连额角，久而不已，故谓之偏头痛"。《素问集注》提出头为阳，风邪为天之阳，两阳相应，引发头痛的观点，进一步丰富了《黄帝内经》外感头痛的病因病机理论。

明·秦景明《症因脉治·卷一·内伤头痛》倡内伤头痛说，补充了《黄帝内经》论头痛重外感轻内伤之不足。如谓"头痛之因，或元气虚寒，遇劳即发；或血分不足，阴火攻冲；或积热不得外泄，或枳痰留饮，或食滞中焦；或七情恼怒，肝胆火郁，皆能上冲头角，而成内伤头痛之症也"。《丹溪心法·头痛》还有痰厥头痛和气滞头痛的记载，并提出头痛"如不愈各加引经药，太阳川芎，阳明白芷，少阳柴胡，太阴细辛，厥阴吴茱萸"等，至今对临床仍有指导意义。清代医家王清任大倡瘀血之说，善用活血之法治头痛，如《医林改错·头痛》释血府逐瘀汤证曰："查患头痛者无表证，无里证，无气虚，痰饮等证，忽犯忽好，百方不效，用此方一剂而愈。"《临证指南医案·头痛》提出："如阳虚浊邪阻塞，气血瘀痹而为头痛者，用虫蚁搜逐血络，宣通阳气为主。"由上观之，头痛之因，不离风、火、痰、瘀、虚，其中以风邪为主因。

（二）理法精要

头为诸阳之会，精明之府，脑为髓之海，其气与肾相通，手足三阳、足厥阴和手少阴之脉皆上行于头。《灵枢·邪气脏腑病形》云："十二经脉，三百六十五络，其血气皆上于面而走空窍。"故凡外感六淫，内伤饮食、情志等导致邪气上逆于首，阻遏清阳，壅滞气血，或精气亏虚、髓海不足，脑络失养,皆可致头痛。韦师认为,历代医家阐发头痛的病因病机,见解颇多,但探究其要,多从以下三点立论。

一为"头为诸阳之会"说。其理论依据与十二经脉的走向和交接规律有关。如《难经·四十七难》曰:"人头者,诸阳之会也,诸阴脉皆至颈、胸中而还,独诸阳脉皆上至头耳。"手三阳经从手走头,足三阳经从头走足,手足三阳经均循行交会于头面部。手足太阳经、阳明经、少阳经分别交接于目内眦(睛明穴)、鼻翼旁(迎香穴)、目外眦(瞳子髎穴),故又有"诸阳之会,皆在于面"(《灵枢·邪气脏腑病形》)之说。上述论点既可阐释头面部为三阳经之总会,六腑阳气之所聚这一生理现象,又可揭示阳邪易犯高颠或清阳不升,最易致经脉不通或不荣,而头面痛多发的病机特点。

二为"头者,精明之府"说(《素问·脉要精微论》)。《医部全录·头门》注曰:"诸阳之神气上会于头,诸髓之精上聚于脑,故头为精髓神明之府。"张锡纯亦曰:"精明即神明也,头即脑之外廓,脑即头之中心点也。"历代医家多认为此说与脑有关。脑居颅内,由髓汇聚而成,其功能有二:①贮藏脑髓。髓为水谷精微化生,沿脊骨上行入脑,而成脑髓。如《灵枢·海论》所说:"脑为髓之海。"《素问·五脏生成》亦曰:"诸髓者,皆属于脑。"②主管精神活动,即"精明之府"。李时珍在《本草纲目·辛夷》中说:"脑为元神之府。"清代汪昂在《本草备要》中有"人之记性,皆在脑中"之说,并释之曰:"今人每忆往事,必闭目上瞪而思索之,此即凝神于脑之意也。"清代医家王清任在《医林改错》中亦云:"灵机记性在脑。"指出脑具有主司人的精神记忆,以及人的听觉、视觉、肢体运动等作用。故髓海充盈,则精力充沛,身轻有力,记忆力强;髓海不足,则精神萎顿,记忆力弱,运动失常。即如《灵枢·海论》所说:"髓海有余,则轻劲有力,自过其度;髓海不足,脑转耳鸣,则胫酸眩冒,目无所见,懈怠安卧。"纵观上述,"头者,精明之府"之说,从头痛诊疗的角度而言,意在阐明五脏六腑之精气上注于头,以供脑髓之养,以成七窍之用。若精气衰而不升,髓海虚而不充,则脑必受累,清窍失养,而发为头痛。

三为"风邪主因"说。《医林绳墨·卷四·头痛》说:"高颠之上,惟风可到。"至于风邪何以致头痛，《丹台玉案·卷三·头痛门》所述甚详，如谓："风邪一入头即痛焉，是以头痛之症风痛居多。夫风何以能痛也？盖风之为物也，善行而数变也，其性易入，其气易感，头之诸阳内聚而拒风，风之势内外攻以抗阳，风与阳相争，两不肯伏，交战至于高之分而头之诸经始病矣。以诸阳之强，且不能以胜风，而况以诸阴乎？其有气虚、血虚而作痛者，虽系本原之不足，而实风之为病也。盖虚之所在，邪必凑之，使无风之入，惟觉眩运而已，何以作痛耶。"由于"风为百病之长"，其性升发，"伤于风者，上先受之"，故寒、热之邪往往以风为先导侵袭，最易上犯高颠，导致经脉不通，气血郁滞而引起头痛。

《医宗必读·头痛》则执简驭繁，将头痛的病机归为实痛、虚痛两类。如谓："头为天象，六府清阳之气，五藏精华之血，皆会于此。故天气六淫之邪，人气五贼之变，皆能相害。或蔽覆其清明，或瘀塞其经络，与气相薄，郁而成热，脉满而痛。若邪气稽留，脉满而气血乱，则痛乃甚，此实痛也。寒湿所侵，真气虚弱，虽不相薄成热，然邪客于脉外，则血泣脉寒，卷缩紧急，外引小络而痛，得温则痛止，此虚痛也。"说明本病的病因病机复杂，症见多端，但不外外感和内伤两大类，风、火、痰、瘀、虚为致病之主要因素，外因多以"风"为主，内因多以"瘀"为患。风伏经络，瘀血阻滞，脉络绌急，"不通则痛"是其病机特点。正气亏虚，脉络失养，虽属"不荣则痛"，但也具有血脉虚涩，"不通则痛"的病机共性。若病程日久，疼痛不已者，寒凝、湿滞、火郁、痰阻、虚而不运等皆易致瘀，即所谓"痛久入络"。头部外伤之后，脑络气血不畅，亦可发为头风。

对于头痛的治疗，《医碥》强调"须分内外虚实"，此言其治则大略，临床运用之要，当视其脉证，全面权衡，勿拘一端。韦师尤其强调，治疗"头风"之反复发作，应宗"风为百病之长""高颠之上，惟风可到"和"痛久入络"之说，以祛风解痉，化瘀通络，缓急止痛为主要治法，并常需重视配合运用以下治法。一曰"虫类"通络法："痛久入络"，寻常草木金石之药殊难搜逐，故必取虫蚁走窜，以从速蠲痛。但虫蚁之品大多性偏辛温，作用较猛，且有一定毒性，故用量不可过大，应中病即止。其中全蝎、蜈蚣可研末吞服，既可节省用量，又能提高疗效。二曰养血活血法：头痛久延不已，一则每致肝血耗伤；二则风潜、寒凝、湿滞、痰阻、火郁、气虚不运，莫不致瘀；三则尽合《医宗必读》"治风先治血，血行风自灭"之意。故寓活血于养血之中，即为治本之法、常用之法。三曰柔肝平肝法：前贤尝谓"上逆之气，皆自肝出"。肝为风木之脏，其性刚劲，体阴而用阳。若肝体弱用强，冲逆无制，头痛乃作，尤以头风为多发。治必柔肝之体，平肝之用，俾肝阴得复，肝阳潜降，方达止痛之图。四曰调理冲任法：头痛发于月经期前后，伴经水不调或痛经者，多与冲任失调有关，当合用调理冲任法以治之。韦师调理冲任机圆法活，随证而变，如经期或经后头空痛，经期延后，量少色淡，伴眩晕眼花等，可重用当归、白芍补血养营，调经止痛；经期头空痛，眩晕耳鸣，腰膝酸软，可配用紫河车、枸杞子益肾填精，补益冲任；经期头空痛，畏寒，伴少腹及腰骶部冷痛，可伍用鹿角胶、胡芦巴、艾叶温补冲任，养血暖宫。五曰清热涤痰法："偏头风，在右属痰，属热。"（《医学六要·头痛》）治当清热与涤痰并用，或佐通腑以泻热；痰热久羁每易引动肝风，自当与息风潜阳合法。

外感头痛多系合邪为患，内伤头痛常虚实相兼，故诸法之用，当酌情兼顾，灵活变通。

（三）辨证撷菁

头痛病因复杂，证候繁多。临证应详询病史，细察疼痛的部位、性质，明辨发病之急缓、病程之长短，以及诱因等，务求把握辨证之要。若从病史辨，外感头痛者多有起居不慎，感受外邪病史，起病较急，病程较短，或伴表证；内伤头痛者常有劳倦、内伤饮食、房事不节、病后体虚等病史，起病较缓，病程较长，痛势悠悠。从经络辨，手足三阳经均循行头面，厥阴经亦上会于巅顶，"太阴少阴二经，虽不上头，然痰与气逆壅于膈，头上气不得畅而亦痛"（《冷庐医话·头痛》)，故可分为三阳头痛和三阴头痛。从病性辨，有虚有实，外感头痛以实证居多；内伤头痛以虚证、虚实夹杂证多见。实证发病急暴，痛势剧烈，病程较短，疼痛性质多为重痛、胀痛、掣痛、跳痛、灼痛、刺痛等；虚证病程较长，痛势较缓，反复发作，时轻时重，具有昏痛，隐痛，空痛,疲劳易发等特点。

韦师认为,外感头痛日久不愈,反复发作,多系邪伏经络,常因用药寒、热不当,促使伏邪从阳化热,或从阴化寒。然头风之属寒证抑或属热证,其症状每不突出,故强调临证要以脉、舌象为据,"但见一证便是,不必悉俱"。素体阳盛,用药偏于温热者,若见脉象沉缓有力或沉数,舌边尖偏红,舌下脉络微现红色,则为从阳化热之候;素体阳虚,用药偏于寒凉者,若见脉象沉缓或沉弦,舌质淡,舌苔薄白而润,舌下脉络色青,则为从阴化寒之候。韦师辨治头痛非常重视脉诊,他对《素问·平人气象论》"欲知寸口太过与不及,寸口之脉中手短者,曰头痛"之说,推崇备至,认为寸口脉短,为头痛的典型脉象。短浮为表证,短涩为里证。浮滑为风痰,浮弦为风,浮洪为火,沉缓为湿。以脉诊为纲,把头痛分为虚、实两大类,实证有风、火、湿、痰之分,虚证有气、血、阴、阳亏虚之别。以此指导临床辨证,实可执简驭繁。

二、验案举隅

(一)土壅木郁,风痰阻络案(紧张型头痛)

李某,男,39岁。2008年3月17日初诊。

主诉:头痛间断性发作7年,复发加重1月。

病史:7年来经常头部沉痛,近1个月来头痛加重,多方就医鲜效。诊见头痛昏沉,如裹如蒙,自觉头两侧及枕部有压痛感,下连及项,时作时止,痛甚则眩晕、呕恶痰涎,伴胸膈满闷,少食多寐,形体肥胖,体倦乏力,大便数日未行,舌质淡略黯,舌苔白腻,脉弦滑。证属土壅木郁,湿聚生痰,风痰阻络。治宜祛风化痰,佐以搜络。方拟二陈通天笑痛方加味。

处方:生白附子12g,僵蚕12g,全虫4.5g,白芥子9g,清半夏12g,陈皮12g,茯苓15g,生姜9g,苍术15g,生白术30g,炒莱菔子25g,川芎18g,白芍18g,炙甘草9g,大枣8枚。水煎2次,共取药液400mL,分3次服。热酒10mL为引,每天1剂。

二诊:服药3剂后,头两侧及枕部压痛感好转,大便已通,脉、舌象同前。上方减炒莱菔子，再服 4 剂，以观其效。

三诊：服药后，头痛未作，纳食略增，但仍感头部昏蒙，嗜睡。原方生白术减至 15g，生白附子减至 6g，川芎减至 12g，减全虫，加蔓荆子 9g，荷叶 20g。共调理 20 余天，诸恙悉除。

按：脾为阴土，喜燥恶湿。脾虚不运，则聚湿生痰，土壅木郁，则痰随风动，以致气血瘀滞太阳、少阳之络而发病。痰为浊阴之邪，必借风力始可上犯高巅。风善行数变，而致头痛时作时止。故治以祛风化痰，佐以搜络。方中之牵正散祛风解痉，通络止痛，为治疗风痰阻络头痛之要方；川芎行气活血，以增强止痛之效；芍药甘草汤缓急止痛，兼制"风药"辛燥之性；苍术与白术相合，健脾燥湿，以绝生痰之源；生白术为治疗脾气虚便秘之要药，重用至 30g，意在补脾气以助大肠传导之功，王肯堂谓："善治痰者，不治痰而治气，气顺则一身津液亦随气而顺矣。"故白芥子与二陈汤合用，以理气燥湿化痰，其中白芥子引药入深，直达病所，且有通窍豁痰之功。韦师临证治疗风痰上扰之眩晕与治疗风痰阻络之头痛，立法遣药同中有异，指出前者息风化痰重在平肝，后者祛风化痰重在通络，不可不辨。

（二）瘀血阻络，肝肾阴虚，肝阳上亢案（偏头痛）

韩某，女，43 岁。2008 年 3 月 17 日初诊。

主诉：左侧头痛时作时止 28 年，发作频繁近半年。

病史：患者近半年来左侧头痛发作频繁，每周发作由 1～2 次，增加至 5 次左右，每次 6 小时左右。左侧头部及眼眶后呈跳痛，发作时头痛剧烈，伴恶心呕吐，心烦易怒，失眠多梦，腰酸，耳鸣，口苦，口干欲饮，饮而不多，月经期及遇劳痛甚，经行应期而至，量少，色黯有块。脉沉弦细略数，舌质黯红，舌下脉络粗大而长，色青紫，舌苔薄白微黄。证属瘀血阻络，肝肾阴虚，肝阳上亢。治宜祛瘀通络，滋补肝肾，平肝潜阳。方用通天笑痛方加味。

处方：生白附子 9g，僵蚕 6g，全虫 4.5g，山茱萸 15g，牡丹皮 12g，，黄连 3g，钩藤 12g，龟甲 15g，生石决明 20g，川芎 15g，白芍 30g，炙甘草 10g，大枣 8 枚。水煎 2 次，共取药液 500mL，分 4 次服。热酒 5mL 为引，每天 1 剂。

二诊：服上方 7 剂，头痛减轻，一周内发作减少至 2 ～ 3 次。予原方再投 7 剂。

三诊：适逢经期，量较前增多，血块减少，头痛发作 3 次，心烦及口苦，口干欲饮已除，但仍失眠，耳鸣，腰酸。原方减黄连、生石决明，加炒枣仁 12g，山茱萸、龟板均增至 20g，继服月余，头痛消失。后改用成药杞菊地黄丸合血府逐瘀口服液，共服 2 月余，诸症悉平。经半年随访，未见复发。

按：本病见证多虚实夹杂，本虚标实，上实下虚。上实多为风、痰、瘀，下虚则在肝、肾、脾，主要病机为正虚邪侵，上扰清空。标实多为痰浊上蒙，清阳被遏，或风痰相搏，上冲犯头；本虚多为肝肾不足，阴虚阳亢，上扰清窍，或脾虚血少，脑髓失养，或气虚血瘀，脑络痹阻，虚中夹实。本例头痛病程 28 载，观其脉症，当以"瘀血阻络"为主要病机。患者心烦易怒，失眠多梦，腰酸，耳鸣，口苦，乃肝肾阴虚，肝阳上亢，心火偏旺之象。故其治疗偏重于治标，即首重化瘀，兼以滋补肝肾，平肝潜阳。方中通天笑痛方通络止痛与缓急止痛并用，以从速蠲痛；加山茱萸、牡丹皮、黄连、龟甲，滋补肝肾与清心泻火并举，即"泻南方，补北方"之义。张子和亦谓"泻火则木自平，金自清，水自旺也"；复加钩藤、生石决明，以平肝潜阳。诚如《临证指南医案·中风》治曹姓例所云："知风火由脏阴而起，刚药必不见效，缓肝之急以熄风，滋肾之液以驱热，治法大旨如此。"俾肝体得以柔润，肝气冲和，条达疏畅，自无冲逆之变。生白附子、川芎辛散走窜之品用量宜小，以防助火气逆之弊。

（三）肾阴阳两虚，风阳上扰，瘀血阻络案（高血压病）

张某，女，72 岁。2011 年 10 月 19 日初诊。

主诉：头痛时作时止 13 年，加重 3 天。

病史：自述患"高血压病"13 年，头痛时作时止，平素善急易怒，每因情志不遂而头痛。此次双侧头角及巅顶胀痛 3 天，入夜痛甚，眩晕，口干口苦，午后面部烘热，心烦不寐，腰膝酸软，神疲畏寒，舌质黯淡，有细小裂纹，苔薄白微黄，脉沉弦细，血压 180/110mmHg。证属肾阴阳两虚，风阳上扰，瘀血阻络。治宜息风通络，滋肾潜阳，温经化瘀。方用羚附通天笑痛方加减。

处方：羚羊角粉3g（冲服），熟附片9g（先煎），白附子9g，僵蚕9g，全蝎4.5g，川芎15g，桑寄生30g，白芍30g，炙甘草12g，大枣8枚。水煎取药液400mL，分3次服。

二诊：服药5剂，头痛大减，面部烘热及口干苦基本消失，血压150/90mmHg，原方再服5剂。

三诊：头痛已止，腰膝酸软、神疲畏寒明显减轻，血压140/80mmHg，睡眠欠佳时，眩晕时作，遂改用杞菊地黄丸与金匮肾气丸交替服用，以巩固疗效。

按：老年人患高血压病伴头痛者，多为肝肾亏虚，肝阳上亢之本虚标实证。本案患者年逾古稀，肾阴阳失调，肝阳偏亢，阳亢耗阴，阴损及阳，故肾之阴阳俱属不足，证候寒热错杂，且久痛入络，风阳上扰，故其治疗自当标本兼顾。宗《景岳全书》"善补阳者，必于阴中求阳，则阳得阴助而生化无穷；善补阴者，必于阳中求阴，则阴得阳升而泉源不竭"之旨，用羚羊角、熟附片与桑寄生相配，以求阴阳互济之妙。韦师如此寒温并用，意在温补肾阳而不燥热伤阴，平肝息风潜阳而不寒凉损阳。其善于重用桑寄生，取其既能滋补肝肾，又有降血压之效。白芍与羚羊角合用，助其平肝潜阳，与炙甘草相伍，以缓急止痛。白附子、僵蚕与全蝎合方，为解痉止痛之要药，且平肝息风，通络止痛之能兼备。全方配伍契合病机，故一举而收标本兼治之全功。

第二节　三叉神经痛

三叉神经痛是三叉神经分布区域出现的疼痛，呈针刺样、刀割样、电击样、烧灼样剧烈跳痛。每次发作可持续数秒钟至1～2分钟。间歇期一切如常。病情多逐渐加重，而疼痛发作次数逐渐频繁，以致数分钟1次，甚至终日不止，并可出现痛性抽搐，很少有自愈者。多发于成人及老年人，40岁以上占70%～80%。女性略多于男性，大多数为单侧性，少数为双侧性。疼痛先起始于三叉神经的一个分支，以第 3 支最为多见，第 2 支次之。两支同时发作者，以第 2、3 支合并疼痛者最为常见，少数可 3 支同时疼痛。触碰三叉神经分布区的某些敏感点（"扳机点"），即可诱发疼痛。临床上分为原发性、继发性三叉神经痛。原发性三叉神经痛的病因和发病机制目前尚不明确。继发性三叉神经痛的病因多为颅中窝和颅后窝等的病变，特别是位于桥脑小脑部、三叉神经根部及半月节的肿瘤，如胆脂瘤、听神经瘤、脑膜瘤、血管瘤、听神经节的肿瘤以及鼻咽癌等。三叉神经痛大抵属于中医学"偏头痛""偏头风""面痛"等范畴。

一、临证思维

（一）思维溯源

在中医文献中有许多关于本病的症状描述及证治论述。早在《黄帝内经》中就有类似三叉神经痛的记载，《灵枢·经脉》篇提到颔痛、颊痛、目锐眦痛之名，如谓："三焦手少阳之脉……是主气所生病者，汗出，目锐眦痛，颊痛。"《难经》中亦有类似描述："手三阳之脉，受风寒，伏留而不去者，则名厥头痛。"《名医别录》云："面上有风来去，目泪出、多唾、忽忽如醉……"等；《张氏医通》云："面痛……不能开口言语，手触之即痛。"后世医家对本病的病因病机有较深入的认识。如明·王肯堂《证治准绳》认为"面痛……暴痛多实，久痛多虚""足阳明经络受风毒，传入经络，血凝滞而不行，故有此证"。而龚信在《古今医鉴》中则认为面痛乃胃脉病，如谓："面痛专属胃，手足六阳之经皆上至头，而足阳明胃之脉，起于鼻交頞中，入齿挟口还唇，循颊车，上耳前，过客主人，维络于面，故面痛专属于胃"。《张氏医通·面痛》又提出"三因为患"的观点，即"老人过劳"，郁结胃热，恼怒伤肝、肝胆火逆。在治疗方面，《证治准绳·面痛》提出："高者抑之，郁者开之，血热者凉之，气虚者补之，不可专以苦寒降火为事。"清·徐大椿亦云："高者抑之，郁者开之，客者散之，闭者通之。"（《杂病证治》）《医学纲目》和《普济本事方》尚有面痛治验的记述。以上论述表明，我国古代医家对本病有较深入的认识,并且积累了丰富的经验。

(二)理法精要

韦师认为三叉神经痛的病因有外感和内伤之不同。其经络与足少阳、足阳明经联系密切,其病因以"风淫火郁"为多。因风邪善行而数变,火性上炎,故其痛剧而发病骤。

外感者以"风"邪为先,"风为百病之长",其性升发,"伤于风者,上先受之"。若起居不慎,寒、热之邪以风为先导侵袭,最易上犯高颠,导致经脉不通,气血郁滞而引起头面痛。内伤者多为肝、脾、肾三脏功能失调,从而使气郁、火郁、湿阻、痰壅、风动之变由生,致邪阻经络或上犯清窍,则壅遏为痛;亦可因肝肾阴虚或脾虚血亏、脉络失荣、不荣则痛。而肝为风木之脏,性喜条达,主疏泄,肝之功能失调可引动"内风",故内伤者首当责之于"肝"。如七情内伤,抑郁不舒,则肝气郁结,日久化火生风;若恼怒太过,激动肝火,则风火上逆,皆可引起头面痛。《谦斋医学讲稿》即云:"内伤头痛可分为虚实二大类,虚证以肝阳为常见,实证以肝火为常见",明确指出了头痛之证是以"肝"为中心。从经络循行来看,足厥阴肝经连目系,上经前额到达巅顶与督脉交会,其支者从目系走向面颊的深层,下行环绕口唇之内;胆附于肝,"胆足少阳之脉……起于目内眦,上抵头角,下耳后……",其支者,从耳后入耳中,出走耳前,至目锐眦后。肝胆经脉之循行部位与三叉头痛之疼痛部位相一致。此外,肾为先天之本,主藏精,肝肾同源,肝脏内寄相火,体阴而用阳,赖肾水滋之,肾水不足,水不涵木,肝阳上亢,亦可致"风",扰乱清窍,引起头面痛;脾主运化,若饮食不节,脾失健运,痰浊内生,肝风夹痰上扰,面部气血瘀滞,脉络不通,亦致面痛。痰瘀往往互为因果,既可因瘀致痰,又可因痰致瘀,形成痰瘀互结,使本病缠绵难愈。

本病治法之旨,当随"风淫火郁"之因之变而立。外感者当以"养血祛风"为先,内伤者则以"柔肝清热"为要。若属外感风寒而病程短者,治当祛风散寒,方选川芎茶调散加减。

倘病程较长,顽固难愈者,韦师则别出心裁,专设通天笑痛方(生白附子 12 克，僵蚕 6 克，全蝎 4.5 克，川芎 18 克，白芍 30 克，炙甘草 10 克，大枣 8 枚），以祛风散寒，化瘀通络，缓急止痛。该方由牵正散加味而成，方中之三味药"皆治风之专药"，且均具解痉止痛之功。其中白附子辛温燥烈，能升能散，善引药上行而止痛；"痛久入络"，寻常草木金石之药殊难搜逐，故借虫蚁类僵蚕、全蝎之走窜，化瘀通络，以从速蠲痛。若属风热侵袭者，治宜疏风清热，和络止痛，方用芎芷石膏汤加减。若为内伤，视其病机之不同，"柔肝清热"之法随证而变。如因肝火上炎者宜清泻肝火，肝风内动者应平肝息风，阴虚阳亢者则当养阴柔肝息风，肝风夹痰者当息风化痰并举，不可拘泥于一端。并认为三叉神经痛顽固难愈者多与瘀血有关，则温阳化瘀、益气化瘀、滋阴化瘀、养血化瘀、泻热化瘀、祛风活络、祛痰化瘀等法随证而施，俾瘀散络通而痛止。

韦师治疗三叉神经痛尤其重视"风药"的运用，因"总其大体而言之也，高巅之上，惟风可到"（《医学六要·头痛》）。"风药"的运用不可囿于表证、里证、虚证亦然，使药力直达病所，事半功倍。但应用"风药"需注意以下三点：①风药用量宜小，且宜轻煎，以遂其轻清上浮"升散"之性，若用量过重，则成"发散"，反不收效。②要"因人制宜""因时制宜"，体质薄弱者，为防过汗之弊，风药用量应轻；体质强壮者，风药用量可稍重；而气候温暖时节，腠理疏松，容易汗出，风药用量宜轻；寒冷季节，腠理致密，不易汗出，则风药用量可稍重。③因风药其性偏燥，久服易伤阴津，故应配合养阴润燥，或养血和营之品，以防升散太过。

此外，由于本病疼痛剧烈，难以耐受，且反复发作，逐渐加重，致使许多患者往往存在着明显的抑郁、焦虑、恐惧等负性情绪，严重影响患者的生活质量，故其治疗除配合疏肝解郁外，尚应重视情志的调理。

（三）辨证撷菁

三叉神经痛之发作，多属风、火为患，顽固难愈者多兼瘀、兼痰，或痰瘀互结，故韦师辨识本病，以辨风、火、瘀、痰为要。

一曰辨风，外风所致者，自有表证可察，若痛时面肌有紧缩感，呈阵发性短暂抽搐样剧痛，遇寒痛增，得热痛减，面色苍白，舌质淡，苔薄白，脉浮紧者为风寒凝聚；若面痛为灼痛或刀割样疼痛，面红，目赤，汗出，遇热痛增，得寒痛减，舌质红，苔薄黄，脉浮数者属风热上扰。内风多责之于肝，其症以面痛突发突止，或左或右，如火灼或刀割为特征，伴眩晕耳鸣，心烦易怒，胸胁胀闷，口苦咽干，溲黄便结，舌质红苔黄，脉弦数。

二曰辨火，火邪面痛者，虽各经皆有火证，而独惟阳明为最，胃火上攻头面，故其痛必甚，遇热诱发，龈肿口臭，烦躁不安，口渴喜饮，大便干结，小便黄赤，舌质红，苔黄厚，其脉必洪；"气有余便是火"，肝火可由肝气郁结，郁而化热生火，火性上炎，上扰清窍而见患侧频发电击样疼痛，痛时面红目赤，烦躁易怒，怒则发作或加重，胁肋作胀，口苦咽干，舌质红，苔黄，脉弦数；也可由阴虚阳亢，阳气升腾而化火，虚火上炎，脉络挛急，则头面抽搐剧痛，午后加重，颧红烦热，失眠健忘，舌红少苔，脉细弦数。

三曰辨瘀，面痛反复发作，经年不愈，发作时面痛如锥刺，痛处不移，入夜痛甚，面色晦滞，舌质紫黯，苔薄，脉涩者，为瘀血阻络。

四曰辨痰，痰阻面痛，多属酒食所伤，疼痛经久不愈，头部昏蒙，胸脘满闷，呕吐痰涎，大便溏薄，舌质淡，苔腻，脉弦滑。

若从虚实辨，上述风、火、瘀、痰四证多属实，而病程迁延、顽固难愈者，多为本虚标实之候。由于肝藏血体阴而用阳，肝气舒达升发而不刚暴升发太过，皆在于阴阳互根互制和阴血濡润、涵养，病理情况下则阴易伤阳易亢，故本病之本虚标实以肝之阴血不足，肝阳、肝火偏盛为多见，或兼瘀血、痰浊之候。临证当详询病史、发作诱因及伴随症状等，权衡虚实之主次。

二、验案举隅

（一）痰瘀互结，风痰阻络案

李某，男，43岁，2011年1月9日初诊。

主诉：左侧面部阵发性疼痛1年余。

病史：患者1年多前出现左侧面部阵发性疼痛，在某医院诊断为"三叉神经痛"，曾用针灸及神经阻滞剂治疗不效，发作时口服长效卡马西平200mg，每日1次，效果不显，仍于进食、刷牙时诱发疼痛，遂于韦师处就诊。

诊见：左侧面部阵发性刺痛，呈刀割样，灼热感，进食、刷牙可诱发及加重，伴呕恶痰涎，胸膈满闷，少食多寐，形体肥胖，平素喜食肥甘厚味，体倦乏力，二便尚调，舌质淡黯，苔白腻，脉弦稍滑。证属痰瘀互结，风痰阻络。治以涤痰息风，化瘀通络。以半夏白术天麻汤合通天笑痛方化裁。

处方：清半夏12g，天麻12g，苍术、白术各15g，陈皮12g，生白附子12g，僵蚕6g，全蝎4.5g，川芎18g，白芍30g，炙甘草10g，大枣8枚。将僵蚕、全蝎焙干研粉，用药液冲服。白附子用文火先煎35分钟，再纳入余药煎25分钟，水煎2次，共取药液400mL，分3次服。热酒10mL为引。10剂，每日1剂。嘱其注意保暖。

复诊：治疗10日后，患者疼痛稍减轻，已停用卡马西平，仍感头昏，纳少，二便自调，脉舌象同前。上方加党参15g，生黄芪30g，以扶土抑木，健脾化痰。14剂，每日1剂，水煎服。嘱其注意保暖。

三诊：服药半月后，疼痛偶有发作，但程度较前减轻，舌质淡略黯，苔薄白，脉弦。效不更方，继予原方，每日1剂，水煎服。守方治疗2周，诸症消失，其后随访半年，疼痛未再发作。

按：患者形体肥胖，过食肥甘，聚湿生痰，且痛如针刺，病程逾年，其痰瘀互结，风痰阻络可知。制土者木也，痰壅于中，每易引发肝风，风因痰激，痰随风动，上犯高颠而发病，故治以涤痰息风，化瘀通络。方中天麻为君药，其味甘质润，药性平和，归肝经，具有息风止痉、平抑肝阳、祛风通络之功，对于各种病因之肝风内动，无论寒热虚实均可应用；半夏与白术、苍术、陈皮相合，健脾燥湿，以绝生痰之源。通天笑痛方系韦师治疗本病之经验方，方中之牵正散"皆治风之专药"，均擅解痉止痛，兼寓化瘀通络之功，其中白附子辛温燥烈，能升能散，善引药上行而止痛；"白芍酸收而苦泄，能行营气；炙甘草温散而甘缓，能和逆气"（《医方集解》），两味相伍，缓急止痛，功专力宏，白芍之酸敛和营，尚能防温燥诸药升散太过之弊；然虫蚁搜剔之品必耗正气，故大枣、炙甘草与白术合用，以健脾益气；川芎活血化瘀，行血中之气，祛血中之风，引诸药上行头目，以增强止痛之效。患者脾虚肝旺，故二诊时加党参、黄芪健脾益气，以达培土抑木之功。全方刚柔相济，气血同治，补散合施，共奏涤痰息风，通络止痛之效，而无伤正之弊。

（二）心肝血虚，肝风内动案

王某，女，43 岁。2014 年 3 月 23 日初诊。

主诉：右侧面颊阵发性疼痛半年余。

病史：患者右侧面颊疼痛时发时止半年余，经头颅 CT 检查未见异常，诊断为"三叉神经痛"。发作时服卡马西平疼痛可减轻，但易在刷牙、洗脸时诱发。刻诊：右侧面颊疼痛如灼，痛及右侧颞部及颠顶，其右侧面颊不能碰触，洗脸、刷牙即易致发作，疼痛逐渐加重，发作次数逐渐增加，约 5 分钟左右 1 次，面色无华，头晕目眩，寐少梦多，目胀耳鸣，平素月经量多，色淡，舌质淡略黯，苔少，脉沉细。证属心肝血虚，肝风内动。治以养血息风，宁心安神。方以钩藤汤合四物汤加减。

处方：钩藤 12g，当归 20g，茯神 15g，人参 6g，桔梗 9g，桑寄生 20g，白芍 25g，生地黄 12g，川芎 12g，蜈蚣 2 条，天麻 12g，丹参 30g，炙甘草 12g。每日 1 剂，水煎服。

二诊：服药 5 剂，疼痛稍缓，发作次数减少，约 8 分钟左右 1 次。效不更方，原方继投。

三诊：服药 7 剂，疼痛与目胀耳鸣基本消失，劳累后偶而发作 1 次，仍感头晕目眩，寐少梦多。此乃肝热得平，肝风渐息，而血虚难复，肝气不柔。肝主谋虑，主疏泄，主藏魂，与气血关系密切，故治此不寐仍以调畅肝之气血为先，兼养血以安神，予逍遥散加减，以善其后。

处方：柴胡 12g，当归 15g，白芍 18g，天麻 9g，白术 15g，党参 20g，茯神 15g，远志 15g，炒酸枣仁 15g，薄荷 3g，炙甘草 9g。

四诊：上方共服 21 剂，诸症悉平，随访半年无复发。

按：女子有经、带、胎、产之生理特点，易耗血伤阴，女性多不足于血。肝为藏血之脏，本案患者平素月经量多，阴血耗伤，肝失所藏，血不养肝，引动肝风，上扰清窍而致头面痛。眩晕、面色无华均为阴血亏虚之象。故治当养血息风，宁心安神。钩藤汤源于《圣济总录》，主治孕妇心肝血虚，肝风内动，手足抽掣者。其病机正与本案契合，故以之为主方。四物汤乃养血调肝之专方，当归甘温和血，川芎辛温活血，芍药酸寒敛血，地黄甘平补血；伍以人参甘温，取补气生血之意；天麻、钩藤平肝息风；丹参养血活血，舒筋活络；蜈蚣搜风通络、解痉止痛；炙甘草调和诸药，且与白芍相合酸甘化阴，柔肝缓急。诸药相合，使血旺养肝，风息络通，而疼痛即止。本方重在息风药与滋养药并用，而重用息风之品以治其标，配伍养血之品以治其本，故获佳效。

（三）阳明积热，肝胆郁热，阳亢风动案

谷某，男，30岁，2013年5月12日初诊。

主诉：左侧耳前及下颌部电击样疼痛20余日。

病史：患者20余日前暴怒后出现左侧耳前及下颌部电击样疼痛，西医诊断为"三叉神经痛"，予口服卡马西平及针灸治疗，疗效欠佳。诊见：左侧耳前及下颌部电击样疼痛，左侧面部灼痛不适，刷牙洗脸均可诱发疼痛，每次持续5秒钟左右，1日发作数十次，遇热加重，夜寐不安，心烦易怒，眩晕，腹胀纳差，小便色黄，大便干结，3日未行，平素牙龈肿痛，无龋齿，口苦口干喜饮，舌质红，苔黄燥，脉弦数。证属阳明积热，肝胆郁热，阳亢风动。治宜清胃泻胆，平肝息风，通络止痛。方以大黄黄连泻心汤合羚角钩藤汤加减。

处方：大黄9g，黄连12g，黄芩12g，枳实12g，羚羊角粉3g（冲服），钩藤12g，茯神15g，滁菊花12g，柴胡12g，升麻6g，白芍25g，霜桑叶9g，鲜生地黄15g，淡竹茹15g，生甘草6g。日1剂，水煎400mL，分2次温服。嘱其忌食辛辣、油腻之品，并注意调畅情志。

二诊：服药1剂，大便即通，疼痛得缓。遂减大黄、枳实，加草决明、珍珠母，由通腑泻热改为加强平肝柔肝，以治其本。

三诊：服药5剂，疼痛次数及持续时间均明显减轻，夜寐能安，仍感眩

晕，心烦，口干喜饮，舌质红，苔薄黄，脉弦细数。证属热未尽去，肝肾之阴已伤，而肝阳上亢，继以羚角钩藤汤加减，滋补肝肾，平肝潜阳，以善其后。

处方：羚羊角粉 1.5g（冲服），钩藤 12g，茯神 15g，枸杞子 20g，滁菊花 12g，柴胡 9g，白芍 15g，知母 9g，熟地黄 18g，牡丹皮 9g，山茱萸 12g，枳壳 9g。日 1 剂，水煎 400mL，分 2 次温服。

四诊：上方共服 17 剂，疼痛消失，余无明显不适，追访半年未再复发。

按：《证治准绳》曰："面痛属火，盖诸阳之会，皆在于面，而火阳类也。"而风主厥阴，燥主阳明，肝胆与胃热内炽，循经上炎，气血壅滞足少阳、阳明经络，引动肝风，壅滞气血，不通则痛，故耳前及下颌灼热疼痛。口苦、易怒等均为肝火旺盛之象；大便干结，牙龈肿痛乃胃热内炽之征。方用大黄黄连泻心汤，取方中黄芩泻上焦之火，黄连泻中焦之火，大黄泻下焦之火，以顿挫其亢逆之势。胃为阳土，喜润而恶燥，其病则易成燥热之害，胃阴每多受伤。故运用苦寒泻火之剂，以祛除实热燥结为度，以免化燥伤阴。同时予羚角钩藤汤减川贝母，以平肝潜阳，息风止痉，兼有养阴柔肝之能。柴胡、升麻合用，既可升举脾胃清气，又为引经之药，引诸药上行头面，直达病所。终以滋补肝肾，平肝潜阳法善后，药证相合，而收全功。

第三节　枕神经痛

枕神经痛是指枕大神经和枕小神经分布范围内（后枕部）阵发性或持续性疼痛。临床表现为一侧或两侧后枕部或项部的针刺样、刀割样或烧灼样疼痛，疼痛时患者头项部转侧受限。疼痛程度轻重不等，疼痛可向头顶部及前额部放射，有时还可累及耳颞部，部分患者有枕部皮肤感觉过敏和麻木感，颈枕部肌肉紧张度增高。枕神经痛好发于青壮年，女性容易患病，常因受凉、劳累、感冒、不良姿势的睡眠引起，也可因颈部外伤、增生性颈椎病等颈椎病变所致，部分患者病因不明。枕神经痛大抵属于中医学"头痛""枕后痛"等范畴。

一、临证思维

（一）思维溯源

中医学古代文献有关本病的记载，散见于与太阳、少阳、督脉等相关的"头痛"中。《黄帝内经》称头痛为"脑风""首风"，认为其病因有外感与内伤之不同。汉代张仲景《伤寒论》创立六经辨证，并在其基础上分为太阳、阳明、少阳、厥阴头痛。至金元时期李东垣《兰室秘藏·头痛门》补充了太阴头痛与少阴头痛，并主张分经用药，从而为头痛分经用药奠定了基础。金元时期朱丹溪提出头痛"如不愈各加引经药，太阳川芎，阳明白芷，少阳柴胡，太阴苍术，少阴细辛，厥阴吴茱萸"。对临床颇具指导意义。明代张景岳《景岳全书·头痛》认为："凡诊头痛者，当先审久暂，次辨表里。盖暂痛者，必因邪气，久病者，必兼元气。以暂病言之，则有表邪者，此风寒外袭于经也，治宜疏散，最忌清降；有里邪者，此三阳之火炽于内也，治宜清降，最忌升散，此治邪之法也。其有久病者，则或发或愈，或以表虚者，微感则发。……所以暂病者，当重邪气，久病者，当重元气，此固其大纲也。然亦有暂病而虚者，久病而实者，又当因脉因证而详辨之，不可执也。"所述推究原委，详其理法，言多中肯。晚清医家陆以湉《冷庐医话·头痛》关于"头痛属太阳者，自脑后上至颠顶，其痛连项；属阳明者，上连目珠，痛在额前；属少阳者，上至两角，痛在头角。以太阳经行身之后，阳明经行身之前，少阳经行身之侧。厥阴之脉，会于颠顶，故头痛在颠顶；太阴少阴二经，虽不上头，然痰与气逆壅于膈，头上气不得畅而亦痛"的论述，分经论治头痛，曲尽其详，颇多发明，对论治本病的指导性尤强。

（二）理法精要

韦师认为，枕神经痛的形成，多与太阳经、少阳经及督脉的病变密切相关，其病机不外"不通则痛""不荣则痛"两端。足太阳膀胱经自脑后上行颠顶循项背；足少阳胆经分布枕后部及两侧，循行于项部，且风池穴归属少阳经。督脉行于背正中，并经项后部至风府穴入脑。枕神经痛的部位在后枕部、后项部，恰是太阳经、少阳经及督脉之分野。急性发病者，多为外感风、寒、湿等邪，导致太阳、少阳、督脉经脉气血痹阻，或外伤跌仆，致气血运行失调，经气不和，脉络痹阻，气血淤滞，"不通则痛"。病程日久，多因督脉空虚。督脉上通于脑，乃精髓升降之通道。肾藏精、精生髓，精髓沿督脉上行而充于脑。若先天禀赋不足，或房劳过度，耗损肾精，髓海空虚，"不荣则痛"。或外邪乘虚而入脑阻络，血凝泣而不行，清空不利而成虚实夹杂之证。

关于枕神经痛的治疗，韦师认为"须分内外虚实"。若因外感六淫，或跌仆扭挫者，其证属实，治当以祛邪通络为主；若为虚证者，当以补肾强督为要；虚实夹杂者当酌情兼顾，灵活变通。韦师强调治疗本病要重视"引经药"的运用，病在太阳者予羌活、川芎、蔓荆子；病在少阳者可选柴胡、川芎；病在督脉者，可适当给予血肉有情之品。同时应注意，在使用川芎、羌活、柴胡等"风药"引经时，用量宜小，且宜轻煎，以遂其轻清上浮"升散"之性。引经之"风药"多性燥，易耗血伤阴，故当伍以养血之品以制其偏。

（三）辨证撷菁

辨证要根据病程的长短、感邪的性质、疼痛的特点等，辨清其虚实、寒热、病位等。其中发病急，病程短，多属实；发病缓，病程长者，多属虚或虚实夹杂。风邪为主者疼痛部位走窜不定；寒邪为主者，疼痛剧烈，痛处喜温恶寒；湿邪重者，疼痛重着不举；以热邪为主者，局部灼痛恶热。病在太阳者，多兼项背拘急、恶风等症；病在少阳者，多兼口苦、胸胁闷痛等症；病在督脉者，多兼腰背酸沉等症。

二、验案举隅

（一）肾精亏虚，寒滞督脉案

胡某，女，60岁。2000年8月27日初诊。

主诉：间断项后痛1年余，加重1天。

病史：患者1年前常因劳累、受凉诱发项部疼痛，曾多次服用卡马西平、去痛片等，疼痛仍然时发时止，日前复因受凉致项痛发作，遂来韦师处就诊。刻诊：项及头枕部疼痛，拘急不舒，难以转侧，得温暖则舒，精神疲惫，健忘，头晕目眩，腰背酸沉，口燥咽干，于风池穴、翳明穴处压痛明显，舌质红少苔，脉沉弦细。证属肾精亏虚，寒滞督脉。治宜补肾益精填髓，强督散寒通络。方以左归丸加减。

处方：熟地黄18g，枸杞子20g，山茱萸15g，菟丝子15g，鹿角胶9g，龟甲胶12g，白芍30g，当归20g，川芎15g，葛根25g，羌活15g，炙甘草10g。7剂，日1剂，水煎400mL，鹿角胶、龟甲胶烊化兑入，分2次温服。

二诊：项及头枕部疼痛、拘急不舒大减，转侧自如，舌脉同前。拟原方再投7剂。

三诊：项及头枕部疼痛未作，头晕目眩、口燥咽干、腰背酸沉、精神疲惫皆明显好转。遂改服成药左归丸，以巩固疗效。

按：患者年届花甲，肾精日渐亏虚，督脉失充，外邪乘虚客入督脉及足太阳膀胱经，凝滞气血，故见项及头枕部疼痛。精神疲惫，健忘，头晕目眩，腰背酸沉等皆为肾精不足，督脉空虚之征。治宜补肾益精填髓，强督散寒通络。方中以重用熟地黄、枸杞子、山茱萸、龟甲胶滋肾填精，大补真阴为基础，加入大剂辛温之羌活，入足太阳经走肌表，以祛在表之风寒。《本草备要》谓其"治风湿相搏，本经（太阳）头痛，督脉为病，脊强而厥，刚痉柔痉"；重用葛根以解肌发表，缓经脉之拘急。祛风药与滋阴养血药合方，而无伤津化燥之虞。鹿角胶、菟丝子温肾阳，补督脉，兼取其"阳中求阴"之意；当归、川芎补血养血、活血止痛；白芍与甘草相伍，缓痉止痛。药证相投，切中病机，故获痊愈。

（二）风客太阳，经脉拘急案

张某，女，35岁。2008年6月7日初诊。

主诉：头枕部疼痛10天。

病史：患者 10 天前于室外午睡后出现头枕部疼痛，痛连项背，经用风湿止痛膏治疗后疼痛未能缓解，且有加重之势，昼夜不止，影响睡眠。刻诊：头枕部疼痛，痛势较剧，项背拘急不舒，恶风，微汗，舌质淡，苔薄白，脉缓。证属风邪侵袭太阳经，循经上犯，经脉拘急。治宜疏风散寒，活络止痛。方以川芎茶调散加减。

处方：川芎 15g，荆芥 12g，羌活 15g，薄荷 6g，葛根 20g，桂枝 12g，白芍 20g，当归 15g，炙甘草 9g，茶叶 6g。6 剂，日 1 剂，水煎 400mL，分 2 次饭后温服。茶叶另泡兑服。

二诊：服药 6 剂后头痛、项强、恶风等症均消失。继用生姜、大葱白各 10g 煎汤，冲服玉屏风颗粒，以善其后。

按："高颠之上，唯风可到"。患者起居不慎，风邪侵袭太阳经脉，循经上扰，营卫不和，经脉拘急，而发为枕后痛。故当疏风散寒活络以止痛。方中川芎辛温香窜，为血中之气药，上行头目，为治诸经头痛之妙品，善于祛风活血而止头痛；羌活、薄荷、荆芥辛散上行，以助疏风止痛之功，其中羌活善治太阳经头痛；葛根舒筋活络；白芍与桂枝相配，以调和营卫；白芍与炙甘草相伍，以缓急止痛；当归与川芎合用，以养血活血，通络止痛，兼寓"治风先治血，血行风自灭"之妙；茶叶苦寒清上而降下，监制诸疏风药过于温燥、升散之弊。诸药合用，升散中寓有清降，疏风止痛而不温燥，共奏疏风止痛之功。

（三）邪客太阳少阳，经脉气血郁滞案

李某，男，43 岁。2010 年 4 月 2 日初诊。

主诉：右颈项强痛 1 月余。

病史：患者 1 月前无明显诱因出现右侧颈强直疼痛，自服"去痛片"疼痛可暂时缓解，旋即复发。遂来韦师处就诊。诊见：右颈项强直疼痛，连及背部，右臂抬举受限，胸闷善太息，口苦咽干，脘痞纳差，恶心欲呕，二便调，舌质淡，苔薄白微黄，脉弦。证属邪客太阳少阳经脉，枢机不利，气血郁滞。治当太少并治，解表和里，调和营卫。方以柴胡桂枝汤加减。

处方：柴胡12g，黄芩12g，清半夏12g，党参15g，桂枝15g，白芍15g，川芎12g，葛根20g，伸筋草30g，炙甘草6g，生姜6g，大枣6枚。5剂，日1剂，水煎400mL，分2次温服。

复诊：右颈项强痛大减，手臂抬举自如，饮食增加，口苦咽干、恶心欲呕消失。继服3剂，诸症皆愈。

按：本案患者系太阳病久延不愈，一则邪入少阳，枢机不利，郁热上扰；二则郁热伤津，筋脉失养，经输不利。证属表证未解，邪犯少阳，营卫不和，枢机不利，筋脉失养。治宜解表和里，调和营卫。故以柴胡桂枝汤宣畅枢机，清泄郁热，调和营卫，太阳、少阳表里双解；合桂枝加葛根汤以加强发表解肌，宣通经气之力，并缓经脉之拘急；川芎与伸筋草合用，行气活血，通络止痛，其中川芎为少阳引经之药，能上行头目。诸药合用，药证相应，故获良效。

第四节　颈椎病

颈椎病又称颈椎综合征，系指因颈椎椎间盘退变及其继发椎间关节改变，所致脊髓、神经、血管损害而表现的相应症状和体征。好发于40岁以上的中老年人。男性多于女性，以颈5～6、颈6～7两节最为常见。颈椎病的发生与颈椎间盘退行性变、损伤，颈椎先天性椎管狭窄等因素有关。颈椎是脊柱中体积最小，但灵活性最大、活动频率最高的节段。因此，自出生后，随着人体的发育、生长和成熟，并不断地承受各种负荷、劳损，甚至外伤而逐渐出现退行性变。尤其是颈椎椎间盘，不仅退变过程开始较早，且是诱发或促进颈椎其他部位组织退行性变的重要因素。主要表现为颈椎椎间盘退变本身及其继发性的一系列病理改变，如椎节失稳、松动；髓核突出或脱出；骨刺形成；韧带肥厚和继发的椎管狭窄等，刺激或压迫了邻近的神经根、脊髓、椎动脉及颈部交感神经等组织，引起一系列功能障碍的临床综合征。根据本病不同的临床表现，可将其分别归属于中医学"眩晕""项强""麻木"

等范畴。

一、临证思维

（一）思维溯源

有关颈椎病的论述散见于历代文献中，如《素问·调经论》云："寒湿之中人也，皮肤不收，肌肉坚紧，荣血泣，卫气去，故曰虚。"《素问·逆调论》曰："骨痹，是人当挛节也。人之肉苛者，虽近衣絮，犹留者也，是谓何疾？曰：荣气虚，卫气实也，荣气虚则不仁，卫气虚则不用，荣卫俱虚，则不仁不用，肉如故也，人身与志不相有，曰死。"《素问·至真要大论》云："诸痉项强，皆属于湿。"《古今医鉴》认为："病臂病为风寒湿所搏，有血虚作臂背痛，盖血不荣筋故也，因湿臂痛，因痰饮流入四肢，令人肩背酸，两手软痹。"张景岳之《类经图翼》提出："凡人肩冷臂痛者，每遇风寒，肩膊上多冷，或日需热手抚摩，夜须多被拥盖，庶可支持。"薛已《正体类要·序》所谓："肢体损于外，则气血伤于内，荣卫有所不贯，脏腑由之不和。"上述记载不仅描述了颈椎病的主要症状，而且强调了气血亏虚，风寒湿邪对颈椎病的影响。《张氏医通》别出心裁，强调："有肾气不循故道，气道挟脊而上，至肩背痛；或观书对弈久坐而致脊背痛者。"此论说明，体位不良可以导致颈椎病的发生，这与现代医学对颈椎病的认识相一致。

（二）理法精要

根据《医宗金鉴·正骨心法要旨·旋台骨》关于"旋台骨，又名玉柱骨，即头后颈骨三节，一名玉柱骨"的记载，以及《正体类要·序》"肢体损于外，则气血伤于内，营卫有所不贯，气血由之不和"之论，韦师认为经络气血不和是颈椎病发生的关键。颈椎病病变在颈项肩背部，恰是太阳、少阳、督脉等循行部位，如后颈部为督脉、足太阳膀胱经、足少阳胆经所通过；侧颈部为手少阳三焦经、手太阳小肠经、手阳明大肠经所通过，如经络循行部位壅塞不通，可造成局部气血不和，引发颈部疼痛、僵硬、手麻、头晕等各种表现。颈椎所在属于督脉循行之处，故颈椎病的病理基础是督脉损伤，瘀血阻滞，经络不通。引起经络气血不和的因素主要有内外两端。外者乃因风、寒、湿诸邪侵袭，客于经络，使经气不利，太阳、少阳、督脉等循行部位的气血不通，以致项强，活动不利，肢麻等。内者不外脾、肝、肾亏虚。脾虚则气血生化乏源，经络失于濡养，或脾虚失运，痰湿内生，痰瘀互结，阻滞经络；肝藏血主筋、肾藏精主骨，肝肾精血亏虚，筋骨经脉失于濡润，均可引起眩晕、肢体麻木、疼痛等症。

针对颈椎病的发病机理，韦师强调当以疏通经络气血为要。其治法的具体运用，当审证求因，针对其病机特点确定，如寒湿痹阻者治以温经祛寒，除湿通络；痰瘀阻络者治当健脾祛痰，活血通络；中气下陷，清阳不升者当补气升阳；肝肾不足，精血亏虚者当益肾填精、养血柔肝。中医药治疗本病，疗效可靠，应坚持以非手术为主的治疗原则，多数患者都可通过"保守疗法"获得痊愈或好转，只有那些通过正规非手术治疗无效，而又影响工作和生活者方可考虑手术。

值得重视的是，中医学传统外治疗法因其临床操作简单、应用方便、疗效显著而被广泛运用，且疗法多样，在颈椎病的治疗上显示出独特的优势。如常用的有贴法、敷法、熨法、洗法等各具特色，可根据患者的具体情况灵活运用，或配合其他疗法同时治疗则效果更佳。兹择要简介如下。

1. 贴法

常用药为麝香阿魏膏。取广丹、生地黄、白芷、大黄、川乌、草乌、牙皂、肉桂各 15g，麝香 0.5g，阿魏 1g。用香油 500mL，将广丹、牙皂、生地黄、大黄、川乌、草乌、大黄及肉桂煎熬成膏。临床运用时，在局部涂上麝香 0.5g、阿魏 1g。使用前常规消毒颈部皮肤，隔天 1 次，20 天为 1 个疗程。本方具有温经散寒，化瘀通络，祛风止痛之功。对缓解颈椎病疼痛有可靠疗效。

2. 敷法

常用方为温筋散。取麻黄、桂枝、花椒、川乌、草乌、姜黄、红花、当归、川芎、桑枝等份为末，开水及凡士林调和，外敷，每日 1 次。本方活血化瘀，温经通络，主要用于风寒入络者。

3. 熨洗法

常用方为麻痛煎。取草乌、羌活、桂枝、当归、透骨草各20g,川芎、乳香、没药、地龙各10g,鸡血藤40g。加水1200mL,浸泡24小时,文火煎熬30分钟,过滤后浓缩约500mL备用。然后将毛巾浸入浓缩好的中药药液,再将毛巾湿敷于患处,用电压220V,300W电熨斗于患处反复熨之,每次熨30分钟。注意勿使烫伤。本方有活血化瘀,祛风止痛之功,用于风寒侵袭,闭阻经脉,或痰瘀互结者。

4. 洗法

常用方为舒筋煎。取当归、红花、透骨草、伸筋草、丹参、川木瓜、桂枝、白芍各15g,川乌、草乌、花椒、苏木各12g。加水1500mL,浸泡24小时,文火煎熬30分钟,取药液1000mL,用毛巾蘸药水热洗患处。每日2次,每剂药洗2天。本方温经活血,舒筋止痛。用于寒凝血瘀,筋急挛缩者。

(三) 辨证撷菁

颈椎病应首先辨外感与内伤,进而辨别证候之虚实。新病一般多由外因所致,多属实证,为邪气偏盛,外邪阻滞,或气滞血瘀,或痰瘀交阻,病程较短;久病或内伤引起者多以正虚为主,多表现为肝肾不足,或虚实错杂,病程较长。一般而言,若颈项强痛,恶寒,头重痛如裹,脉浮滑或沉缓,舌质淡,苔白腻或白滑,多属风寒湿证(颈型);下肢软弱无力,或颈部刺痛,痛有定处,舌质紫黯或有瘀斑,苔薄白或白滑,脉沉迟或涩,多属瘀血阻络证(脊髓型);颈部缓痛,活动无力,眩晕,腰膝酸软,舌质淡,苔薄白,脉沉弱无力,多属肝肾不足证(椎动脉型);颈部刺痛,痛引肩臂,活动不利,舌质紫暗或有瘀斑,苔薄白或白滑,脉沉迟或涩,多属气滞血瘀证(神经根型)。

二、验案举隅

(一)气虚血瘀,寒凝脉络案

李某,男,48岁。2009年12月3日初诊。

主诉：颈项部活动不舒，左上肢麻木1年余。

病史：患者长期伏案工作，近1年来颈项部活动不舒，转侧不利，左上肢麻木，于某县医院就诊，颈部X线片示：颈椎生理曲度变直，颈椎椎体退行性变，诊断为"颈型颈椎病"，经中西医药物治疗，效果不佳，遂到我院就诊。诊见：颈项转侧不利，活动受限，左上肢麻木酸痛，得温暖麻木稍缓，形体消瘦，疲乏无力，易汗出，畏风，每因久坐伏案或受凉后症状加重，舌质黯淡，舌下脉络紫黯，苔薄白，脉沉紧。证属气虚血瘀，寒凝脉络。治宜益气化瘀，温经散寒，舒筋活络。方以补阳还五汤合桂枝加葛根汤化裁。

处方：黄芪60g，当归15g，川芎15g，桃仁12g，红花12g，地龙12g，葛根25g，桂枝15g，白芍12g，羌活15g，炙甘草6g，生姜5片，大枣8枚。日1剂，水煎400mL，分2次温服。同时用温筋散外敷项部，每日1次。

复诊：用上方内外兼治7天，颈项部活动不舒、左上肢麻木皆减轻，恶风消失，自汗减少。停用温筋散外敷，内服方再投。

三诊：服上方1个月，诸症悉除，随访3个月未再复发。

按：患者"卫气虚"之体，风寒乘虚入侵，伏于经络，痹阻气血。加之长期伏案工作，"劳则气耗"，且劳伤玉柱骨，以致气血瘀滞脉络而顽麻不愈。随着病程的延长，气愈虚则风寒之邪、脉络之瘀愈不易除，而邪气久羁，则正气愈伤。此"卫气虚"之不仁似与《素问·逆调论》"荣气虚则不仁"之说相悖，但本案的病机特点在于"瘀血不去，新血不生"，仍然具有"荣气虚"的一面。祛瘀方可生新，而使荣气实。用活血化瘀法治疗"不仁"，必须具有瘀血特征，但诸多瘀血见证，不必悉具。本案立法用药，当治本与治标并重，扶正与祛邪兼顾。故既用补阳还五汤以益气化瘀，又用桂枝加葛根汤温经散寒，舒筋活络。方中黄芪、葛根用量独重，系配伍之要点，一则使气足以行血化瘀，一则解肌生津，以缓解筋脉之拘急。加入羌活一味，以祛风寒，利关节，并长于治"督脉为病，脊强而厥"（《本草备要》），又可兼作引经之用。全方虽药简而力专，切中病机，而收全功。

（二）肝肾亏虚，督脉失荣案

于某，男，57岁。2012年6月7日初诊。

主诉：眩晕反复发作2年余，伴右肩关节疼痛10个月。

病史：患者2年前出现眩晕，且日渐加重，测血压波动于正常范围。5天前，因强力劳累，眩晕突然发作，下肢无力跌倒在地，但神志清楚，自己爬起。经某医院按短暂性脑缺血发作治疗乏效，而来韦师处就诊。症见：眩晕，视物昏花，颈项部拘急强痛，腰膝酸软，失眠多梦，二便调，伴右肩关节阵发性疼痛已10个月，劳累后加重，肩关节向各方向活动均受限，舌质淡略红，苔薄白，脉沉弦细。颈椎DR片示：颈椎不稳、钩椎关节明显横向增生；颈椎彩色多普勒血流显像(CDFI)示：椎动脉狭窄。诊断为椎动脉型颈椎病；肩关节周围炎。证属肝肾不足，精血亏虚，督脉失荣。治宜滋补肝肾，调和气血。方以左归丸加减。

处方：熟地黄18g，菟丝子15g，怀牛膝20g，龟甲胶15g，鹿角胶9g，枸杞子20g，山茱萸12g，杜仲9g，菊花9g，川芎12g，鸡血藤20g，羌活15g，葛根20g，炙甘草6g。日1剂，水煎400mL，龟甲胶、鹿角胶烊化兑入，分2次温服。并用舒筋煎药液热洗右肩关节，每日2次。

复诊：服上方7剂，眩晕、视物昏花，失眠多梦皆明显好转，右肩关节疼痛消失。继予原方巩固疗效。

三诊：服原方30剂，诸症悉除。继以成药左归丸善后，半年后随访，未见复发。

按：《黄帝内经》云："年四十，而阴气自半也。"本案患者年近六旬，肝肾渐衰，精血不足，髓海失充，系其发病的病理基础，复因强力劳累，元神失养，而致眩晕等症。即《灵枢·海论》所云："髓海不足，则脑转耳鸣，胫酸眩冒。"精血亏虚，筋骨经脉失于濡养，经络气血失和，则肩关节疼痛。故治以左归丸，以滋养肝肾，填精益髓。方中重用枸杞子、龟甲胶、怀牛膝，以加强滋补肝肾之力；佐用鹿角胶、菟丝子、杜仲温润之品，以补肝肾、强筋骨，兼寓补阳益阴，阳中求阴之意；鸡血藤、羌活、葛根、川芎合用，以养血活血,舒筋活络,兼治肩痛。

(三)脾胃气虚,清阳不升,痰瘀互结案

吴某,女,50岁。2009年3月6日初诊。

主诉:颈项强痛,转侧不利1年余,加重1周。

病史:患者从事伏案工作,近1年来出现反复颈项强痛,转侧不利。曾行颈椎CT检查示:颈3~4、颈4~5椎间盘突出,颈椎退行性变。自服颈复康颗粒等症状有所缓解。1周前颈项强痛加重,经颈复康颗粒等药物治疗后症状改善不明显,遂来我处就诊。刻诊:颈项强痛,转侧不利,颈部活动时加重,颈3~4、颈4~5椎棘突及棘间隙两侧压痛明显,指端麻木、憋胀,伴眩晕,食欲不振,时恶心,平素易嗜睡困倦,舌质黯淡有瘀斑,舌体胖边有齿痕,苔薄白腻,脉沉细无力。证属脾虚失运,清阳不升,痰瘀互结。治宜健脾益气升阳,佐以祛痰活血通络。方以益气聪明汤合加减二陈汤化裁。

处方:党参20g,黄芪25g,升麻6g,葛根20g,蔓荆子12g,白芍12g,川芎15g,红花12g,清半夏12g,陈皮12g,茯苓15g,黄芩(酒洗)9g,羌活15g,炙甘草3g。日1剂,水煎400mL,分2次温服。

复诊:服药7剂,颈项强痛、眩晕明显好转,手指麻木减轻,饮食增加,恶心基本消失。舌、脉象同前。效不更方,继予原方治之。

三诊:服上方20剂,诸症状消失。嘱其继续服用补中益气丸、颈复康颗粒1个月,以巩固疗效。

按:本例患者长期伏案工作,损伤颈部经络,气血不畅;复因脾虚失运,聚湿生痰,以致痰瘀互结,痹阻脉络,不通则痛。脾胃虚弱,清阳不升,浊阴不降,而致眩晕、嗜睡、恶心、食欲不振等症。因此,其治疗当以益气升清为要。益气聪明汤源自《东垣试效方》,方中黄芪、党参、炙甘草甘温健脾益气;葛根柔筋解痉、白芍敛阴和血,共治颈项强痛;升麻、蔓荆子轻扬升散,以生发阳气。加减二陈汤为《医钞类编》卷五引朱丹溪方,该方以二陈汤为基础,旨在治痰,加入羌活能去颈项之痰湿,通颈项之筋脉;酒制黄芩燥湿,红花活血通经;复加川芎,以增强活血通络之功。诸药合用,源流同治,使清阳升,气血和,而诸症乃愈。

第五节 强直性脊柱炎

强直性脊柱炎（AS）是一种慢性进行性疾病。其病因未完全明确，一般认为与感染、环境、遗传、自身免疫学异常等因素有关，有明显的家族史，与组织相容性抗原（HLA-B27）相关。本病以青年男性多发，早期可无任何临床症状，或可表现为轻度的乏力、消瘦、长期或间断低热等全身症状。典型的关节病变以中轴关节如骶髂及脊柱关节受累为主，首先侵犯骶髂关节，以后可上行发展至颈椎。少数患者先由颈椎或几个脊柱段同时受侵犯。早期病变处关节有炎性疼痛，伴有关节周围肌肉痉挛，有僵硬感，晨起明显。也可表现为夜间疼，经活动或服止痛剂缓解。随着病情发展，关节疼痛减轻，而各脊柱段及关节活动受限和畸形，晚期整个脊柱和下肢可变成僵硬的弓形，向前屈曲。本病虽有外周关节病变，但多表现为下肢大关节，为非对称性的肿胀和疼痛，并常伴有棘突、大转子、跟腱、脊肋关节等肌腱和韧带附着点疼痛。关节外表现多为虹膜睫状体炎、心脏传导阻滞及主动脉瓣闭锁不全等。X线片可见骶髂关节侵袭、破坏或融合，类风湿因子阴性，并且多为HLA-B27抗原阳性。本病大抵属于中医学肾痹、痿痹、骨痹、竹节风等范畴。

一、临证思维

（一）思维溯源

历代医家对本病多有相关论述，认为其发病不出外感、内伤两端。外感六淫是本病发生的外因，即如《素问·痹论》云："风寒湿三气杂至，合而为痹，其风气甚者为行痹，寒气甚者为痛痹，湿气甚者为着痹。"内伤者则与肾及督脉关系密切。如《素问·痹论》曰："痹在于骨则重……内痹不已复感于邪，内舍于肾。""肾痹者，善胀，尻以代踵，脊以代头。"《素问·调逆论》云：

"肾者水也，而生于骨；肾不生则髓不能满，故寒甚至骨也……病名曰骨痹，是人当挛节也。"至明·张介宾在《类经》中言："骨痹者，病在阴分也，真阴不足则邪气得留于其间。至虚之处，乃是留邪之所。肾为先天之本，内寓元阴元阳，藏精生髓主骨统督，今肾虚不足，阳气者不能温煦，阴精者失于濡养，故腰背既冷且痛。"陈士铎在《石室秘录》中亦云："脊背骨痛者，以肾阴亏竭，不能上润于脑，河车之路干涩而难行，故而作痛。因精血可以互化，肾精不足，气血必虚，不能荣养筋骨肌肉，百骸作痛。"这些论述均说明强直性脊柱炎与肾的关系。而《素问·骨空话》曰："督脉者……贯脊属肾，央脊抵腰中……督脉为病，脊强反折。"《难经·二十九难》曰："督脉为病，脊强而厥。"《脉经·评奇经八脉病》曰："尺寸俱浮，直上直下，此为督脉。腰背强痛，不能俯仰……"此皆强调了强直性脊柱炎与督脉的关系，为强直性脊柱炎的辨证论治奠定了理论基础。

（二）理法精要

强直性脊椎炎以腰脊疼痛为主要表现，而督脉行于背部正中，贯脊而上，故本病实乃督脉之患。督脉属肾，为原气之所发，总督一身之阳气，为"阳脉之海"。肾为先天之本，藏精，主骨生髓，内寓元阳，肾所藏之元阳借助于督脉，敷布全身。肾精充足，则督脉盈盛，骨骼坚强，邪不可侵。反之，若劳损或房劳过度，久病气血亏虚等原因，肾之精气不足，则督脉空虚，不能填充骨髓濡养经络，筋骨失养，再遇风、寒、湿、热等外邪侵入，常可诱发本病。故肾精不足，督脉失养是强直性脊柱炎的发病之关键。

脾主运化，主四肢肌肉，肾阳虚不能温煦脾土，运化无权，其一可致气血生化乏源，四肢肌肉失养，而见形体瘦削、肌肉萎缩，纳差乏力等症。其二可致水湿不行，凝而成痰，聚而成饮，痰饮流注于骨骼关节，与瘀血或寒湿之邪相互凝结，闭阻经络，遂致关节僵硬，活动不利。

肝藏血、主筋，束骨利关节，肾藏精、主骨，肝肾同源，精血互为滋养。肾虚日久，水不涵木，可致肝阴亏虚，筋脉失养，不能束利关节，出现筋脉蜷屈，关节挛缩之症。

因此韦师强调治疗强直性脊柱炎重在"补肾强督",并应注意兼顾肝、脾,此为治本之法。在此基础上随其所感邪之不同,分别予祛风、散寒、清热、除湿等法,病久入络者,则应注意活血通络。

(三)辨证撷菁

本病之性质为本虚标实,肾精亏虚、督脉失养为本,风、寒、湿、热等诸邪痹阻为标,日久不愈,又可累及肝、脾。韦师认为其辨治当分活动期和缓解期。活动期以标实为主,风偏重者疼痛部位游走不定;寒偏重者疼痛剧烈难耐;湿偏重者疼痛沉重;热偏重者局部红肿热痛。缓解期以肾虚督空为主,日久累及肝脾两脏,筋脉失养,痰浊瘀血互结,阻于经络,凝于经脉,流注关节,致筋脉挛缩,关节僵硬,活动不利,久则关节畸形,而成虚实错杂之证。

二、验案举隅

(一)肝肾亏虚,督脉失养案

阎某,男,32岁。2014年6月18日初诊。

主诉:腰骶部疼痛反复发作7年余,加重半年。

病史:患者7年前劳累后出现腰骶部疼痛,服用"消炎痛"症状可以缓解。近半年来腰骶部疼痛逐渐加重,遂来韦师处就诊。诊见:腰骶部僵硬、疼痛,转侧不利,面色潮红,头晕目眩,耳鸣,手足心热,舌质红少苔,脉细数。相关检查:HLA-B27阳性,血沉47mm/h,C反应蛋白96mg/L。骶髂关节CT示:关节间隙变窄,并可见部分融合。证属肝肾亏虚,督脉失养。治宜补益肝肾,填精益髓。方予地黄强督笑痛方化裁。

处方:熟地黄18g,山茱萸15g,桑寄生20g,菟丝子30g,地龙12g,乌梢蛇12g,制马钱子0.8g,川木瓜20g,当归15g,赤芍15g,白芍25g,炙甘草9g。日1剂,水煎400mL,分2次温服。制马钱子研末分3次冲服,连服7天后停用。

复诊:服药15剂,腰骶部僵硬、疼痛减轻,手足心热改善,面色潮红、眩晕、耳鸣等症皆好转，舌脉同前。效不更方，继予上方。

三诊：服药 30 剂后，仅感腰骶部酸胀不适，面色潮红消退，眩晕耳鸣偶作，手足心热不甚，舌质淡红，苔薄，脉沉细。继服 14 剂以巩固疗效。后复查血沉、C 反应蛋白皆恢复正常，HLA-B27 仍阳性；复查双侧骶髂关节 CT 片，前后对照无明显变化。遂将上方做为丸剂内服，以善其后，半年后随访疼痛未作。

按：患者腰骶部疼痛反复发作 7 年余，逐渐加重，且舌质红少苔，脉细数，显系肝肾亏虚，督脉失养所致。即如《难经》云："督之为病，脊强而厥。"强督笑痛方为韦师治疗本病之经验方，地萸强督笑痛方系该方加熟地、山茱萸、桑寄生而成。原方减人参、鹿茸，虞其温燥伤阴。方中熟地黄甘温质润，补阴益精以生血，为滋阴养血之要药；熟地黄以补为主，山茱萸以敛为要，两药伍用，一补一敛，强阴益精，大补元阴；桑寄生味苦、甘，性平，质厚而柔，归肝、肾经，苦能燥湿，甘能补益，既祛风湿又长于补肝肾，强筋骨，对痹证日久伤及肝肾阴精，筋脉失养的腰膝酸痛、筋骨无力者尤宜。菟丝子补益肝肾；川木瓜舒筋壮骨；久痛入络，予地龙、乌梢蛇，以通络止痛；马钱子虽有毒，然"其开通经络，透达关节之力，实远胜于它药"(《医学衷中参西录》)。当归、赤芍养血活血；白芍、炙甘草酸甘化阴，缓急止痛，且炙甘草兼制马钱子之毒副作用。

（二）脾肾阳虚，寒湿痹阻，久痛入络案

李某，男，28 岁。2013 年 9 月 11 日初诊。

主诉：腰骶部疼痛反复发作 1 年余，加重 1 周。

病史：患者 1 年前无明显诱因出现腰骶部疼痛，活动后症状减轻或消失，因未影响工作、生活，未予重视。近 1 周前上述症状加重，并伴右膝关节肿痛，即来韦师处就诊。刻诊：腰骶部疼痛，转侧不利，右膝关节肿痛，活动受限，阴雨天时上述症状加重，体倦乏力，纳少，大便溏薄，每日 1～2 行，畏寒肢冷，小便调，舌质黯淡，苔白厚腻，脉沉弦细。相关检查示：HLA-B27 阳性，血沉 56mm/h，类风湿因子(－)。腰椎及双侧骶髂关节正、侧位 X 线摄片报告：腰椎无异常，双侧骶髂关节间隙无变化，诊断为强直性关节炎。证

属脾肾阳虚，寒湿痹阻，久痛入络。治予温肾强督，健脾化湿，活血通络。方以姜术强督笑痛方加减。

处方：人参9g，鹿茸3g，狗脊15g，独活15g，地龙12g，乌梢蛇12g，制马钱子0.8g，川木瓜20g，当归15g，鸡血藤20g，白芍15g，干姜15g，苍术15g，白术15g，薏苡仁30g，炙甘草6g。日1剂，水煎400mL，分2次温服。制马钱子研末分3次冲服，连服7天后停用。人参用文火煎50分钟兑服。

二诊：服药15剂后，腰骶部疼痛及膝关节疼痛基本消失，仅略感右侧髋关节酸痛，舌质黯淡，苔薄白腻，脉沉细。上方继服至21剂时，复查血沉恢复正常，HLA–B27仍阳性。遂以姜术蠲痹笑痛方为丸药内服，3个月后随访，疼痛未作。

按：本案患者脾肾阳虚，肾督亏虚，腰府失养，骨髓不充，不荣则痛；寒湿痹阻，气血失和，加之久痛入络，不通则痛，故患者腰骶部疼痛。其治疗自当温肾强督与健脾化湿，活血通络兼顾。本方系强督笑痛方加干姜、苍术、白术而成，方中鹿茸为壮元阳、益督脉、强筋骨之要药，宜从小剂量开始，不宜骤然大量食用，以免阳升风动，或伤阴动血；人参大补元气，健脾益肾；狗脊补肾督，强腰膝，兼寓祛风胜湿之能，其与独活并用，祛风湿强腰膝之力倍增；干姜长于温中散寒，为温补中焦之要药，其与苍术、白术相配，温化寒湿，以绝寒湿之源；薏苡仁渗湿健脾，川木瓜化湿舒筋，两者合用则化湿通络以止痛；乌梢蛇搜风通络，为治疗顽痹之要药，其与地龙、制马钱子相配，通络止痛之力益增；当归与鸡血藤相伍，以养血活血通络；白芍配炙甘草，意在缓急止痛。诸药合用，则筋骨健，脉络通，而痛自止。

（三）肝肾亏虚，湿热痹阻案

张某，女，30岁。2011年3月15日初诊。

主诉：腰及两侧臀部疼痛反复发作8年余。

病史：患者八年前无明显诱因出现腰骶及两侧臀部疼痛，伴有晨僵，时有胸闷，低热（体温：37.2 ~ 37.6℃），无盗汗。3个月前曾在北京某医院就诊，经检查：HLA–B27阳性，类风湿因子(-)，血沉36mm/h，抗"0"(-)，C反应蛋白 6.8mg/L，双侧骶髂关节 X 线摄片示：符合骶髂关节炎 Ⅱ 级改变，诊断为强直性关节炎。给予甲氨喋呤（10mg/周），柳氮磺胺吡啶（0.5g，3 次/日）等药物治疗 3 个月，疗效不显，遂转中医治疗。刻诊：腰骶及两侧臀部疼痛，双下肢酸软，全身乏力，步履不便，劳累后尤甚，遇温热或阴雨天痛增，痛处略有热感，活动后痛减，口渴，小便短黄，舌质偏红，舌苔黄腻，脉滑数。证属肝肾亏虚，湿热痹阻。治宜补益肝肾，燥湿清热。方以四妙强督笑痛方加减。

处方：人参 9g，鹿茸 3g，菟丝子 20g，地龙 12g，乌梢蛇 12g，制马钱子 0.8g，川木瓜 20g，忍冬藤 25g，白芍 20g，苍术 12g，黄柏 12g，怀牛膝 20g，薏苡仁 30g。炙甘草 6g。制马钱子研末分 3 次冲服，连服 7 天后停用。人参用文火煎 50 分钟兑服，余药同煎 30 分钟，共取药液 400mL，每天分 3 次空腹温服。

二诊：服上方 14 剂，腰骶及两侧臀部疼痛减轻，腰部稍感僵硬不适，遇热诸症稍缓解，上下楼梯时双膝酸软不适，溺黄，大便调。予原方继续服用。

三诊：服上方 10 剂，腰骶及两侧臀部疼痛明显好转，腰部僵硬不适感消失，仍感双下肢酸软，全身乏力，劳累后尤甚，溺黄，且口干、心烦，舌质淡红，苔薄腻微黄，脉沉细略滑。证属湿热尚未尽去，肝肾之阴精益伤。转予以滋补肝肾为主，佐以燥湿清热。以左归丸合四妙丸出入。

处方：熟地黄 18g，菟丝子 20g，怀牛膝 15g，龟甲胶 12g，鹿角胶 9g，山茱萸 15g，枸杞子 15g，川木瓜 15g，炒杜仲 9g，鸡血藤 20g，牡丹皮 12g，苍术 9g，黄柏 9g，薏苡仁 20g，炙甘草 3g。

四诊：上方服用近 3 个月，腰骶及两侧臀部疼痛消失，体力增加，活动如常，复查 HLA-B27 为阴性，血沉及 C 反应蛋白均降至正常范围。嘱其继服成药左归丸以巩固疗效。

按：韦老师治疗强直性脊椎炎立足于"精气虚而邪客"，创制强督笑痛系列方治疗各证型。即《杂病源流犀烛·腰脐病源流》所云："腰痛，精气虚而邪客病也……肾虚其本也；风、寒、湿、热、痰饮、气滞、血瘀、闪挫，其标也，或从标，或从本，贵无失其宜而已。"说明寒、湿、热等邪多在肾虚的基础上，方可乘虚客之。本案患者四诊合参，辨属肝肾亏虚、湿热痹阻，故选取四妙强督笑痛方治之。该方以强督笑痛方补肾精，益督脉以治病本；配合四妙丸燥湿清热、通利筋脉以治标。三诊时疼痛明显好转，则转予滋补肝肾为主以治本，故加入枸杞子、龟甲胶、怀牛膝加强滋补肾阴之力；又加入鹿角胶、菟丝子温润之品补阳益阴，阳中求阴，即张介宾所谓："善补阴者，必于阳中求阴，则阴得阳升而泉源不竭。"诸药合用，标本同治，使湿热去，肾精充、督脉强，而诸症自愈。

第六节　肩关节周围炎

肩关节周围炎简称肩周炎，亦称粘连性关节囊炎。是由于各种急慢性损伤导致的肩关节周围肌肉、肌腱、滑囊及关节囊等软组织的慢性炎症，临床以肩周疼痛、活动受限为主要特点。本病多发于 50 岁左右的中老年人，女性高于男性。本病俗称凝肩、漏斗肩、漏肩风、冻结肩、五十肩等，可归属于中医学"痹证"之范畴。

一、临证思维

（一）思维溯源

肩关节周围炎属于中医学"痹证"的范畴。《素问·痹论》认为，其发病乃"风寒湿三气杂至，合而为痹"。其后历代医家逐步认识至气血亏虚在其发病中的重要性，如隋·巢元方《诸病源候论》载："此由体虚，腠理开，风邪在于筋故也……邪客机关，则使筋挛，邪客足太阳之络，令人肩背拘急……"宋·王怀隐《太平圣惠方》曰："夫劳倦之人，表里多虚，血气衰弱，腠理疏泄，风邪易侵……随其所惑，而众痹生焉。"唐·蔺道人《仙授理伤续断秘方》则明确其与外伤有关，如谓："带伤筋骨，肩背疼痛。"《疡科心得》则提出了"漏肩风"之名，即"漏肩风，骨骱酸楚，疼痛漫肿，亦因风寒湿阻络而发"，认为其乃因风寒湿邪痹阻经络所致。清代《医宗金鉴》则认为肩背痛有经络气滞、气虚、血虚以及兼风、兼痰等证候。

（二）理法精要

韦师认为，肩关节周围炎的发生，多以内伤、劳损为基础，以感受外邪为诱因。内伤者以肝脾肾亏虚为主；外感者如久居湿地、涉水冒雨或睡卧露肩等。肩周炎多发生于 50 岁左右的中老年人，其肝肾功能日渐衰退，即如《素问·阴阳应象大论》所云：“年四十，而阴气自半也，起居衰矣。”肝为藏血之脏，主筋；脾为后天之本，气血生化之源，主肌肉四肢；肾为先天之本，主骨生髓。肝脾肾亏虚，气血生化乏源，精血不足，筋脉、骨骼、肌肉失于濡养，日久则骨骼脆弱，肌肉萎软无力，筋脉拘急，发为本病。而气血日渐衰败，营虚卫弱，复因起居不慎，感受外邪，以致风寒湿等邪客于血脉筋肉，致血液运行不畅，“不通则痛”；寒性收引，湿性重浊、黏滞，若寒湿之邪浸淫于筋脉、血络，则关节屈而不能伸，痿而不用。此外，劳累过度或外伤，可直接损伤筋脉，致瘀血内停，脉络阻滞，而引起筋脉失养，出现肩背酸沉疼痛等症。

韦师治疗肩关节周围炎，强调“治病必求其本”，即健脾益气、培补肝肾以治其本，并随其所感邪气之不同，或祛风散寒、或温经通络、或活血化瘀，以使络通痛止。并认为单纯药物治疗，难达理想疗效，故多配合外治疗法综合治疗，以提高疗效，如敷贴、功能锻炼、理疗、针灸、按摩等，都有其独到之处。兹选介如下。

1. 敷贴疗法

用凝肩笑痛方。羌活 120g，生草乌、生半夏、细辛、姜黄、川芎、红花各 90g，炒白芥子 40g，土鳖虫 40g，共粉碎为细末，贮存备用。用法：取上药 150g，加入适量樟脑，再加入生姜汁调如泥为度。均匀敷于患肩部，每天1 次。本方祛风散寒，温经通络，化瘀止痛。主治肩关节周围炎寒凝血瘀证。亦可用奇正消痛贴、伤湿止痛膏、麝香风湿膏、消瘀膏等直接贴敷局部。

2. 热敷疗法

伸筋草、透骨草、桂枝、羌活各 40g，麻黄、生草乌、马钱子各 15g，木防己、威灵仙、川芎、赤芍、红花各 20g。水煎 1000mL，加入高度白酒 100mL，热敷患处，每天 1 ~ 2 次，每次 30 分钟，每剂药可用 5 天。本方温经散寒，通络止痛。主治肩关节周围炎寒凝血瘀证。

3. 功能锻炼

如抡臂法、爬墙法、悬臂法等，这些方法既可以单独使用，也可以配合使用。锻炼要适度，并随着活动度的改善而加大活动范围。

4. 针灸疗法

常选用阿是穴、条口、肩髃、肩井、肩前、肩髎、肩臑、曲池、巨骨等穴。用强刺激手法，每日 1 次。

（三）辨证撷菁

本病起病缓慢，病程较长，发病之初肩部疼痛较轻，患者常不重视，往往因疼痛逐渐加重而就诊。肩局部可呈广泛压痛，病程长者可致肩部肌肉萎缩。因此，重视本病的早期诊断甚为重要。辨证要根据病程的长短、感邪的性质、疼痛的特点等，辨清其虚实、寒热，在气、在血。其中发病急，病程短者，多属实；发病缓，病程长者，肩部酸痛麻木，劳累后加重，肢体软弱无力，肌肤不泽，神疲乏力，或局部肌肉挛缩，肩峰突起，舌质淡，脉细弱无力，多属虚或虚实夹杂证；病在气者，痛而胀，痛处走窜不定；病在血者，多见于外伤后或久病肩痛，痛有定处，局部疼痛剧烈，呈针刺样，拒按，肩活动受限，或局部肿胀，皮色紫黯，舌质紫黯，脉弦涩；感受风寒者，肩部疼痛得暖或抚摩则痛减，病程较短，疼痛局限于肩部，多为钝疼或隐痛，或有麻木感，不影响上肢活动，局部发凉，舌苔白，脉浮或紧，多为肩周炎早期；寒湿凝滞者，肩部及周围筋肉疼痛剧烈，或向远端放射，昼轻夜甚，病程较长，往往因疼痛而不能举肩，肩部感寒冷、麻木、沉重，得暖稍减，舌质淡，苔白腻，脉弦滑。

二、验案举隅

（一）营血虚弱，寒凝经脉案

李某，女，52 岁。2011 年 4 月 16 日初诊。

主诉：左肩部疼痛伴活动受限半月余。

病史：患者体质素弱，半个月前因睡时露肩，晨起即感左肩部疼痛，入夜痛甚，自行在患处贴止痛膏药，疗效不佳，今来韦师处就诊。刻诊：左肩部疼痛，入夜痛甚，影响睡眠，痛处喜温畏寒，左肩局部无肿胀，左上肢活动受限，手足厥寒，面色萎黄，口淡不渴，舌质淡，苔薄白，脉沉细无力。DR摄片示：左肩部骨质未见异常。证属营血虚弱，寒凝经脉，血行不利。治当温经散寒，养血通脉。方以当归四逆汤加减。

处方：当归 15g，桂枝 15g，白芍 12g，细辛 9g，通草 6g，大枣 8 枚，伸筋草 30g，鸡血藤 30g，炙甘草 6g。每日 1 剂，水煎 400mL，分 2 次温服。同时合用上述热敷疗法。

二诊：经治疗 7 天，左肩关节疼痛基本消失，肩关节活动度明显改善。原方减细辛，加黄芪 20g，以益气生血。停用热敷疗法。

三诊：守上方服用 10 剂，诸症消失，肩关节活动恢复正常，随访半年未复发。

按：患者年过五旬，营血素弱，复因起居不慎，感受寒邪，凝滞气血，阳气不能达于四肢末端，营血不能充盈血脉，筋脉拘挛而发病。即《黄帝内经》所云："寒气客于脉外则脉寒，脉寒则缩踡，缩踡则脉绌急，绌急则外引小络，故卒然而痛，得炅则痛立止，因重中于寒，则痛久矣。"治疗当遵循"寒则温之"的原则。当归四逆汤系桂枝汤去生姜，倍大枣，加当归、通草、细辛组成。方中当归甘温，养血和血；桂枝辛温，温经散寒，温通血脉，为君药。细辛温经散寒，助桂枝温通血脉；白芍养血和营，助当归补益营血，共为臣药。通草通经脉，以畅血行；大枣、甘草，益气健脾养血，共为佐药。重用大枣，既合归、芍以补营血，又防桂枝、细辛燥烈太过，伤及阴血。甘草兼调药性而为使药。细辛为辛温之品，止痛之力尤强，因其有小毒，古有"细辛不过钱"之说，然韦师根据临床观察，细辛在煎煮 30 分钟后毒性大减，有止痛之功而无中毒之弊，实为治疗疼痛之良药。加入之伸筋草，功擅祛风通络；鸡血藤长于活血养血，舒筋活络。全方温阳与散寒并用，养血与通脉兼施，温而不燥，补而不滞，故获良效。

（二）寒痰阻滞，风湿伏络，气血耗伤案

张某，男，56 岁。2014 年 2 月 8 日初诊。

主诉：左肩部疼痛 1 年余，伴肌肉萎缩 3 个月。

现病史：患者 1 年前，常于黎明时骑摩托外出作业，反复感寒，渐致左肩部疼痛，曾外敷膏药，并服中西药，疗效均不佳，遂来韦师处就诊。刻诊：左肩部疼痛，酸沉重着，抬举无力，近 3 个月逐渐出现局部肌肉萎缩，平素嗜酒及肥甘厚味，脘闷纳差，形体肥胖，肢体软弱无力，肌肤不泽，少气懒言，大便不成形，日 1 ～ 2 次，小便调。舌质淡，苔白腻，脉沉缓无力。证属寒痰阻滞，风湿伏络，气血耗伤。治宜燥湿化痰，祛风散寒，益气养血。以定疼汤加减。

处方：羌活 15g，藁本 9g，川芎 15g，防风 12g，前胡 12g，当归 15g，陈皮 12g，肉桂 1g，苏子 15g，茯苓 15g，白术 15g，清半夏 12g，黄芪 30g，白芥子 12g，炙甘草 6g。日 1 剂，水煎 400mL，分 2 次温服。同时配合功能锻炼及上述敷贴疗法。

复诊：经综合治疗 7 天，疼痛无缓解，仍守方守法治之，以求转机。

三诊：继予综合治疗 10 天，肩痛、酸沉重着皆好转，肩膀抬举较前自如。证属邪气渐衰，气血未复，治当转予以益气养血为主，兼祛余邪。方选《辨证录》两治汤加减。

处方：党参 20g，黄芪 30g，白术 15g，茯苓 15g，陈皮 12g，清半夏 12g，当归 15g，熟地黄 18g，川芎 12g，羌活 15g，桂枝 12g，伸筋草 30g，鸡血藤 20g，炙甘草 3g。日 1 剂，水煎 400mL，分 2 次温服。同时配合功能锻炼，停用敷贴疗法。

四诊：守上方治疗 3 个月，诸症消失，肩局部肌肉萎缩已恢复。

按：本案患痹证 1 年余，风寒之邪内伏可知。加之患者形体肥胖，素嗜酒及肥甘厚味，以致脾胃运化失司，聚湿成痰，痰浊流窜于骨节经络，脉络痹阻，而见肩部疼痛。"湿重脾必困"，随着病程的延长，脾气日伤，气血渐耗，且气血生化乏源，肌肉失于濡养，则见局部肌肉萎缩。治当燥湿化痰，祛风散寒，益气养血。定疼汤出自《丹台玉案》卷四，其专为痰湿痹阻筋脉

所致之肩背项脊疼痛而设。方中前胡、苏子降气化痰,陈皮燥湿化痰为主药;肉桂助阳生火,温经散寒;羌活与藁本、防风同用,祛风胜湿,散寒止痛,引诸药上行;川芎、当归养血活血,通经止痛。加入半夏、茯苓,以助陈皮燥湿化痰,兼能健脾;白芥子善入经络,搜剔痰结,长于治疗"湿痹不仁……骨节疼痛"(《开宝本草》);黄芪、白术健脾益气,以绝生痰之源。俟邪气渐衰,则转以益气养血为主,兼祛余邪,而收全功。

(三)挫伤致瘀,痹阻脉络案

杜某,女,44岁。2013年7月19日初诊。

主诉:右肩关节疼痛13天。

病史:13天前抬举重物时,不慎致右肩部疼痛,持续加重,遂来韦师处就诊。刻诊:右肩部疼痛,牵及前臂,日轻夜重,活动受限,需家人协助穿衣梳头,右肩部略有肿胀,纳可,二便调。舌质淡黯,苔薄白,脉沉弦细。证属挫伤致瘀,痹阻脉络。治宜活血化瘀,通络止痛。方以复元活血汤加减。

处方:酒桃仁15g,红花12g,当归15g,白芍12g,炮穿山甲6g,瓜蒌根18g,酒大黄6g,伸筋草30g,羌活9g,炙甘草6g。日1剂,加黄酒30mL,水煎400mL,分2次空腹温服。用奇正消痛贴贴敷局部。

复诊:服药3剂,疼痛大减。效不更方,续予原方内服、外敷。

三诊:服药10剂,诸症消失,关节功能恢复正常。

按:清·沈金鳌《杂病源流犀烛》云:"跌仆闪挫,卒然身受,由外及内,气血俱伤病也。"说明跌扑闪挫可引起气滞血瘀,脉络不通,筋脉拘急,疼痛乃作。复元活血汤为治疗跌打损伤,瘀血阻滞所致痛不可忍之专方。方中桃仁、红花活血祛瘀,消肿止痛;穿山甲破瘀通络,消肿散结;当归、白芍补血活血;瓜蒌根"续绝伤""消仆损瘀血",擅长入血分助诸药消瘀散结;酒制大黄荡涤凝瘀败血,推陈致新;甘草缓急止痛,调和诸药。加入伸筋草、羌活,以通经活络,引药上行。大黄、桃仁酒制,及加酒煎服,乃增强活血通络之意。诸药配伍,活中寓养,活血破瘀而不伤正。俾瘀祛新生,气行络通,而疼痛自平。

第七节　冠状动脉粥样硬化性心脏病

　　冠状动脉粥样硬化性心脏病简称冠心病，是由冠状动脉粥样硬化使管腔狭窄或阻塞，导致心肌缺血、缺氧而引起的心脏病，它和冠状动脉功能性改变即冠状动脉痉挛一起，统称为冠状动脉性心脏病，亦称为缺血性心脏病。根据冠状动脉病变的部位、范围、血管阻塞的程度和心肌供血不足发展速度、范围和程度的不同，可分为五种临床类型：无症状性心肌缺血型、心绞痛型、心肌梗死型、缺血性心肌病型、猝死型。临床以病史结合心电图、超声心动图、放射性核素检查及冠脉造影确立诊断。冠心病大抵属于中医学"胸痹""心痛""真心痛""厥心痛"等范畴。目前，有关行业标准大都将胸痹作为冠心病的中医诊断，几乎已成为业界的共识。

一、临证思维

（一）思维溯源

　　《黄帝内经》中有"心痛""真心痛"的记载，如《素问·刺热》篇指出："心热病者，先不乐，数日乃热，热争则卒心痛。"《素问·藏气法时论》所描述之"心病者，胸中痛，胁支满，胁下痛，膺背肩胛间痛，两臂内痛"临床特征，颇为形象详细。《灵枢·厥病》谓："真心痛，手足青至节，心痛甚，旦发夕死，夕发旦死。"指出其预后不良。《金匮要略》列胸痹心痛为专篇，所述虽仅有九条，却言简意赅，论理严谨，治法详备，疗效卓著，认为"阳微阴弦，即胸痹而痛"。仲景结合胸痹的典型证候对"阳微阴弦"的脉象作了进一步阐释："胸痹之病，喘息咳唾，胸背痛，短气，寸口脉沉而迟，关上小紧数，栝蒌薤白白酒汤主之。"前后合观，"阳微"当指寸口脉沉而迟，"阴弦"则指关上小而紧数。寸口脉主上焦，其脉沉而迟是胸中阳气痹阻之象；关上脉主中焦,其脉小而紧数是中焦有寒,痰饮停聚之象。可见仲景论胸痹,重视阳虚和痰饮,故其所创立的瓜蒌薤白白酒汤等9首方剂,多以通阳宣痹,温化痰饮为主,为后世辨证论治奠定了基础。仲景以降,从理论到临床新说迭出,如金元时期刘完素《素问病机气宜保命集·心痛论》根据本病临床表现之不同,分为"热厥心痛""大实心中痛""寒厥心痛"三个证型。明代王肯堂《证治准绳·胃脘痛》明确指出心痛、胸痛、胃脘痛的区别,对"心痛"的认识有了进一步提高。根据《灵枢·五邪》"邪在心,则病心痛"和《素问·标本病传论》"心病先心痛"之论,心痛的病位在心,而朱肱认为胸痹是"包络痛",沈金鳌则谓:"心痛属包络病,实不在心也。"这些思路和经验,体现出认识上的深化,对本病的辨证论治也颇多启发。

(二)理法精要

韦师认为,胸痹的发病与长期嗜食肥甘厚味、缺乏运动这一对因素密切相关,吸烟、心理因素、社会因素在胸痹发病中的重要性也逐渐被临床所重视,有糖尿病、高血压、肥胖病史者更易罹患。其病机关键在于心脉痹阻,其病位虽在心,但和五脏相关,尤其与心肺的关系密切。心与肺同居上焦,心主血脉,为君主之官,属阳脏而主阳气;肺主气,为相傅之官,朝百脉而主治节。同时,积于胸中之宗气走息道以司呼吸,贯心脉以行气血。不论外邪袭肺,肺不布津,聚而为痰,痹阻胸阳、心脉,或肺气虚,宗气生成不足,使心血的运行迟滞,均可引发心痛。心之血脉的循行,还有赖于肝气之疏泄、条达,脾胃之运化、升降,肾气之封藏、气化。若寒凝、痰浊、气滞、血瘀,或阳气虚衰、气阴两虚等因素,单一或相兼致病,使心脉痹阻"不通则痛",或血脉涩滞"不荣则痛",故治疗胸痹不能局限于心与血。其病理性质多为本虚标实,因虚而发,由虚致实。本虚在于气血阴阳之不足,以气虚、阳虚(甚或阳脱)为多见;标实多为气滞、寒凝、痰浊、血瘀,既可单独致病,亦可交互为患,其中以血瘀或痰瘀互结为多见。发作期以标实为主,缓解期以本虚为主。

韦师强调,胸痹的论治,既要针对其本虚标实,由虚致实,本虚以气虚、阳虚为主的病机特点,又要结合"气血者,喜温而恶寒,寒则泣而不行,温则消而去之"(《素问·调经论》)的生理特点。再者,治疗胸痹心痛的速效止痛中成药,多为温通芳香之品。故其立法,当立足于一个"温"字,细分为两个"通"字和"补"字,即以"温通宣痹"为治疗大法,视其标本主次,轻重缓急,而立"温通""温补"之法,或补中寓通,或通中寓补,通补兼施,以补而不碍邪,通而不伤正为要。发作期当以"温通"为主,根据气滞、血瘀、寒凝、痰浊之异,合用理气、化瘀、逐寒、豁痰等法,以治其标;缓解期当以"温补"为主,详察心之气血阴阳之偏虚,以及有无相关脏腑之虚象,而择用相应补益脏腑阴阳气血之法,以治其本。"温通"与"温补"皆在于使心脉气血流通,俾通则不痛,故活血通络法可酌情配合运用,若遣方用药动辄以活血化瘀法为主,则有舍本逐末之虞。

尤需指出,"温通"法重在治标止痛,欲求速效,必重用温通芳香之品。胸痹虽证型不一,体质各异,然心痛多急,每由寒邪诱发,必须及时运用温通芳香治标止痛之中成药,方可速止其痛。温通芳香类药物具有走窜开窍通脉作用,但由于其辛温香散,走窜力强,且作用时间短暂,若重用、久用,多有耗气伤阴之弊,反易致疼痛频作,故不宜久服。俟痛止,当转予扶正治本为主。"温补"法重在治本补虚,宜伍用益气养血之药常服,以巩固疗效。胸痹多见于中老年人,正气往往相对不足,发病缓慢,易反复发作,只有长期坚持治本补虚,酌情配合活血通络之品,方可取得满意疗效。此外,要重视"治未病"理念在本病防治中的具体运用。首先要一以贯之地严守科学的生活方式,做到未病先防;其次发病后要及时合理治疗,力求从速止痛,以防厥、脱之变;其三要立足瘥后调摄,以防复发。

(三)辨证撷菁

在胸痹的辨证思路与方法上,韦师认为仅凭辨标本虚实、辨疼痛部位、辨疼痛性质、辨疼痛程度等尚不够全面,必须将辨病、辨证与辨体质相结合,才具有针对性和实效性。

辨病的关键是抓主症和注重辨脉、辨舌象,首先明确"病"的诊断。本病的主症特点为左侧胸膺或膻中处突发憋闷而痛,多呈灼痛、绞痛、刺痛或隐痛、含糊不清的不适感等，疼痛常可窜及肩背、前臂、咽喉、胃脘部等，甚者可于手少阴、手厥阴经循行部位窜至中指或小指，常兼心悸。往往突然发病，时作时止，持续时间短暂，经休息或舌下含化硝酸甘油片或温通芳香中成药后可迅速缓解。休息时心电图明显心肌缺血，心电图运动试验阳性，有助于诊断。若膻中或心前区憋闷疼痛，持续时间达 30 分钟以上，甚则喘息不得卧，舌下含化硝酸甘油片后难以缓解者，多为真心痛表现，须防厥脱。或问何以独重脉诊？因寸口脉为手太阴肺经之脉，肺主气，气之盛衰见于此；肺朝百脉，脉之大会聚于此，同时血脉又为心所主，故脉诊对诊断胸痹更有价值，必须重视。如心痛脉沉缓者为病情较轻，脉弦大有力或浮大而长、滑、数者则为病情较重；脉促、结、代者，证情亦多较重；脉涩者为有瘀血、死血；右手脉紧实者多为痰积之征；寸脉沉者，胸中痛引背；关上沉者，心痛吞酸等。舌为心之苗，胸痹的辨病还应注重舌诊。如舌质紫黯或有瘀斑，或舌下脉络紫黯粗长者，多为心血瘀阻；舌质黯淡者，多为气虚血瘀；舌质红者，多为热象或阴虚；舌质红有裂纹者，多为阴虚内热；舌质淡，或舌体胖淡嫩，边有齿痕者，多为气虚或阳虚。舌苔一般多为薄白，寒盛者，舌苔可见灰黑；湿盛者舌苔白厚腻或兼水滑；湿热互结者舌苔黄腻；痰浊盛者，舌苔多白浊腻难退；食积者舌苔白厚垢浊；热盛者，舌苔黄燥少津。

辨证的重点在于辨别标本虚实，明确证型，以利论治。第九版《中医内科学》教材将该病分为心血瘀阻、气滞心胸、痰浊闭阻、寒凝心脉、气阴两虚、心肾阴虚、心肾阳虚 7 个证型，其虽难以尽合临床实际，但仍不失为辨证分型的重要依据。有关证候特点不难辨别，此不赘述。

以辨体质为特色、将辨病与辨证融为一体的诊疗模式，对冠心病的诊治具有重要指导意义。即按照国医大师王琦创立的体质类型分类法，明确体质与证候的关系内涵，从而有利于揭示不同体质胸痹患者同病异证的病理基础，从而进一步提高防治水平。"辨体 – 辨病 – 辨证"的诊疗模式符合中医整体观念，也切合当今的临床需要。临床观察表明，气虚质、痰湿质、血瘀质是胸痹病患者主要体质类型，且兼夹体质亦较为多见。其他依次为阳虚质、湿热质、阴虚质、气郁质，提示这些体质可能在胸痹病的发生、发展中存在某种内在的相关性。

以上三辨诊疗模式，还可结合运用陈可冀院士学术团队制定的"冠心病稳定期因毒致病辨证诊断及量化标准"。该量化标准对冠心病稳定期高危人群的早期识别，促进中医药在冠心病防治领域的优势发挥和提高临床疗效，具有重要意义。

在类病鉴别上，心痹与胸痹不能等同。心痹系指风寒湿热之邪痹阻经脉气血，复感于邪，内舍于心，而形成的"心痹者，脉不通"（《素问·举痛论》）。《素问·痹论》描述了"心痹者脉不通，烦者心下鼓，暴上气而喘……"的症状特征，临床以西医学的心脏瓣膜病为多见。胸痹轻者，仅有胸闷气短之症，重者才发生疼痛。胸痹比心痹所涉及范围更广泛、更复杂，胸痹可以包括心痹，心痹不能包括胸痹。但两者在病机与症状特点方面又有相同之处，即均有经络、血脉气血闭而不通的病机特点，皆可发生心痛的症状。据此又不难看出，心痹与胸痹密切相关，不宜截然分开，实属同中有异、异中有同之病证。

二、验案举隅

（一）痰热瘀血互结，痹阻心脉案

李某，男，68 岁，2012 年 9 月 3 日初诊。

主诉：阵发性胸膺憋闷疼痛 1 年，加重 1 周。

病史：患者诉 1 年前无明显原因出现心前区憋闷不适，压榨性疼痛，手掌范围大小，无肩背及左上肢放射痛现象，伴心慌、气短，自服复方丹参滴丸 10 丸，并经休息 30 分钟后症状可缓解，但胸膺闷痛仍频发，经当地医院住院治疗，诊断为"冠心病心绞痛"。出院后病情一度稳定，近 1 周来患者每于劳累、情绪激动时痛作。刻诊：阵发性胸憋闷疼痛，疼痛牵及左肩背，经休息及舌下含化速效救心丸疼痛无明显缓解，伴心悸，心烦不寐，口干口苦，脘胀纳差，大便干结，3 日未行，形体肥胖，舌质黯，苔黄腻，脉弦滑略数。心电图示：心肌缺血。血压：130/80mmHg。证属痰热瘀血互结，痹阻心脉。

治宜涤痰清热，祛瘀宣痹。予以小陷胸汤合冠心2号方化裁。

处方：全瓜蒌20g，清半夏12g，黄连12g，枳实12g，大黄6g，赤芍15g，川芎15g，红花12g，丹参30g，降香12g，茯苓15g，苍术、白术各12g，炙甘草6g。每日1剂，水煎400mL，分2次温服。

二诊：服用上方7剂，胸闷胸痛消失，心悸明显减轻，口干苦大减，唯大便仍干结，舌质黯红，苔薄黄腻，脉弦滑。方已中病，原方加火麻仁、郁李仁各20g继投。

三诊：守上方10剂，诸症基本消失，大便干，日一行，口干苦乏味，时心烦，体倦乏力，舌质黯淡略红，苔薄黄而干，脉弦细。此乃痰热、久瘀，耗伤心之气阴之象，改拟生脉散合冠心Ⅱ号方出入，并小其制，以善其后。同时嘱其饮食清淡，适当运动。

按：患者形体肥胖，痰湿素盛，加之年近古稀，脾运不足，痰浊内生，郁久化热，致痰热内蕴，与瘀血结于心胸，心脉痹阻，而发为本病。小陷胸汤出自《伤寒论》，方中以瓜蒌、半夏荡热涤痰，黄连清心泻火，半夏与黄连合用则辛开苦降，以除痰热；冠心Ⅱ号方为治疗冠心病的名方，具有养血、活血、行气之功，无破血伤正之弊；枳实与大黄相配，通腑泻热，下气除满。患者年老津亏，大便干结，治此非润不通，故加火麻仁、郁李仁以润肠通便，并力避因便秘而加重心脏负荷之虞。终以益气养阴，养血和络善后，而收全功。如此组方遣药，既有方有守，又知常达变，随证治之，方能左右逢源。

（二）脾肾阳虚，寒凝心脉案

董某，女，67岁。2013年1月28日初诊。

主诉：心前区闷痛阵作2年，加重1周。

病史：2年前受凉后出现阵发性心前区闷痛，发作频繁，在当地医院行冠状动脉造影检查，发现冠状动脉多处狭窄，经住院治疗后心前区疼痛症状缓解，出院后继续服用复方丹参滴丸等药物巩固治疗。1周前因外出感寒胸闷痛复作。刻诊：心痛彻背，如锥如刺，夜间尤甚，胸闷气短，遇寒痛甚，得温则减，时发心悸，自汗，动则益甚，面色无华，神倦怯冷，四肢欠温，舌质淡略黯,苔薄白润,脉沉弦细。血压 125/90mmHg。证属心肾阳虚,寒凝心脉。治宜温阳逐寒,通脉止痛。予以通脉笑痛方合冠心Ⅱ号方化裁。

处方:制川乌 12g,干姜 9g,制附子 15g,人参(另煎)15g,桂枝 15g,白芍 12g,川芎 15g,赤石脂 15g,川芎 15g,红花 12g,丹参 30g,降香 12g,炙甘草 9g。5 剂,日 1 剂,用文火先煎制川乌、制附子 1 小时后,再纳入余药同煎 30 分钟,第二遍煎 20 分钟,共取药液 500mL。每天分 3 次凉服。

二诊:服上方 1 剂,心痛、心悸即缓解,汗出减少,效不更方,继予原方 7 剂,以巩固疗效。

三诊:心痛、心悸、胸闷气短消失,在室内适当活动心痛未作,唯仍觉手足欠温,倦怠乏力,继以人参汤合肾气丸加减服用,善后调理,随访半年未再复发。

按:本案之心痛,在冬季和夜晚易于发病之临床特点,既印证了"天寒日阴,则入血凝泣而卫气沉"(《素问·八神明论》)的"天人合一"观,又揭示了感受寒邪是形成心痛的主要病因,也与仲景"阳微阴弦"而致胸痹的病机特点契合。患者年老体衰,心肾之阳皆虚,无力鼓动心脉,加之寒凝心脉,而发为胸痹。故通脉笑痛方中之乌头与附子、干姜并用,方可温阳逐寒,通脉止痛;附子与乌头相配,温心阳以通脉,驱寒凝以止痛,附子长于温补心肾,乌头长于起沉寒痼冷;附子辛甘大热,入气分,走而不守,有斩关夺隘之功,但有劫营夺阴之弊;白芍酸敛性寒,入血分,有补虚和营,缓急止痛之功,两药相伍,一气一血,一刚一柔,刚柔相济,燮理阴阳,调气行血,则通脉止痛之力益彰;桂枝味辛发散,温通心阳,炙甘草味甘健脾而益心气,合用则辛甘化阳,益气通脉;炙甘草与干姜相合,既可温中健脾,又可提高预防乌头、附子中毒之效。人参、附子与冠心 2 号方并用,意在温阳散寒,补气活血,以增强通脉止痛之功。妙在赤石脂温摄守中,固涩阳气,并可防止诸药辛散太过。

(三)少阳郁热,气滞血瘀,心脉痹阻案

尚某,女,55 岁,2011 年 3 月 23 日初诊。

主诉:口苦心烦,胁肋胀痛 1 月余,伴胸憋闷疼痛阵作 3 天。

病史：患者平素心情抑郁，1月前因与人口角后，胁肋胀痛，伴嗳气纳差，数日后出现口苦心烦，自服开胸顺气丸罔效。3天前复因恼怒，胸憋闷疼痛辄作，经当地医院诊治，口服硝酸甘油后胸痛缓解，但仍时作时止，发作时多次查心电图均为ST段压低，诊为"冠心病"。刻诊：心前区憋闷疼痛间断发作，与情绪相关，伴眩晕，心烦易怒，失眠，口苦咽干，不欲食，胁肋胀痛，舌质紫黯，舌下脉络紫黯，苔薄白而干，脉弦略数。证属少阳郁热，气滞血瘀，心脉痹阻。治宜和解郁热，理气化瘀，通脉止痛。拟小柴胡汤合冠心Ⅱ号方化裁。

处方：醋柴胡12g，黄芩12g，白芍12g，党参18g，清半夏12g，生姜（切）9g，大枣（擘）8枚，赤芍15g，生地黄15g，川芎12g，红花12g，丹参30g，降香12g，炙甘草9g。3剂，日1剂，水煎400mL，分2次温服。

二诊：服上方1剂，胸憋闷、疼痛即明显缓解，当晚即安然入眠。效不更方，原方继用。

三诊：继服上方10剂，胸痛，胁肋胀痛终至平复，余症亦失，复查心电图正常。嘱其继服逍遥丸、复方丹参片善后调理，追访半年未发。

按：柴胡证初病在气，久必入络，且情志久郁，必致热化。治此若单投小柴胡原方，则参、姜、枣温补助阳，反令血愈伤而热愈结，热结则少阳枢机不利，而内火益炽，立竭其阴而肝风易动矣。故予小柴胡汤合冠心Ⅱ号并用，以柴胡入经和气，川芎入络和血，妙在佐以归、地、白芍之养血敛阴，冠心Ⅱ号方诸药宽胸通脉止痛，半夏、参、姜、枣、草益气和胃，助少阳生发之气，俾阴阳和，气血畅而疼痛自止。如此配伍，实为治疗少阳郁热与瘀血互结胸痹之良方。

第八节　肋间神经痛

肋间神经痛是指一个或几个肋间部位从背部沿肋间向胸腹前壁放射，呈半环状分布的疼痛综合征。多为单侧受累,也可以双侧同时受累。诊断主要依据疼痛的分布部位及排除能引起该区疼痛的内脏疾病。原发性肋间神经痛极少见,其发病原因不明。继发性者多与病毒感染、毒素刺激、机械损伤及异物压迫等所导致肋间神经损伤有关。既要考虑到胸椎椎间盘退变性突出、关节囊和韧带增厚与骨化导致神经通道狭窄变形、胸椎骨折或脱位、强直性脊柱炎以及肋骨、纵隔、胸膜病变等常见原因,也要考虑到带状疱疹初期、结核、脊椎或脊髓肿瘤、老年人骨质疏松性压缩性骨折等容易忽略的重要疾患。本病大抵属于中医学"胁痛"等范畴。《医宗金鉴·卷八十九》曰:"其两侧自腋而下,至肋骨之尽处,统名曰胁。"《说文解字》谓:"腋以下谓之胁,其骨谓肋。"故胁痛又称胁肋痛。

一、临证思维

(一)思维溯源

历代医籍关于胁痛的理论思维与辨证论治原则,多为肋间神经痛临床所宗。《黄帝内经》即明确指出胁痛主要是肝胆的病变,如《灵枢·五邪》说:"邪在肝,则两胁中痛。"《灵枢·经脉》篇说:"肝,足厥阴之脉……属肝,络胆……布胁肋。""胆,足少阳之脉,络肝,属胆,循胁里……其直者,从缺盆下腋,循胸过季胁。"指出胁肋部系肝、胆分布之处,故胁痛与肝胆二经关系密切。在病因上,《灵枢·邪气藏府病形》篇指出:"有所堕坠,恶血留内,若有所大怒,气上而不下,积于胁下,则伤肝。"《金匮要略·痰饮咳嗽病脉证并治》认为:"水在肝,胁下支满,嚏而痛。"此后,历代医家多有发挥。如《景岳全书·胁痛》将胁痛分为外感与内伤两大类,并提出以内伤为主,如谓:"胁痛之病,本属肝胆二经,以二经之脉皆循胁肋故也。""胁痛有内伤、外感之辨,凡寒邪在少阳经,乃病为胁痛,耳聋而呕,然必有寒热表证者,方是外感;如无表证,悉属内伤。但内伤胁痛者十居八九,外感胁痛则间有之耳。"《症因脉治·胁痛》对胁痛病因的论述较详,指出:"内伤胁痛之因,或痰饮、悬饮,凝结两胁,或死血停滞胁肋,或恼怒郁结,肝火攻冲,或肾水不足……皆成胁肋之痛矣。"在治疗上,《临证指南医案·胁痛》对胁痛之属于久病入络者,善用辛香通络、甘缓补虚、辛泄祛瘀等法,对后世的临床实践影响较大。《类证治裁·胁痛》在叶氏的基础上将胁痛分为肝郁、肝瘀、痰饮、食积、肝虚诸类,对胁痛的分类与辨证论治做出了较大贡献。

(二)理法精要

韦师撷取历代医家之学术精华,从病机到辨证论治对肋间神经痛的认识颇为精详。认为本病的病位在肝胆,肝之脉,布胁肋,贯膈,挟胃,络于胆。而肝为刚脏,主疏泄,性喜条达;主藏血,体阴而用阳。若情志不舒或抑郁,或暴怒气逆,则可致肝气郁结,气滞络痹,不通则痛,发为胁痛。肝气郁结日久不解,每有伤脾、化火、损阴、血瘀之变。若外感湿热之邪,侵袭肝胆,或嗜食肥甘厚味,损伤脾胃,脾失健运,助湿生热,湿热蕴结于肝胆,导致肝胆疏泄不利,气机阻滞,不通则痛,而成胁痛。气行则血行,气滞则血瘀,故肝郁气滞或湿热蕴结日久则均可引起血行不畅,而致瘀血阻滞胁络,不通则痛。诚如《临证指南医案·胁痛》所说:"久病在络,气血皆窒。"或因素体肾虚,或久病耗伤,或劳欲过度,均可使精血亏损,导致水不涵木,肝阴不足,络脉失养,不荣则痛,而成胁痛。即《金匮翼·胁痛统论》所云:"肝虚者,肝阴虚也,阴虚则脉细急,肝之脉贯膈布胁肋,阴虚血燥则经脉失养而痛。"

上述说明,胁痛的病位虽在肝胆,但与脾、胃、肾密切相关。尤需指出,肋间神经痛顽固难愈者,提示其病机转化较为复杂,既可由实转虚,又可由虚转实,而成虚实并见之证。既可气滞及血,又可血瘀阻气,以致气血同病。其基本病机为肝胆气血郁滞,不通则痛,或肝阴不足,络脉失养而细急,不荣则痛。故胁痛的辨证着眼于肝胆,分虚实而治。

关于本病的治疗,韦师根据其病机特点,辨证总以虚实为纲,并以此指导立法遣药。其尝以清·李用粹《证治汇补·胁痛》"治宜伐肝泻火为要,不可骤用补气之剂,虽因于气虚者,亦宜补泻兼施……故凡木郁不舒,而气无所泄,火无所越,胀甚拒按者,又当疏散升发以达之,不可过用降气,致木愈郁而痛愈甚也"启发后学，认为其治法当立足于一个"调"字，即其证不论偏虚偏实，应以调和肝脾为要。在"调和肝脾"法的具体运用上，强调要权衡偏虚偏实、偏于在气偏于在血，而决定疏肝、健脾、理气、活血诸法的主次。并视其兼夹，伍用解表、祛湿、清热、养阴等法。因肝居下焦，体阴而用阳，肝阴易伤，肝气易横，以致肝郁日久者，往往伴有阴血耗伤之证，加之疏肝理气药大多辛香温燥，更易耗伤肝之阴血，故韦师对疏肝法的运用，强调要疏肝柔肝并举，以防辛燥劫阴之弊。其常以柴胡与白芍、生地黄等相配，即为此意。"调"字之用，还在于平时要注重"调摄"。由于肋间神经痛与肝的疏泄功能失常密切相关，所以强调患者要保持心情舒畅，避免过怒、过悲、过劳及过度紧张。尤其应注意饮食宜清淡，避免肥甘辛辣及嗜酒，提倡多食蔬菜、水果、瘦肉等清淡而富有营养的食物。

（三）辨证撷菁

韦师诊察本病，强调要突出两个重点。首先要辨病，即以胁肋呈半环状分布的疼痛特点，及排除引起该区疼痛的内脏疾病等为主要依据而确立肋间神经痛诊断；二要追询病史，结合疼痛之特点、起病之急缓、病程之长短，突出辨证的两个重点，即详察虚实，明辨气血。

临床所见，肋间神经痛多属实证，起病较急，病程较短，并有肝气、肝火、胆热、湿热、瘀血、肝寒、痰饮之辨。若胁肋胀痛，疼痛每随情志变化而增减，精神抑郁，善太息，脘胀纳差，舌苔薄白，脉弦者，为肝气郁结证；若胁肋灼痛或掣痛，烦躁易怒，伴头痛眩晕，口苦咽干，面红目赤，便秘溲赤，舌质红苔黄，脉弦数者，为肝火内炽证；若胁肋胀痛，往来寒热，胸胁苦满，心烦喜呕，不欲饮食，口苦，咽干，目眩，舌苔薄黄，脉弦者，为热郁胆经证；若胁肋胀痛，口苦心烦，脘闷纳呆，恶心呕吐，或身热不扬，溺黄便溏，脉弦数或弦滑者，为肝胆湿热证；若胁肋部刺痛，固定不移，日轻夜重，痛处拒按，舌质紫黯或有瘀点瘀斑，脉涩者，为瘀血停着证；若胁肋掣痛，遇寒则甚，得热则缓，或恶寒，口淡不渴，舌质淡，舌苔薄白，脉弦紧者，为寒滞肝脉证；胁肋胀痛，咳嗽转侧、呼吸时牵引疼痛加剧，胃脘痞满，大便溏薄，舌苔薄白水滑，脉弦者，为痰饮内停证。本病之虚证，起病较缓，病程较长，多属于肝阴不足证，可证见胁肋隐痛，悠悠不休，遇劳加重，二目干涩，口干咽燥，心中烦热，头晕目眩，舌质红少苔，脉弦细而数等。至于辨在气在血，以疼痛走窜，时作时止者，多属气滞；痛处固定不移，痛如针刺者，多属血瘀，不难辨别。

实证、虚证随着病程久延，每可互相转化，如实证因邪伤正气，久病致虚，可转化为虚实夹杂证；而虚证若情志失调，或内伤饮食，或重感湿热等，也可转化为阴虚气滞，或阴虚食滞，或阴虚湿热之虚实夹杂证。

二、验案举隅

（一）肝气郁滞，湿热蕴结案

李某，女，35岁。2012年5月26日初诊。

主诉：左胁肋部疼痛2周。

病史：患者平素喜食肥甘厚味，于2周前复因恼怒后，左胁肋部疼痛，自服元胡止痛片治疗未见好转，遂来我院门诊就诊。刻诊：左胁肋胀痛，口苦，善太息，脘胀纳差，恶心欲呕，善急易怒，嗳气，时心中烦闷，小便黄，舌质红，苔薄黄腻，脉弦滑。经腹部彩超检查，肝胆脾胰未见异常。诊断为肋间神经痛，证属肝气郁滞，肝胆湿热蕴结。治宜疏肝理气，清利肝胆湿热。方以柴胡疏肝散合龙胆泻肝汤加减。

处方：醋柴胡12g，白芍15g，炒枳壳12g，川芎12g，香附9g，龙胆草12g，黄芩12g，泽泻12g，车前子（包）12g，当归15g，生地黄15g，白术15g，白蔻仁12g，炙甘草6g。7剂，日1剂，水煎400mL，分2次温服。

二诊：服上方7剂，疼痛大减，仍微口苦，偶心烦，纳呆，二便调，舌质淡红，苔薄黄腻，脉弦。证属湿热未尽，上方减香附、川芎，加炒麦芽15g。10剂，日1剂，水煎400mL，分2次温服。

三诊：服药至6剂时，疼痛未作，心烦、口苦等症消失，纳食基本正常。继服龙胆泻肝丸，以巩固疗效。

按：患者素食肥甘，损伤脾胃，运化失司，蕴湿生热，郁结于肝胆，导致肝胆疏泄不利，复因恼怒，肝气愈滞，湿热益盛，脉络痹阻，不通则痛，而成胁痛。脘胀纳差，恶心欲呕，苔黄腻，脉弦滑等，均为肝经湿热内蕴之征。故治宜疏肝理气，清利肝胆湿热。遵《黄帝内经》"木郁达之"之旨，以柴胡疏肝散疏肝柔肝并举，行气活血止痛。龙胆泻肝汤为清利肝胆湿热之名方，方中龙胆草苦寒，既能上清肝胆，又能下利湿热；黄芩苦寒泻火，燥湿清热；泽泻、车前子渗湿泄热，导热下行。热蕴肝经，本易耗伤阴血，更因苦寒燥湿之品，再耗其阴，故用生地黄、当归、白芍滋阴养血，使湿热去而阴血不伤。湿重脾必困，热重胃必伤，故加白术、白蔻仁与炙甘草相配，以健脾祛湿、益气和胃。诸药合用，泻中有补，利中寓滋，祛湿不伤脾，泻火不伤胃，俾湿热分消，气血调和，而诸症得愈。

（二）脾肺气虚，瘀痰互结案

陈某，男，52岁，农民，2009年11月23日初诊。

主诉：右胁肋部疼痛不适1月余。

病史：患者自述患"慢性气管炎"6年余。1月前因搬运重物时不慎扭伤，出现右胁肋部不适，逐渐疼痛，呼吸刺痛，夜间常痛醒不能入睡，经自购药物治疗（药名不详），效果欠佳，而来本院诊治。刻诊：右胁肋疼痛，痛如针刺，入夜痛增，按之痛甚，查右第6、7肋间皮肤痛觉过敏，肋骨边缘有压痛，伴咳嗽，吐白黏痰，气短乏力，稍劳即甚，脘闷纳差，二便调，舌质黯淡，苔薄白腻，脉象沉弦。胸部X线检查：胸椎未见异常。诊断为肋间神经痛，证属脾肺气虚，瘀痰互结。治宜益气化瘀，通络止痛，佐以宣肺化痰。方用六君子汤合复元活血汤加减。

处方：党参25g，酒大黄9g，当归20g，红花12g，桃仁15g，蜈蚣2条，柴胡12g，天花粉15g，炒白术15g，茯苓15g，陈皮12g，清半夏12g，炙甘草6g。3剂，每日1剂，水煎400mL，黄酒为引，分2次空腹温服。

二诊：服上方3剂，右胁疼痛好转，大便溏薄，每天2次。根据"以利为度，得利痛减，不尽服"的原则，上方去酒大黄，当归减至15g，桃仁减至

12g。7 剂。

三诊：上方服至 6 剂，疼痛基本消失，咳嗽吐痰减少，仍感气短乏力，脘闷纳差，继以六君子汤合桃红四物汤加减，健脾燥湿，养血活络，以善其后。

按：本例患者迁延难愈，并非仅为跌仆闪挫，恶血停留。其既有瘀血久积，气血之耗伤，又有平素脾肺气虚，宗气不能贯心脉，推动血行，以致气愈虚血愈瘀，而瘀血愈积气血愈伤。故治当以益气化瘀，通络止痛为主，佐以宣肺化痰。方中四君子汤健脾益气，培土生金，其与复元活血汤合方，补气而不恋邪，化瘀而不伤正；柴胡气质轻清，能疏解肝经之郁滞，重用酒制大黄，导瘀下行，推陈致新，两药合用，一升一降，以攻散胁肋之瘀滞；当归、桃仁、红花养血活血以止痛；穿山甲为国家二级重点保护野生动物，故代之以性温味辛之蜈蚣，以祛瘀散结，通络止痛；天花粉"续绝伤""消仆损瘀血"，入血分助诸药消瘀散结；半夏燥湿化痰，陈皮理气健脾；甘草缓急止痛，调和诸药。全方升降同施，活中寓养，共奏瘀祛新生，气行络通，胁痛自平之效。

（三）阴血亏虚，肝络失养案

张某，女，47 岁。2009 年 12 月 10 初诊。

主诉：左胁隐痛不适 3 月余。

病史：患者 3 个月前无明显诱因出现左胁肋疼痛，曾按冠心病诊治乏效。2 天前适值月经期，疼痛日增，遂来就诊。刻诊：左胁肋隐隐作痛，绵绵不休，口干，心烦少寐，目涩眩晕，脘胀纳差，面色萎黄，视物模糊，大便干，1～2 天一行，舌质红少苔，脉细数。详询其平素月经量多，多先期而致。诊断为"肋间神经痛"，证属肝肾阴血亏虚，肝络失养。治宜滋阴养血，疏肝柔肝止痛。予一贯煎加减。

处方：生地黄 15g，当归 18g，枸杞子 20g，麦冬 12g，北沙参 12g，女贞子 20g，川楝子 15g，白芍 20g，炒枣仁 15g，炙甘草 9g。3 剂，日 1 剂，水煎400mL，分 2 次温服。

二诊：服上方3剂，疼痛无明显缓解，仍心烦少寐，每因失眠而痛作，舌脉同前。此乃阴亏过甚，相火上扰之象，遂于上方加知母12g，黄柏12g，生地黄增至20g，白芍增至30g，以滋阴清热，缓急止痛。

三诊：上方共服8剂，疼痛发作时间缩短，间隔时间延长，心烦少寐明显好转，仍感头晕目眩，二目干涩，继以杞菊地黄丸加减，滋补肝肾，养血明目，巩固疗效。

按：《临证指南医案·肝风》云："肝为风木之脏，因有相火内寄，体阴用阳，其性刚，主动主升，全赖肾水以涵之，血液以濡之。"妇女尤以阴血为重，经、孕、产、乳等均可耗伤阴血，易致"肝体不足"。而肝之阴柔不足，肝之刚用之性必疏泄太过，升散无制。本案患者平素月经量多，暗耗阴血，肝为藏血之脏，阴血既亏，则肝无所藏，肝体失养，气血滞涩，络痹而痛。治宜滋阴养血，疏肝柔肝以止痛。方中重用生地黄、当归、女贞子、枸杞子滋阴养血、补益肝肾，内寓滋水涵木之意；根据"夫肝之病，补用酸"的原则，方中白芍酸敛入肝养血，枣仁酸能养肝安神；北沙参、麦冬滋养肺胃，养阴生津，意在佐金平木；佐以川楝子，疏肝泄热，理气止痛，补中寓通，以顺应肝"体阴而用阳"之特性。重用白芍、炙甘草，意在酸甘化阴，缓急止痛。诸药合用，使肝体得养，肝气得舒，而诸症可解。

第九节　带状疱疹

带状疱疹是由水痘－带状疱疹病毒引起的急性疱疹性皮肤病。其特征为簇集性水疱沿身体单侧周围神经呈带状分布，伴有明显的神经痛，好发部位依次为肋间神经、颈神经、三叉神经和腰骶神经支配区域。本病成人多见，具有自限性，病程长短不一，儿童、青少年一般为2～3周，老年人约为3～4周。患病后可获终身免疫，偶有复发。本病可属于中医学

"疡科"类疾病,古病名有蛇串疮、缠腰火丹、缠腰龙、蛇丹、甑带疮、蛇缠丹等。

一、临证思维

(一)思维溯源

历代中医文献有关带状疱疹病名的记载不一,隋代医家巢元方所著《诸病源候论》首立"甑带疮"之名,并认为其由"风湿搏于血气所生"。明代医家陈实功《外科正宗》将带状疱疹称为"缠腰火丹",指出"心火妄动,三焦风热乘之,故发于肌肤之表"为其主要病因。迨至清代,对本病病因的认识日趋深入,如《外科大成·卷二·腰部》认为,本病乃"由心肾不交,肝火内炽,流入膀胱而缠带脉也"。在治疗上提出"宜内疏黄连汤清之,壮实者贵金丸下之,外以清凉膏涂之自愈"。《医宗金鉴》总结历代医家对带状疱疹的认识,对其病因及辨证论治的论述尤详,如谓:"缠腰火丹,此证俗称蛇串疮,有干湿不同、红黄之异,皆如累累珠形。干者……此属肝心二经风火,治宜龙胆泻肝汤;湿者……此属脾肺二经湿热,治宜除湿胃苓汤;若腰肋生之,系肝火妄动,宜用柴胡清肝汤治之。"这些认识言简意赅,纲目分明,对于本病临证思维不无启发。

(二)理法精要

韦师认为带状疱疹初起病在肝脾两脏,主要病理因素乃湿、热、毒邪为患。若情志不遂,肝气郁结,久而化火妄动,则肝胆火盛;或因饮食不节,过食肥甘厚味,脾不化湿,郁久化热,则湿热壅滞于内;或因感受毒邪,壅滞于经络,搏结于肌肤而发病。毒火稽留血分,则发为红斑,湿热困于肝脾,而成疱疹,气血阻于经络,遂致疼痛。分而言之,带状疱疹的疱疹期以湿热毒邪蕴结为主要病机,所以疱疹红肿与疼痛俱作;带状疱疹后期湿热毒邪已外泄大半,疱疹干结,红肿已消,其病机则以"脉络瘀滞"为特点,故致疼痛不止，甚至剧痛难愈。后期"脉络瘀滞"之由，或为病邪虽去大半，但仍有余邪缠绵，阻于经络，以致气血壅滞不通；或因疱疹期热毒较甚，易耗气伤津，致气阴两虚，气虚则行血无力，阴虚则血脉失于充养，脉络滞涩，均可致血行不畅；或因治疗不当，过用苦寒之品伤阳，阳虚不能温煦推动血脉，血液运行不畅，而寒凝血瘀。

因此韦师强调带状疱疹要分期论治，病之初期热郁于内，治疗当遵《黄帝内经》"火郁发之"之旨，务使郁热透达于表。韦师多运用"升降散"加减治之，而屡见卓效。"升降散"源自《伤寒温疫条辨》，由清代医家杨栗山创制，药仅四味，方中僵蚕、蝉蜕性升浮，宣透郁热；姜黄调畅气机，以利热邪外达；大黄苦寒泄热，使里热下趋而解。即如杨栗山所云："僵蚕，蝉蜕升阳中之清阳，姜黄、大黄降阴中之浊阴，一升一降，内外通和，而杂气之流毒顿消矣。"韦师以之为基础灵活加减，如湿遏热郁者，加龙胆草、茵陈、滑石、佩兰、车前子等；肝气郁结者，加柴胡、郁金、川楝子等；瘀血甚者，加赤芍、牡丹皮、桃仁、红花、紫草等；肝经郁热上扰者，加菊花、龙胆草、栀子、石决明等。至带状疱疹后遗神经痛，务使经络疏通，气血流畅为要，如余邪入络者活血搜毒；气阴两虚者益气养阴；阳虚寒凝者温阳散寒，如是则疼痛方可止。

（三）辨证撷菁

疼痛为本病的特征之一，疼痛的程度可因年龄、发病部位、损害轻重不同而不尽一致。一般而言，年龄愈大疼痛愈重，头面部较其他部位往往疼痛较重，疱疹焮红或紫黯者，疼痛多较剧烈。部分老年患者在疱疹完全消退后，可仍然疼痛，甚至持续数月之久或逾年。在发病初期当辨病位之在肝、在脾，病因之湿、热孰轻孰重。病在肝者，多发于头面、胸胁，伴口苦咽干，心烦易怒等肝经郁热之象；病在脾者，好于腹部和下肢，多伴纳少，食后腹胀，倦怠乏力，便溏等湿盛困脾之候；热甚者，疱疹鲜红，疱壁紧张，灼热刺痛；湿盛者，皮疹色淡，疱壁松弛，水疱易破，常有糜烂渗液，疼痛不甚。带状疱疹后期余毒未尽，瘀阻络脉者，局部疼痛较甚；热毒较甚，耗气伤阴，则可见气阴两虚之征象；过用苦寒伤阳，可见阳虚之征，临证宜详察之。

二、验案举隅

（一）脾胃湿热，蕴滞肌肤案

张某，男，68岁。2009年7月12日初诊。

主诉：左臀部疱疹7天，疼痛3天。

病史：1周前患者左臀部出现疱疹，疼痛不甚，未予重视。近3天疱疹持续增多，糜烂渗液，疼痛日甚，遂来韦师处就诊。刻诊：左臀部疱疹成簇分布，基底部色淡红，水疱易破，糜烂渗液较多，伴疼痛，纳食不佳，食后胃脘痞满，口渴不欲饮，困倦嗜睡，大便溏，日2～3次，小便调。舌质淡红，舌体胖，边有齿痕，苔黄腻，脉沉缓。证属脾胃湿热，蕴滞肌肤。治宜燥湿健脾，宣泄郁热。方以升降散合四妙散加减。

处方：白僵蚕12g，蝉蜕9g，制大黄6g，姜黄12g，苍术15g，黄柏12g，川牛膝15g，薏苡仁30g，土茯苓25g，粉萆薢15g，党参20g，茯苓15g，炙甘草3g。7剂，日1剂，水煎400mL，分2次温服。

复诊：水疱逐渐消退，渗液减少，疼痛明显好转，纳增，嗜睡改善，大便不成形，日1～2次，舌脉同前。效不更方，予原方再投。

三诊：服药7剂，疱疹基本消退，表面留有色素沉着，疼痛未作。改予服用参苓白术散，以巩固疗效。

按：患者疱疹大，渗液多，且发于臀部，乃因脾胃虚弱，运化失司，湿浊内生，郁久化热，湿热蕴蒸肌肤而致。故治当燥湿健脾，宣泄郁热，予升降散合四妙散化裁。升降散之白僵蚕、蝉蜕、制大黄、姜黄四味药相伍，升清降浊，一升一降，使内外通达，气血调畅，以宣泄郁热。惟其清热燥湿之功稍弱，故伍以四妙散，其中苍术辛苦而温，芳香而燥，直达中州，燥湿健脾；

黄柏与川牛膝合用，则清热燥湿，引药下行，且川牛膝尚可活血以止痛；薏苡仁健脾利水渗湿；酌加土茯苓、萆薢清热利湿解毒；党参、茯苓、炙甘草健脾益气。诸药合用，使脾胃功能健旺，湿化热清，气血调畅而病愈。

（二）血虚肝旺，湿热毒盛案

王某，女，24 岁。2011 年 6 月 10 初诊。

主诉：左侧头面部疱疹疼痛 12 天。

病史：12 天前患者左侧头面部出现疱疹，痛如火燎，经治疗未获显效。刻诊：左侧头面部红色小疱疹，灼热刺痛，左目红肿，眼涩痛流泪，口苦咽干，烦躁易怒，眩晕，失眠，大便干结，3 日一行，小便短黄，平素月经量多，经期 7 天左右，舌质红，苔黄腻，脉弦数。证属血虚肝旺，湿热毒盛，上犯头目。治以养血疏肝，清利肝胆湿热。以龙胆泻肝汤合升降散化裁。

处方：白僵蚕 12g，蝉蜕 9g，大黄 9g，姜黄 12g，全蝎（研、冲）6g，车前子（包）15g，龙胆草 12g，柴胡 12g，白芍 12g，栀子 9g，生地黄 15g，当归 15g，甘草 6g。7 剂，日 1 剂，水煎 400mL，分 2 次温服。

复诊：疱疹明显消退，疼痛减轻，部分疱疹已结痂，仍口苦心烦，眩晕，失眠。证属湿热大减，而肝之阴血未复。上方减车前子、全蝎，以熟地黄 15g 易生地黄，加北沙参 15g，继服 10 剂，诸症尽失。

按：患者平素月经量多，阴血暗耗，肝阳偏旺，复感湿热邪毒，与肝之郁火相搏，循经熏蒸肌肤而发疱疹；阻塞经络，气滞血瘀，故疼痛剧烈；肝为刚脏，肝气壅实则烦躁易怒；热盛则肝之阴血更伤，肝阳上扰，故心烦，眩晕，失眠。治当养血疏肝与清利湿热并投。方以升降散宣畅气机，透达郁热；龙胆泻肝汤以清利肝胆湿热，方中之当归、生地黄、柴胡与加入之白芍并用，以育阴养血，柔肝疏肝，俾阴血复，而肝阳得潜；全蝎解毒散结，通络止痛。全方标本同治，使邪去正复，脉络和而痛自止。

（三）营血虚弱，寒凝经脉案

赵某，男，42 岁。2012 年 11 月 3 日初诊。

主诉：左腰腹部疱疹后疼痛 10 天。

病史：患者形体素弱，于疲劳时易头晕目眩，自诉 1 个月前左腰腹部出现淡红色疱疹，疼痛不甚，经某医院诊为"带状疱疹"。经中、西药物（药名不详）治疗后疱疹干结，10 天前气温骤降，原皮疹处出现疼痛，并逐渐加重，予六神丸、元胡止痛片、针灸等治疗未见明显疗效，今来我院就诊。刻诊：左腰腹部疼痛如灼，触之不热，视之不红，入夜尤甚，手足厥寒，倦怠乏力，口淡不渴，面白无华，纳食尚可，二便调，舌质淡略黯，苔薄白润，脉沉细。西医诊断：带状疱疹后遗神经痛。中医诊断：缠腰火丹（后期）。证属营血虚弱，余邪蕴结，寒凝经脉，不荣则痛与不通则痛并存，虚实错杂。治宜温经散寒，养血通脉，标本同治。方以当归四逆汤加减。

处方：当归 18g，桂枝 20g，白芍 15g，细辛 6g，通草 6g，黄芪 20g，全蝎（研、冲）3g，蜈蚣 1 条，大枣 12 枚，炙甘草 9g。5 剂，日 1 剂，水煎 400mL，分 2 次温服。外予雄黄蜈蚣药酒（雄黄 10g，蜈蚣 5 条研粉纱布包，浸泡于高度白酒 100mL 内 12 小时即可），从外向内涂抹于患处，每天抹 3 次。

复诊：疼痛明显减轻，手足厥寒、倦怠乏力等症均好转。效不更方，继服原方 7 剂，疼痛消失。

按：患者血虚之体，患本病后，余邪蕴结，复因感受寒邪，寒性凝滞，血行不畅，阳气不能达于四肢末端，营血不能充盈于血脉，遂致疼痛，手足厥寒。其疼痛如灼，为带状疱疹后期疼痛之特点，然触之不热，视之不红，不可误以为热，本案仍属寒凝经脉，营血郁闭所为。故予当归四逆汤温经散寒，养血通脉。方中当归养血和血，白芍养血和营，助当归补益营血，以荣养肌肤筋脉；重用桂枝温经散寒，温通血脉，合细辛温经散寒，助桂枝温通血脉；通草通行经脉，以畅血行；大枣、炙甘草益气健脾养血，其中重用大枣，既合归、芍以补营血，又防桂枝、细辛燥烈太过，伤及阴血之虞；加入黄芪意在补气生血，兼取其托毒外出之效；复加小剂量全蝎、蜈蚣，借其走窜之性，以通经达络，攻毒散结止痛。诸药合用，温经与养血兼顾，治标与治本并举，使营血通达，而疼痛自止。

第十节　胆结石

胆结石是胆囊、胆管和肝内胆管结石的总称。其形成主要与胆汁郁积,胆道感染,胆固醇代谢失常等因素有关。40岁后发病率随年龄增长而增高。男女发病比例为1∶2。其临床表现取决于结石是否引起胆道梗阻及梗阻的部位、程度和是否合并感染,早期约60%的患者可无任何症状。若结石进入胆总管可出现黄疸、胆管炎和胰腺炎等并发症。依据结石发生部位的不同,分为胆囊结石、肝内胆管结石、胆总管结石。按其外观形态和化学成分分为胆固醇结石和胆色素结石两大类,前者又分为纯胆固醇结石和胆固醇混合结石,后者又可分为棕色结石和黑色结石。纯胆固醇结石较少见。几种部位的结石往往同时存在,且多发生在胆囊内。其治疗因手术有创伤而患者不易接受;体外震波碎石,适应范围严格,易于复发,均有其不足之处。中医学治疗本病优势独特,从其临床表现看,大抵属于中医学"胁痛""黄疸""胆胀"等范畴。

一、临证思维

(一)思维溯源

胁痛之名始见于《黄帝内经》,并且有与本病相关的丰富记载。在症状方面,《灵枢·五邪》指出:"邪在肝,则两胁中痛。"在病因方面,认为引起胁痛的原因与阴寒内盛、邪客足少阳胆络、肝热等有关。如《素问·举痛论》篇云:"寒气客于厥阴之脉,厥阴之脉者,绕阴器,系于肝,寒气客于脉中,则血泣脉急,故胁肋与少腹相引痛矣。"《素问·缪刺论》篇云:"邪客于足少阳之络,令人胁痛,不得息。"《素问·刺热论》篇谓:"肝热病者,小便先黄……胁满痛。"并认为胁痛与肝胆胃及其经络循行部位密切相关,如《灵枢·经脉》

曰："胆足少阳之脉……下颈合缺盆以下胸中，贯膈络肝属胆，循胁里……是动则病口苦，善太息，心胁痛不能转侧。"又曰："肝足厥阴之脉……夹胃属肝络胆，上贯膈，布胁肋。"后世医家对胁痛病因的认识，日趋深入，不断完善，如《症因脉治·胁痛》曰："内伤胁痛之因……或死血停滞胁肋，或恼怒郁结，肝火攻冲，或肾水不足……皆成胁肋之痛矣。"张仲景对本病既有治法，又有方药，至今临床仍广泛应用。如《金匮要略·腹满寒疝宿食病脉证并治》提出："按之心下满痛者，此为实也，当下之，宜大柴胡汤。"又曰："胁下偏痛，发热，其脉紧弦，此寒也，以温药下之，宜大黄附子汤。"《伤寒论·辨太阳病脉证治》载："设胸满胁痛者，与小柴胡汤。"仲景之立法遣药，法度严谨，配伍精当，药简效宏，颇为实用，对后世医家影响甚大。

（二）理法精要

胆为中精之腑，与胆互为表里，内藏精汁（胆汁），以通降为顺。胆汁的分泌、排泄，全赖肝气的疏泄条达，以助水谷精微的消化与吸收。如感受外邪、情志内伤、恣食肥甘厚味，或蛔虫上扰等因素，导致肝的疏泄和胆腑的通降功能失常，使气血不和，胆汁郁滞，而结为砂石，阻于胆道，不通则痛。胆结石为有形之物，其形成还可涉及脾胃与肾。肝气郁滞，饮食内伤，皆可损伤脾胃，使其纳化失职，升清降浊功能失常，则水湿停聚，或湿聚为痰，或湿郁化热，胆汁郁积，而凝结为石。病程日久，脾虚及肾，肾阳虚，温化无权，湿邪不去，而影响气机升降；肾阴虚，水不涵木，则肝阴亏虚，肝体失其柔养，以致肝失疏泄，胆失通降，而发为结石。

总之，胆结石多由肝胆疏泄失常，气机郁滞，或肝脾失调，既可木郁乘土，亦可土壅木郁，兼夹痰湿、湿热、瘀血等，使胆汁郁积而成。结石的形成还与地域、气候、年龄、生活习惯、工种、体质等因素有关，其中以湿热为主要病因。湿热互结于肝胆，胆汁郁结，久经煎熬而结为砂石；结石阻滞肝胆、气血郁滞，不通则痛，故有时可出现持续性绞痛，阵发性加剧；湿热熏蒸肝胆，胆汁泛溢，可并发黄疸；胆热内炽，则发热烦躁，口苦咽干；热结阳明，腑气不通，则腹满便秘；若热毒炽盛，可致胁下剧痛拒按，壮热心烦；热陷心肝，可致神昏、痉厥之危重证候。若木郁乘土，脾失健运，可见脘腹胀满，不思饮食，大便溏薄；土壅木郁，胆胃不和，则恶心，呕吐，纳呆。

胆结石治法之要，重在针对其标本缓急而治。在急性发作期当以"通"为主，或用疏肝理气、清热利湿、通腑排石，或用温化通阳、通络止痛等法。缓解期当以"调"为主，针对脏腑功能失调之不同，疏肝、利胆、祛湿、蠲痰、健脾、和胃、养肝、益肾等法，或一法独用，或数法合施。病程日久，虚实错杂者，当标本同治，补泻并举。由于肝胆疏泄不利是本病的基本病机，故在各证中可适当配伍疏肝利胆，理气通络之品。但不可拘泥于疏肝利胆之常法，而一味排石、通下。否则只能暂时取效，或稍有缓解，而不利于彻底清除结石，更不能杜绝潜在结石的发生。同时，要注意调情志，节饮食，避过劳，以防复发。

（三）辨证撷菁

胆结石临床辨证，首当分虚实。病初多为肝胆郁热、湿热蕴结、寒湿阻滞等，其证属实；病久既可表现为为肝脾失调、气滞血瘀之实证，又可表现为脾胃虚弱、肝阴不足之虚证。随着病程的延长，病久之实证，每易出现正虚之象，而病久之虚证，亦易出现邪实之候，而为虚实夹杂证。若久服苦寒或辛燥之剂，则易伤津耗血，脉络失养，而久治不愈。其病机转化较为复杂，既可由实转虚，又可由虚转实，而成虚实并见之证；既可气滞及血，又可血瘀阻气，以致气血同病。有资料表明，胆结石的证型表现与饮食规律与否、早晚餐习惯、运动习惯、烟酒嗜好等有相关性，不同类别胆结石的主要证型有差异。饮食不规律对肝胆湿热证型有影响，嗜烟对气阴不足证型有影响，饮食规律的患者不易表现为肝阴亏虚证，有运动习惯的患者不易表现为热毒炽盛证等。

胆结石当辨在气在血，一般说来，以肝气郁滞为主者，多起病较急，病程较短，以胀痛为主，且游走不定，时轻时重，症状的轻重每与情绪变化有关；以瘀血阻络为主者，多起病较缓，病程较长，以刺痛为主，且痛处固定不移，持续不已，局部拒按，入夜痛甚。

此外，结合辨病则有利于判断病情的轻重。因胆结石的大小、性质、动态、所在部位及并发症的不同，临床表现也不同。①胆囊内结石：一般无胆绞痛，称为静止性胆石，主要表现为上腹饱胀、嗳气、嗳酸等，进食油腻食物后明显，如感染时可有发热及右上腹疼痛，并伴胆囊区压痛；②胆囊管内结石：除产生绞痛外，还可引起胆囊膨胀，发生胆囊积水。若伴有感染可引起胆囊炎和胆囊积脓；③胆总管内结石：胆绞痛多发生在饱餐或进高脂餐后数小时内，多伴有梗阻性黄疸，疼痛多位于上腹或右季肋部，可放射至右肩部，疼痛突然发作并持续加重，常合并大汗、呕吐，呕吐后疼痛有一定缓解，当胆总管梗阻引起急性化脓性胆管炎时，可出现黄疸、高热、寒战、血压下降、谵妄，甚至昏迷等中毒性休克征象；④肝内胆管结石：患者多有肝区的闷胀及隐痛，有一过性发热及黄疸史，可引起肝内多发脓肿、胆道出血、胆汁性肝硬变及败血症等并发症。

二、验案举隅

（一）阴虚肝郁，脉络失养，肝胃不和案

梁某，女，49岁。2013年4月16日初诊。

主诉：患"胆结石"半年余。

病史：患者1年前，外伤失血过多史，经住院治疗，出血获愈，但经常眩晕，时轻时重，全身乏力。半年前在强力劳作时，与人口角暴怒后胁痛，食欲不振，多处就诊，皆按"胃病"治疗，罔效。刻诊：右脘胁部不适，略感胀痛，脘胀纳差，嗳气，健忘失眠，眩晕时作，心烦不宁，口干口苦，大便干，2～3日一行，舌质淡，苔少而干，脉沉弦细。腹部彩超示：胆囊多发小结石。证属阴虚肝郁，脉络失养，肝胃不和。治以养阴疏肝，缓急止痛，和胃降逆。方取一贯煎合四逆散、芍药甘草汤加味。

处方：生地黄15g，熟地黄15g，沙参15g，枸杞子15g，麦冬12g，川楝子9g，当归15g，柴胡12g，白芍20g，枳壳12g，鸡内金15g，大黄6g，炙甘草10g。日1剂，水煎400mL，早晚饭后温服。嘱其忌油腻辛辣食物，勿劳累。

二诊：服药 10 剂，大便日一行，胁痛锐减，脘胀纳差、嗳气皆好转，健忘失眠，眩晕等症未获显效。复查腹部彩超示：胆囊多发小结石。上方减大黄，加太子参 15g，再投。

三诊：守上方治疗 1 月余，疼痛未再发作，诸恙悉除，复查腹部彩超未见结石。

按：患者年届半百，正值任脉虚，太冲脉衰少之岁，加之外伤失血，肝血不藏，以及暴怒，肝郁化火，耗伤肝阴，终致阴虚肝郁，脉络失养，肝胃不和，胆腑不宁，发为本病。方中生地黄、熟地黄滋肝肾之阴，乃乙癸同源之治；当归、白芍、枸杞子养血柔肝；四逆散疏肝理气，和胃降逆；大剂白芍、甘草与川楝子相合，疏肝柔肝，缓急止痛之力尤强；沙参、麦冬滋胃养肝，以扶土制木；鸡内金消食磨胃，兼具化石之能；妙在合用大黄，通腑泻热，以助胆之通降。二诊时腑气得通，遂减大黄之泻，加温而不燥之太子参，以补气生阴，取"有形之阴血不能自生，必生于无形之气"之意。

(二)脾肾阳虚，寒实瘀血互结，胆腑不通案

郭某，女，40 岁。2013 年 11 月 12 日初诊。

主诉：右脘胁不适 5 月余，疼痛 11 天。

初诊：患者自述患"胃炎"5 月余，平时右上腹不适，纳差，饮食稍多则呕吐。常服胃复康、香砂养胃丸等药治疗，仍然时轻时重。10 天前在外出途中吃自带冷食，随感右上腹疼痛，经某县医院做腹部 B 超检查，诊断为胆囊炎并胆囊结石，经用"胆石通""利胆片"等药治疗，疼痛仍作。刻诊：右脘胁疼痛拒按，食后痛甚，遇寒痛增，得暖则稍舒，脘闷纳差，畏寒，手足逆冷，大便 5 日未行，舌质黯淡有瘀斑，舌苔薄白而干，脉弦紧，证属脾肾阳虚，寒实瘀血互结，胆腑不通。急当温下化瘀，兼顾温补脾肾，以求速效。方用大黄附子汤合桃核承气汤加减。

处方：制附子 15g，大黄 12g，细辛 6g，芒硝 9g，桂枝 12g，干姜 15g，白术 12g，鸡内金 15g，酒白芍 12g，炙甘草 9g。用文火先煎制附子 1 小时，再与余药同煎。日 1 剂，水煎 400mL，分 2 次温服。嘱其忌油腻生冷食物，避

免受凉、劳累。

二诊：服药 3 剂，泻下黏稠粪便，日 2 次，疼痛程度稍渐。上方大黄减至 9g，芒硝减至 6g，继续服用。

三诊：服药 7 剂，大便溏薄，日 2 次，疼痛减轻，脘闷纳差、畏寒、手足逆冷亦渐好转。证属寒实结滞标实已除，脾肾阳虚未复，转予温补脾肾，以治本为主。方选附子理中汤加减。

处方：制附子 9g，党参 20g，白术 12g，干姜 15g，茯苓 15g，三棱 12g，莪术 12g，当归 15g，酒白芍 12g，砂仁（后下）12g，鸡内金 12g，炙甘草 6g。日 1 剂，煎服法同前。

四诊：用上方治疗 2 月余，体力增加，余无明显不适，腹部彩超检查，胆囊内未发现结石。经随访半年，无复发。

按：患者患胆结石 5 月余，脾肾阳虚之体，于寒冬外出途中感寒，复为冷食所伤，以致寒实瘀血互结，胆腑不通，而引发疼痛。宗《金匮要略·腹满寒疝宿食病脉证治》"胁下偏寒，发热，其脉紧弦，此寒也，以温药下之，宜大黄附子汤"之旨，治以温下化瘀为主。方用大黄附子汤而重用附子、大黄，温散寒凝，苦辛通降，合成温下之剂；细辛辛温宣通，散寒止痛，助附子温里散寒。大黄与附子、细辛相配，其寒性被制而泻下之功犹存，为去性取用之法。合桃核承气汤意在取其逐瘀通腑，且芒硝软坚长于化石；桂枝与硝、黄同用，相反相成，温通而不助热；附子与干姜、白术、炙甘草相伍，以温补脾肾之阳，且炙甘草、干姜护胃安中，既能缓诸药之峻烈，又能防附子之毒害；鸡内金与芒硝合用，则化石消积之力倍增；白芍酒制行经，止中寒胁痛。诸药合用，取治石于常法之外，共奏温下逐瘀之功，使邪有出路，而诸症自平。

（三）痰热腑实，瘀滞胆络案

吴某，男，42 岁。2012 年 8 月 13 日初诊。

主诉：右胁肋胀痛 1 年余，加重 7 天。

病史：右胁肋胀痛，时发时止 1 年余。患者平素嗜酒，7 天前饮酒后，于夜半突然右胁肋胀痛难忍，随即到某市医院急救中心就诊，经腹部彩超检查，诊断为"胆囊管内结石、胆囊积液"。经综合治疗（药名不详）疼痛缓解，每因饱餐胁痛即发。刻诊：右胁下疼痛固定不移，按之痛甚，入夜尤甚，恶心呕吐，胸闷，咳嗽时作，咳吐黄色黏痰，小便黄，大便6日未行，脘腹胀满，不思饮食，形体肥胖，肢体倦怠，微汗出，舌质黯红有瘀斑，舌苔黄厚腻，脉弦滑。证属痰热腑实，瘀滞胆络。治当清热化痰通腑，化瘀通络，利胆排石。方用星蒌承气汤加减。

处方：全瓜蒌20g，胆南星12g，大黄15g，芒硝15g，清半夏12g，炒莱菔子25g，金钱草30g，海金砂20g，鸡内金15g，三棱12g，莪术12g，枳椇子12g。日1剂，水煎400mL，药成后入芒硝，分2次温服。嘱其以大米粥养胃，消中寓补。

二诊：服药2剂，大便通而不爽，有不净感，胁肋疼痛、脘腹胀满均减轻。上方芒硝减至9g，继续服用。

三诊：服药3剂，大便已畅，胁肋疼痛、脘腹胀满均明显好转，但纳食未增，仍感体倦乏力。此乃痰热腑实之标急已缓，唯脾气未振，痰浊壅塞之滞缠绵。方中硝、黄相伍，药力较峻，不必尽剂。治当肝脾同调，以健脾化浊，疏肝泻胆之法缓图。宜平胃散合小剂量星蒌承气汤出入。

处方：苍术15g，厚朴12g，白术12g，清半夏12g，全瓜蒌15g，胆南星12g，制大黄9g，芒硝6g，金钱草20g，海金砂15g，鸡内金9g，三棱12g，莪术12g。日1剂，煎服法同前。服药2个月后电话随访，腹部彩色超声证实未见结石，身体无不适。

按：患者久患"胆结石"，且形体肥胖，为痰湿之体，素为酒食所伤，酿为痰热，壅塞腑气，肝失疏泄，胆失通降，气血瘀滞，而卒发胁痛。星蒌承气汤本为中风病痰热腑实证而设，韦师用其治疗胆结石之痰热腑实证屡获良效，故以之为主方。全方清热化痰通腑之力峻，兼寓利胆排石之功。加入"三金"与芒硝同用，则清热肝利胆排石功专力宏；三棱、莪术疏肝理气，化瘀通络，并助排石之力；枳椇子清热利湿，消酒食之滞，合炒莱菔子以增强消食导滞之功。诸药合为化痰通腑，化石排石消瘀之方，排中寓补，通而不伤其正。

（四）胆胃郁热，肝胃阴虚案

郭某，男，60岁。2013年2月27日初诊。

主诉：患"胆囊炎"5年余，伴右胁下疼痛不适13天。

病史：患者5年前因经常口苦，食欲不振，经某医院做腹部B超诊为"胆囊炎"。13天前因食油腻食物稍多，随感右胁下疼痛不适而就诊。刻诊：右胁胀痛不适连及胃脘，按之痛甚，口干口苦，恶心欲吐，似饥而不欲食，心烦口渴，小便黄，大便不爽，1～2日1次，舌质红少津，苔薄黄，脉弦细数，做腹部彩超检查示：胆囊可见0.5×0.9mm结石，并胆囊炎性改变。证属胆胃郁热，肝胃阴虚。治宜清泻胆胃，滋补肝胃。以大柴胡汤合一贯煎化裁。

处方：柴胡18g，黄芩12g，清半夏9g，枳实12g，白芍20g，大黄9g，北沙参12g，麦冬12g，当归12g，生地黄15g，川楝子9g，金钱草20g，海金砂15g，鸡内金12g。日1剂，水煎500mL，分2次服。嘱其忌辛辣油腻食物，避免劳累。

二诊：服药5天中，仅服药首日大便1次，泻下臭秽，继服则大便依然，胁肋及胃脘胀痛未减，予原方再投。

三诊：服药5剂，大便已畅，胁肋及胃脘胀痛锐减，口苦及恶心欲吐消失，饮食增加，仍然口干口渴，心烦，小便短黄，舌质略红少津，苔薄白微黄，脉弦细。胆胃郁热随大便得畅易除，而肝胃之阴虚难复。遂改予一贯煎合小柴胡汤加减，以滋补肝胃之阴为主，兼和解少阳郁热。

处方：北沙参20g，麦冬15g，当归12g，生地黄15g，川楝子9g，柴胡12g，白芍15g，黄芩9g，清半夏9g，党参15g，金钱草15g，海金砂12g，鸡内金12g，炙甘草3g。日1剂，煎服法同前。

四诊：以上方加减共治疗1月余，诸症消失，复查腹部彩超，报告胆囊未见异常。

按：本例久患胆囊炎，且脘胁胀痛与口干口苦、心烦口渴、小便黄、大便不爽并见，显然系胆胃郁热日久，耗伤肝胃之阴。随着病程的延长，阴愈伤而肝气愈郁，胆之枢机愈滞而致本病。故治当清泻胆胃郁热，与滋补肝胃之阴并投。病在少阳，本当禁用下法，但与阳明热结并见即可用之，以和解少阳郁热，内泻阳明热结，不可拘泥于大便秘结等阳明腑实证。方中加入"三金"，意在清肝利胆排石。合一贯煎滋阴柔肝，养胃生津，其中少量川楝子与养阴药合用，补肝与疏肝并举，以补为主，使肝体得养，而无滋腻碍胃遏滞气机之虞。

第十二节　腰椎间盘突出症

腰椎间盘突出症系指因腰椎椎间盘退行变性，纤维环破裂，髓核向后突出而刺激或压迫神经根、脊髓、马尾神经所表现出的一种综合病症，是腰腿痛最常见的原因之一。临床上分为4种病理类型：膨隆型、突出型、脱垂游离型及Schmorl结节型。本病属于中医学"腰痛""腰胯痛""痹证"等范畴。

一、临证思维

（一）思维溯源

韦师指出，早在先秦时期的医家既已认识到腰痛与肾的关系，如《素问·脉要精微论》篇曰："腰者，肾之府，转摇不能，肾将惫矣。"《灵枢·五癃津液别》篇云："虚，故腰背痛而胫酸。"均说明腰痛与肾虚的关系。之后历代医家在此基础上不断完善对腰痛病因病机的认识，指出瘀血、风、寒、湿等诸邪皆可致腰痛，如《丹溪心法·腰痛》篇："腰痛主湿热、肾虚、瘀血、挫闪、有痰积"；《七松岩集·腰痛》指出："然痛有虚实之分，所谓虚者，是两肾之精神气血虚也，凡言虚证，皆两肾自病耳。所谓实者，非肾家自实，是两腰经络血脉之中，为风寒湿之所侵，闪肭挫气之所得，腰内空腔之中为湿痰瘀血凝滞中，不通而为痛，当依据脉证辨悉而分治之。"至清代医家沈金鳌总结历代医家的论述，指出，"腰痛，精气虚而邪客病也……肾虚其本也；风、寒、湿、热、痰饮、气滞、血瘀、闪挫，其标也，或从标，或从本，贵无失其宜而已"（《杂病源流犀烛·腰脐病源流》），较全面地概括腰痛，对临床仍具有指导意义。

（二）理法精要

腰椎间盘突出症为临床常见病，韦师继承古训，强调肾虚是腰椎间盘突出症发病的关键所在、是为本，寒、湿、热等诸邪多在肾虚的基础上，方可乘而客之。如偏于肾阳不足者，多易感受寒湿之邪；而肾阴不足者，湿热易于侵袭。因此韦师强调治疗应以"补肾为先"，随其所感邪不同，伍以祛风、清热、散寒、除湿通络等。唯肾虚有阴虚、阳虚、气虚之别，临床应详加辨识，或温补肾阳，或滋补肾阴，或阴阳双补，随证施治。而腰痛与肝脾两脏的关系亦不可忽视。脾为后天之本，气血生化之源，肾精有赖于脾运化之水谷精微的充养。肝藏血、主筋，肾藏精、主骨，精血同源，肝肾相互滋养。若脾气亏虚，肝血不足，则肾精亏虚，无以濡养腰府而见腰痛。故治疗时应在辨证的基础上兼顾肝、脾。

韦师认为瘀血是腰痛的重要环节。瘀血既是其致病因素，可因跌仆外伤，或腰部用力不当，摒气闪挫，导致瘀血留着腰部而引起腰痛，同时也是疾病发展过程中的病理产物，"久病久痛必入络"，腰痛日久不愈，深入血络，致血行不畅，并且又可加重腰痛。因此活血化瘀应贯穿于腰痛治疗之始终，但在疾病不同的阶段，所选取的药物和用量应有别。初发急性期，宜选用小剂量的当归、川芎，养血和血，温通血脉；腰痛日久，顽疾难愈者，草本类药物难奏攻逐之效，要用虫类药物，如水蛭、全蝎、蜈蚣等，因其药性灵动、善走窜，能深入经隧，攻逐痼结之瘀，使血络流通，气机宣畅，而腰痛可止。

韦师还强调辨治腰痛应重视调理经络。十二正经中，足太阳膀胱经"挟脊抵腰中，入循膂""其支者从腰中下脊、贯臀"，且足太阳膀胱经与肾经相表里，而腰乃肾之精气所溉之域，故腰部与足太阳膀胱经关系最为密切。其次为足少阳胆经、足阳明胃经、足少阴肾经及足厥阴肝经等，如足厥阴肝经

"是动则病腰痛不可以俯仰"（《灵枢·经脉》），足少阳胆经"机关不利，不利者，腰不可以行"（《素问·厥论》）等均属此例。奇经八脉中，督脉行身后正中，"挟脊抵腰中入循膂属肾"；带脉状如束带，围腰一周，横行腰腹之间；任脉、冲脉与督脉同起于胞中，腰腹部是冲、任、督三脉脉气所发之处，三脉皆与腰部关系密切。如肾阳虚之腰痛时给予鹿角胶，阴虚腰痛时予龟甲胶，即因其皆为血肉有情之品，鹿角胶通督脉，补肾阳；龟甲胶通任脉，滋肾阴。

（三）辨证撷菁

本病大多属于本虚标实证，重在辨别虚实寒热。应根据发病的缓急、病程的长短、疼痛的性质、诱发因素、舌脉等综合判断。急性发作期以标实为主，疼痛缓解期则以本虚为主，阴虚者邪易从热化，阳虚者邪易从寒化。若腰痛发生于秋冬季节，畏寒或遇寒加剧者，属寒；若发于夏季，疼痛灼热或遇热加剧，小便短赤者，多属热；疼痛呈刺痛或疼处固定不移，多属瘀；若腰痛久治不愈，累及脊背、下肢，甚者出现偻屈不伸，弓背畸形，多属肾精亏损，病邪深入骨髓，瘀血阻滞经脉。

二、验案举隅

（一）肾阳不足，寒邪外袭，血脉凝滞案

刘某，女，68岁，2011年10月8日初诊。

主诉：间断性腰痛4年余，加重伴左下肢放射痛3日。

病史：患者腰痛绵绵，遇寒后加重，平素自服腰痛宁胶囊或温敷局部疼痛可缓解，3日前因气候变化，腰痛复发。诊见：腰部冷痛，难以转侧，伴左下肢放射痛，畏寒，手足不温，倦怠乏力，纳眠尚可，大便日1次，质可，小便调，舌质淡暗，苔白腻，脉沉细无力。腰椎MRI示：腰3～4、腰4～5椎间盘膨出，黄韧带增厚，关节突增生、肥大，继发椎管狭窄；腰5～骶1椎间盘膨出；腰椎退行性变。证属肾阳不足，寒邪外袭，血脉凝滞。治以温经散寒，活血通络。以麻黄附子细辛汤化裁。

处方：生麻黄 6g，熟附片（先煎）12g，细辛 9g，仙灵脾 12g，鸡血藤 30g，川牛膝 30g，蜈蚣 2 条，车前子（包）12g，炙甘草 6g。每日 1 剂，水煎服。嘱其避免劳累、注意保暖。

复诊：服上方 7 剂，腰痛减轻，左下肢放射痛明显改善，畏寒、手足不温等情况也较前好转，舌、脉同前。上方熟附片减至 9g。每日 1 剂，水煎服。

再诊：服上方 10 剂，腰痛及左下肢放射痛偶有发生，余症皆不明显，舌质淡略暗，苔薄白，脉沉细。每日 1 剂，水煎服。

四诊：守方治疗 2 周后，诸症基本消失。嘱其注意生活起居，避免腰部受凉及剧烈。

按：《伤寒论》301 条云："少阴病，始得之，反发热脉沉者，麻黄附子细辛汤主之。"本方为治疗阳虚外感证之经方，然韦师认为，只要病在少阴，证属阳虚寒凝者，皆可用之。阳虚寒凝之腰痛用之，亦可取得较好疗效。本案患者年近七旬，肾中阳气已虚，阳虚生寒，不能温煦血脉，血液运行不畅，凝滞而形成瘀血，故发生腰痛。复因起居不慎，感受风寒之邪，更伤阳气，致使疼痛加重，选用麻黄细辛附子汤恰能切中病机。方中以麻黄发散在表之寒邪，附子温散深入少阴之寒，细辛性辛温走窜，既能助附子以解里寒，又能佐麻黄解外寒；唯温肾之力似嫌稍弱，故予仙灵脾以助肾阳，伍以川牛膝、鸡血藤、蜈蚣等活血通络止痛以治标。综观本方，配伍严谨，标本并重，通彻表里，使阳复寒散，血脉通畅，而沉疴得愈。

（二）脾肾亏虚，湿热下注，瘀血阻络案

杨某，男，47 岁，2013 年 9 月 2 日初诊。

主诉：腰部酸软疼痛 2 月余。

病史：2 个多月前因劳累后出现腰部酸软疼痛，于他处就诊（具体不详），疗效不佳。诊见：腰部重着疼痛，阴雨天或劳累后加重，夜间下肢肌肉时抽搐，肢软乏力，纳差，食后腹胀，大便稀溏，日 2～3 次，舌质淡黯，舌体略胖，苔白厚腻微黄，脉沉滑。腰椎 CT：腰 4～5，腰 5～骶 1 椎间盘膨出。患者为职业司机，平素饮食不规律，有慢性胃炎病史。证属脾肾亏虚，湿热

下注，瘀血阻络。治宜标本兼顾，予培补脾肾，清热利湿，活血通络。以四妙丸化裁。

处方：炒杜仲 12g，骨碎补 15g，黄芪 25g，苍白术各 15g，薏苡仁 40g，川牛膝 20g，黄柏 12g，川芎 15g，川木瓜 30g，鸡血藤 30g，白芍 15g，车前子（包）12g，炙甘草 6g。

复诊：服上方 10 剂后，腰痛大减，夜间下肢肌肉抽搐基本消失，唯仍纳少，腹胀甚，体倦，大便日 1 ~ 2 次，仍稀溏，舌质淡、略黯，苔薄白腻，脉沉细略滑。四诊合参，湿热、瘀阻之象已减，而脾肾亏虚未复，上方黄柏减为 9g，细辛减为 9g，加厚朴 12g，黄芪增至 30g，以增强健脾行气化湿之功。

再诊：守方治疗 15 日，诸症基本消失，嘱其注意生活起居，适当进行体育锻炼。

按：肾为先天之本，脾为后天之本，肾所藏之精，有赖于脾胃运化之水谷精微的不断充养和培育，而脾主运化的功能，亦赖于肾精的资助。两脏在生理状态下相互促进，在病理状态下相互影响。本案患者脾肾两脏皆虚，运化失司，水液代谢障碍，湿浊内生，郁久化热，壅滞于腰部，阻遏气机，经气不通，故腰部重着疼痛；湿热下注，浸淫筋脉，则下肢肌肉抽搐；腹胀、纳差、便溏等均为脾肾亏虚，水湿内困之象。治宜培补脾肾以治本，活血化瘀，清热利湿以治标。方中以四妙丸清热利湿，川牛膝兼有活血之功，且可引药下行；炒杜仲、骨碎补、黄芪等培补脾肾；川芎、鸡血藤、川木瓜活血化瘀通络；白芍酸入肝经，养血柔筋，合川木瓜以舒筋活络。诸药合用，攻补兼施，使脾肾健旺而湿化、热清、络通，则腰痛自愈。

（三）阴阳两虚，血行不畅案

谷某，女，51 岁，2001 年 4 月 9 日初诊。

主诉：间断腰痛 3 年余。

病史：近 3 年来患者腰部间断发生疼痛，但未予正规治疗。诊见：腰部酸软疼痛，痛连右下肢，阵发性潮热、汗出，手足不温，急躁易怒，两目干涩，失眠多梦，纳可，二便基本正常。月经已不规律。舌质淡，舌尖红，苔少，脉沉细。腰椎 CT：腰 4 ~ 骶 1 椎间盘膨出，腰椎退行性变。证属阴阳两虚，血行不畅。治宜阴阳双调，活血化瘀。以二仙汤化裁。

处方：仙茅 12g，仙灵脾 12g，当归 20g，黄柏 12g，知母 9g，熟地黄 20g，鹿角胶（烊化）12g，女贞子 12g，泽泻 15g，川牛膝 30g，薏苡仁 30g，川木瓜 30g，蜈蚣 2 条，地龙 12g。

复诊：服上方 7 剂后，腰痛及右下肢痛均减轻，潮热、汗出等均有好转，舌、脉同前。效不更方。

再诊：上方服至 14 剂，腰痛及右下肢痛基本消失，偶有潮热、阵汗出，舌质淡，苔薄，脉沉。上方去蜈蚣、地龙，继服药 10 剂，以巩固疗效。

按：《素问·六节藏象论》："肾者，主蛰，封藏之本，精之处也。"肾所藏之精是维持人体生命活动的最基本物质，人体的生、长、壮、老、已的生命过程均取决于肾精的盛衰。肾气由肾精所化，分化为肾阴、肾阳，是"五脏阴阳之本"。患者已年过五旬，肾气衰而阴阳皆虚，阳虚生寒，不能温煦推动血脉，血液运行不畅，血脉凝滞；阴虚血亏，则脉络失充，血行滞涩不畅，两者皆可导致瘀血阻络，不通则痛，故见腰部酸软疼痛；肾阴亏虚，虚火上炎，则阵发性潮热、汗出，急躁易怒，失眠多梦，肾阳失于温煦则手足不温。二仙汤滋肾阴，温肾阳，医家多以之治疗更年期综合征。然韦师用方不拘一格，强调"治病必求于本"，认为凡阴阳俱虚于下，而又有虚火上炎之证候者皆可加减用之。故本案以之为基础方，配伍鹿角胶通督脉、补肾阳，川牛膝、地龙、蜈蚣等活血通络之品。诸药合用补肾助阳、滋阴泻火以治本，活血通络以治标，使阴阳平复，血脉流畅，而疼痛自除。

第十二节　膝骨性关节炎

膝骨性关节炎是一种常见于老年人的慢性关节疾病，故又称之为老年性关节炎、退行性关节炎。随着人口寿命的延长及社会老龄化，本病的发病率逐渐上升。其主要改变是关节软骨面的退行性变和继发性的骨质增生，X线表现为关节间隙变窄，软骨下骨质致密，骨小梁断裂，有硬化和囊性变，关节边缘有唇样增生。后期骨端变形，关节面凹凸不平。关节内软骨剥落，骨质碎裂进入关节，形成关节内游离体。出现临床症状者仅占18%左右。膝骨性关节炎临床主要表现为关节疼痛和活动不灵活，发病缓慢，多见于中老年肥胖女性，往往有劳累史。膝关节活动时疼痛加重，其特点是初起疼痛为阵发性，后为持续性，劳累及夜间更甚，上下楼梯疼痛明显。膝关节活动受限，甚则跛行，极少数患者可出现膝关节积液。关节活动时可有弹响、摩擦音，部分患者关节肿胀，日久可见关节畸形。中医学无膝骨性关节炎病名，但就其常见的膝关节疼痛、肿胀、酸楚、沉重、积液、屈伸不利等表现看，应属于"痹证"中"骨痹"的范畴，与"鹤膝风""筋痹"相类似。目前西医学尚缺乏有效的防治方法，中医学防治本病则有其独特优势。

一、临证思维

（一）思维溯源

《素问·痹论》"风寒湿三气杂至，合而为痹也"之论，虽重视感受外邪的致病作用，但纵观《黄帝内经》与痹证相关的论述看，其更强调正气不足是疾病发生的内在根据。如《素问遗篇·刺法论》说："正气存内，邪不可干。"《素问·评热病论》说："邪之所凑，其气必虚。"《灵枢·百病始生》亦谓："此必因虚邪之风，与其身形，两虚相得，乃客其形。"《金匮要略·脏腑经络先后病脉证》在发病上强调"五脏元真通畅，人即安和"。这一重视人体正气的观点，与《黄帝内经》一脉相承。《金匮要略·中风历节病脉证治》专立"历节病"，其"历节病，不可屈伸""疼痛如掣""诸肢节疼痛，身体尪羸"恰似本病的临床特征。其所创立的乌头汤等类方，仍为现在习用之良方。孙思邈《备急千金要方·诸风》所载："夫历节风著人，久不治者，令人骨节蹉跌……古今以来，无问贵贱，往往苦之。"此是对晚期病邪深入骨骱，使骨节变形的确切描述。《太平圣惠方》的原蚕蛾散，许叔微《普济本事方》

的麝香丸等，开始应用虫类药，提高了顽痹、久痹的临床疗效。王清任《医林改错》之身痛逐瘀汤，为瘀血之久痹而设，目前广泛应用。清·吴鞠通"痹之兼乎热者，亦复不少"，丰富了致痹病因。叶天士倡"久痛入络"之说，影响深远，指出："新邪易速散，宿邪宜缓攻。"对痹病日久，提倡温补气血，滋养肝肾。至此，历代医家对痹证的认识，日臻完备，足资骨痹临证思维的参考。

（二）理法精要

韦师认为，《素问·痹论》的"风寒湿三气杂至，合而为痹也"之说，尚不能完全揭示痹病的病因，尤其是骨痹往往与长期过度劳累，或年老体弱，肝肾亏虚等脏腑内伤因素密切相关。风寒湿等外邪只是诱发或加重因素，并随四季气候的变化而出现相应的偏胜。

急性期发病，往往以寒邪致病居主导地位，即《素问·痹论》所云："痛者，寒气多也，有寒故痛也。""其留连筋骨者痛久。"《类证治裁》更明确指出："骨痹，即寒痹、痛痹也。"脏腑内伤既是痹病发生发展的重要原因，也是痹病经久不愈，内传入里的结果。久痹不愈，或先天禀赋不足，后天劳损，则邪易伤及脏腑气血阴阳而致虚。由于肾内寓元阴元阳，藏精生髓，主骨；肝藏血主筋，统司筋骨关节，且肝肾同源，精血互生，而肝血的化生，有赖于肾的气化，故痹病脏腑之虚的重点在于肝肾，以肾虚为主，肾气亏虚常为痹病发病之关键。诚如《张氏医通》所云："膝为筋之府，膝痛无有不因肝肾虚者，虚则风寒湿气袭之。"若反复感邪，屡发不愈，则正愈虚邪愈恋，而成为顽痹痼疾。

久痹不已与湿、痰、瘀互结，因果互患密切相关。或为邪痹经脉，脉道阻滞，气血津液输布失常，血滞为瘀，津停成痰，酿成痰浊瘀血；或因饮食、湿盛伤脾，脾气虚则运化失司，既可水湿不化，津聚成痰，亦可运血乏力，血脉涩滞，着而成瘀。即《丹溪心法》所谓："痰滞碍血可致血瘀，血瘀湿滞则致痰凝，必知痰水之壅，由瘀血使然。痰病亦可化为瘀。"湿、痰、瘀兼夹转化，旧病新邪胶着，痹阻经络，深入骨骱，则出现关节肿大、僵硬、畸形、屈伸不利，皮肤瘀斑，舌质紫黯有瘀斑瘀点，舌苔腻，脉涩或滑等症。脾虚不运，津液失于输布，或瘀血化水，水湿停聚局部，可致关节肢体肿胀。总之，痹病屡发不愈，则正虚邪恋，而为本虚标实，虚实夹杂之证。

治疗骨痹绝非祛邪诸法所能取效，当以温肾散寒与搜风祛湿、宣痹通络法并用。运用祛邪诸法，当把握要点，不可盲投。风邪偏胜者，因风为百病之长，多兼夹为病，当疏风除湿，散寒镇痛合用，并配伍熟地黄、当归、白芍、鸡血藤等养血活血，以达到"治风先治血，血行风自灭"的目的。寒邪偏胜者，治以温经散寒为主，佐以祛风化湿。仲景治痹诸方，多用乌头、附子，乌头辛热，除寒逐痹，力峻效宏。附子回阳气，散阴寒，逐冷痰，力大气雄。两药皆有毒，为通痹止痛之猛药，有劫阴助热之弊，在煎服法、用量上尤当注意。湿邪偏胜者，当以祛湿为主，兼疏风散寒。湿痹多见关节肿痛，病初可用苍术、白术、薏苡仁以健脾祛湿，并配伍风药胜湿；病程日久，津凝成痰，关节漫肿者，可合用白芥子、半夏、天南星、僵蚕等，以温化痰湿；顽痰黏着，痰不除则痹不愈，不论寒痰，热痰均已温化为要。关节久肿不愈，甚至畸形者，多为痰瘀互结，又当合用活血利水之法。温肾即所谓"阳气并则阴凝散"，张仲景治痹诸方，多不离一个"温"字，对顽痹转化为热痹者，仍寒温并用，温热药并未尽弃，意在防寒凝之弊。温补肾阳药多易损及肝肾之阴，甚或精亏髓减，以致筋骨失荣，甚或骨质破坏，又当配伍龟板胶、鹿角胶等血肉有情之品。还可配合调理脾胃法，以助气血生化之源。

由于本病顽固难愈，单一疗法殊难奏效，故提倡运用"杂合以治"的综合疗法，以提高疗效，充分发挥中医药优势。"杂合以治"并非多多益善，应遵《素问·异法方宜论》"圣人杂合以治，各得其所宜……得病之情，知治之大体也"之说，以加强治疗的针对性。即根据"急则治其标，缓则治其本"的原则，在关节疼痛严重时，可适当合用针灸、理疗、推拿及中药敷贴、烫熨、熏洗等外治疗法，务求止痛以治标；待疼痛缓解后，则偏重于以扶正为主的汤剂治疗，增强体质以固本。要注意康复指导，坚持科学预防与治疗结合，内外兼治，动静合施，以防止疾病复发。可配合骑自行车、游泳等非负重的关节功能锻炼，以巩固疗效。

（三）辨证撷菁

本病虽属虚实夹杂证，但虚实有主次之别，急性期重在标实，缓解期重在本虚。虚者病在肝肾，以肾虚为主；实者多属湿、痰、瘀，或三者相互搏结。故本病临证诊察，首当辨病以明确诊断，其次辨证，务求详审虚、湿、痰、瘀之孰轻孰重。膝骨性关节炎的诊断，以缓慢发展的关节疼痛、僵硬、肿大，伴活动受限为要点。疼痛多为持续钝痛，于负重或关节活动后加重，休息后可以缓解。随着病情的发展，可见膝关节肿大，屈伸不利，严重者可见关节畸形。

本病虚、湿、痰、瘀之辨，要局部与整体并重，并结合疼痛之急缓，病程的长短等以辨之。大凡膝关节疼痛日久不愈，时轻时重，或筋脉拘急，每因屈伸而加剧，或关节变形，肌肉萎缩，腰膝酸软，伴眩晕耳鸣，面色萎黄，疲乏无力，或心悸气短等症，舌质淡或淡红，脉沉弦细者，属肝肾亏虚证。骨痹肿痛，或兼关节积液，下肢沉重酸胀者，多系湿邪所致，因湿性黏腻濡滞，一旦流注关节，往往胶着难去，而肿久不消，并易与顽痰死血相结，滞留难除。若仅关节局部肿痛不红不热，舌质淡，苔白滑者，多属寒湿证；若关节肿痛而灼热，舌质红绛，苔黄腻者，多属湿热之候；若关节肿大、肌肉瘦削，屈伸不利者，多属热重于湿，热伤阴血所致，最为难治。若疼痛势缓，关节漫肿，或关节顽麻不仁，皮色不红，触之不热，得热痛减，遇寒增剧，屈伸不利，活动时疼痛加重，舌苔白腻，脉弦者，属寒痰证；若痰邪相搏，痰从热化，可见骨节烦痛，甚至红肿热痛，舌质红，苔黄腻，脉滑数或弦数。顽痹痰结，毕竟以寒热错杂多见，具有关节肿痛如梭，经久不消，酸痛沉重，屈伸不利，遇寒遇热皆不适等特征。痹痛日久，顽固难愈，关节刺痛、掣痛，疼痛较剧，痛有定处或痛且麻木，不可屈伸，反复发作，关节僵硬变形，膝关节皮肤色黯，舌质紫黯或有瘀点、瘀斑，脉细涩者，属血瘀或痰瘀互结证。

二、验案举隅

（一）脾肾阳虚，肝阴不足，筋骨失养案

武某，男，54岁，2012年11月20日初诊。

主诉：双膝关节疼痛6年，伴双膝关节肿大半年余。

病史：患者自年轻时即从事重体力劳动，至中年后，稍劳累即易出现双膝关节疼痛，经休息疼痛可缓解，如此时轻时重，未予治疗。近6年来，双膝关节持续疼痛，经针灸、理疗后疼痛方可缓解。自半年前，双膝关节逐渐肿大，继续用针灸、理疗等法治之，未获显效。刻诊：双膝关节疼痛畸形，屈伸不利，畏寒肢冷，腰膝酸软，食欲不振，食后脘胀，大便稀溏，每日2～3次，形体消瘦，倦怠乏力，眩晕，面色萎黄，舌质淡红，舌苔薄白少津，脉沉弦细。双膝关节MRI示：膝关节退行性病变，少量积液，半月板粘连。证属脾肾阳虚，肝阴不足，筋骨失养。法当温补脾肾，滋阴养肝，舒筋活络。方选龟鹿蠲痹笑痛方加减。

处方：制附子12g，桂枝15g，制马前子0.9g，土白术15g，薏苡仁30g，蜈蚣2条，当归15g，鸡血藤30g，鹿角胶9g（烊化），龟板胶9g（烊化），人参6g，枸杞子20g，炙甘草20g。7剂，日1剂。文火先煎附子1小时后，再纳入余药同煎30分钟，第二遍煎20分钟，共取药液500mL，每天分3次服。制马钱子研末分3次冲服。关节局部用药渣热敷，并配合理疗，连用1周停用。

二诊：服上方7剂，双膝关节疼痛减轻，畏寒肢冷好转，纳食增加，大便溏薄，每日2次，上方去马钱子，加吴茱萸12g，山药30g，以增强温肾健脾之力。

三诊：服上方7剂，双膝关节疼痛大减，腰膝酸软消失，饮食如常，大便成形，每日1次，效不更方，再进10剂。

四诊：时值数九寒冬，双膝关节疼痛未作，体力亦增，眩晕消失。嘱其用金匮肾气丸与复方小活络丸隔日交替服用1个月，以资巩固。

按：《素问·阴阳应象大论》曰："年四十，而阴气自半也，起居衰矣。"患者年逾半百，双膝关节疼痛逾六载，畏寒肢冷与腰膝酸软，眩晕等症并见，且舌质淡红，舌苔薄白少津，脉沉弦细，显系肾之阴阳具虚，肝阴、脾气具属不足，筋骨失养，不荣则痛。脾肾阳虚，阳不化湿，湿邪流注关节，则双膝关节肿大。故治当温补脾肾与滋阴养肝并重，兼予祛湿活络以止痛。龟鹿蠲痹笑痛方由蠲痹笑痛方与龟鹿二仙胶合化而成，功专温肾壮阳，填精补血，舒筋活络。方中附子与鹿角胶相配，温肾壮阳，益精养血；龟板胶填精补髓，滋阴养血，其与鹿角胶具为血肉有情之品，二味相伍能补肾益髓以生阴阳与精血。加枸杞子，以增强滋补肝肾填精之效。桂枝温经通络，马前子散寒解凝，二者合用则止痛力专效宏。人参与白术、苍术、薏苡仁、炙甘草伍用，温中健脾，化湿通络；当归、鸡血藤、蜈蚣相配，以养血活血，通络止痛。全方以古方为基础，取其肾之阴阳具补、补肝荣筋之长，且活血与祛湿兼顾，化裁古方而不落古人窠臼，即所谓执古方"意贵圆通"之意。

（二）脾肾阳虚，寒凝血瘀，痰饮流注关节案

楚某，女，56岁。2014年10月27日初诊。

主诉：双膝关节疼痛4年，伴肿痛30天。

现病史：患者近5年来，专事豆腐作坊作业，长久站立，且工作环境潮湿。近4年来，双膝关节经常疼痛，自服"消炎痛"治疗，疼痛可缓解，旋即疼痛复作，经某县医院做血液检查：血沉、白细胞和C反应蛋白均在正常范围。X线检查：膝关节间隙变窄，软骨下骨硬化，关节边缘骨赘形成。诊为"膝骨性关节炎"，给予关节腔封闭及针灸等治疗，疼痛明显好转，停止治疗1周后疼痛如初。近30天来，逐渐出现双膝关节肿大，遂来我院就诊。刻诊：双膝关节漫肿疼痛，状如鹤膝，皮肤欠温、色黯淡，膝关节屈伸不利，休息后或得温疼痛稍减，劳累、长久站立或遇寒则肿痛加重，体倦乏力，畏寒，口涎自溢，二便调，下肢沉重，舌质黯淡，苔薄白水滑，脉沉弦细。证属脾肾阳虚，寒凝血瘀，痰饮流注关节。法当温阳化饮，散寒化瘀，通痹止痛。方用皂角蠲痹笑痛方加减。

处方：制附子20g，制川乌12g，桂枝15g，制马前子0.9g，土白术15g，茯苓15g，制天南星12g，蜈蚣2条，当归15g，鸡血藤30g，皂角2g，穿山甲3g，白芥子9g，泽兰30g，炙甘草20g。7剂，日1剂。文火先煎制川乌、附子1小时后，再纳入余药同煎30分钟，第二遍煎20分钟，共取药液500mL，每天分3次服。皂角、穿山甲、制马钱子研末分3次冲服。关节局部用药渣

热敷,并配合理疗,连用1周停用。

二诊:双膝关节疼痛好转,口涎亦少,肿消过半,关节处皮肤也显皱纹,色淡不泽,关节屈伸稍利。上方去皂角、马前子,以防其蓄积中毒。再进7剂。

三诊:双膝关节疼痛消除大半,膝关节微肿,口涎基本消失。上方去川乌,附子减至15g,加黄芪30g,加强健脾化湿之力,以绝痰饮之源。

四诊:双膝疼痛未作,体倦乏力、畏寒亦除,关节仍微肿,舌质淡略黯,苔薄白,脉沉缓。嘱其继续服用济生肾气丸、理中丸调治,以防复发。

按:患者年逾半百,且长期于潮湿环境中劳作,劳伤筋骨,复感寒湿,随着病程的延长,渐致脾肾阳虚,水津失布,聚而为饮,流注关节,加之"久痛入络",瘀血胶着,痹阻脉络,则关节肿痛难愈。治疗此证当以肾虚寒凝为本,痰饮、瘀血胶着,关节积液为标。皂角蠲痹笑痛方重在温肾化气与蠲饮、化瘀通痹诸药并用,扶正与祛邪兼顾。尤其是皂角味辛咸气温,性极锐利,长于祛痰、通闭、散结,系治疗痰饮骨痹疼痛之良药,其与穿山甲合用,则走窜行散,透达攻通,直达病所,化瘀散结之力益彰;白芥子辛温走散,化寒痰逐饮邪,善治皮里膜外之痰,又能消肿散结,通络止痛,为治疗痰湿阻滞之肢体麻木,关节肿痛之要药;泽兰苦辛微温,功擅活血化瘀,行水消肿,《本经》谓其主"身面四肢浮肿,骨节中水"。诸药合用,消肿止痛之效甚捷,但皂角宜从小剂量开始,不宜多用、久用,以防其毒蓄积为害。

(三)肝肾亏虚,湿热瘀血互结,痹阻脉络案

李某,女,65岁,2013年9月19日初诊。

主诉:右膝关节肿痛1年,伴灼热感15天。

现病史:1年前秋季于田间劳作后,右膝关节疼痛,休息后可减轻,其后逐渐加重,经多家医院诊治,仍反复发作,颇以为苦。半月前出现右膝关节肿胀,且疼痛逐渐加重,遂来就诊。刻诊:右膝关节周围皮肤绷紧,皮色无变化,触之有灼热感,晨起右膝关节屈伸不利,僵硬沉重,走路如跛行,更不胜负重,入厕不能蹲位,伴腰膝酸软,二目干涩,尿色淡黄。既往有高血压

病、糖尿病病史，舌质黯红，舌体左则有一米粒大瘀斑，舌苔薄黄腻，脉弦细略数。右膝关节 MRI 示：右膝关节退行性病变，关节腔内积液。诊断为膝骨性关节炎。证属肝肾亏虚，湿热瘀血互结，痹阻脉络。法当补肝益肾，清热除湿，化瘀通络。方以独活寄生汤合四妙散丸加减。

处方：独活 15g，桑寄生 30g，杜仲 12g，白芍 15g，川芎 12g，当归 15g，党参 20g，苍术 15g，黄柏 12g，薏苡仁 30g，川牛膝 25g，忍冬藤 20g，泽兰 30g，地龙 12g，炙甘草 6g。日 1 剂，水煎 500mL，分 2 次温服。

二诊：服上方 7 剂，疼痛稍减，肿胀、灼热依然。此乃肝肾亏虚难复，而湿热缠绵之象，宜守方守法，原方再投。

三诊：继服上方 7 剂，膝关节肿胀疼痛均减，灼热感不著。上方去忍冬藤、地龙 12g，泽兰减至 20g，加鸡血藤 30g，以加强以养血活血通络之功。

四诊：服上方至 10 剂，右膝关节肿胀疼痛基本消失，已无灼热感，活动时间稍长，即感酸楚不舒，屈伸不利，腰膝酸软及二目干涩稍好转。证属湿热大减，清热利湿不可尽剂，以防更伤肝肾之阴血，遂转予滋补肝肾，佐以养血活络之法，仍守独活寄生汤出入。

处方：独活 12g，桑寄生 30g，杜仲 12g，熟地黄 18g，白芍 15g，川芎 12g，当归 15g，党参 20g，怀牛膝 25g，车前子 12g（包煎），川木瓜 20g，鸡血藤 20g，炙甘草 6g。日 1 剂，水煎 400mL，分 2 次温服。守方巩固治疗 1 个月，病情稳定。

按：患者年逾花甲，久痹不愈，腰膝酸软，二目干涩，溺黄，乃耗伤肝肾阴血可知。肾主骨，肝主筋，腰为肾之府，膝为筋之府，肝肾不足，筋骨失荣，则见腰酸膝痛；而关节肿痛灼热，舌苔黄腻，为湿热阻滞脉络之征，此为不通则痛。显然，其证属正虚邪实，"不通" 寓于 "不荣" 之中，其治自当寓 "通" 于 "荣" 之内，扶正与祛邪兼顾。方中独活辛苦微温，善治伏风，除久痹，且性善下行，以祛下焦与筋骨间风湿之邪，兼取其风药胜湿之用；桑寄生、杜仲、牛膝，补益肝肾而强壮筋骨，且牛膝尚能活血以通利肢节筋脉；当归、川芎、白芍，养血活血；四妙丸苦寒燥湿清热与苦温燥湿悉备，兼寓渗湿利痹、引药下行、活血通经之能；四妙丸与忍冬藤、泽兰、地龙相配，则清热利水，活血通络之力倍增；合党参、炙甘草，以加强健脾祛湿之效；且白芍与甘草相合，尚能柔肝缓急，以助舒筋。诸药合用，邪正兼顾，滋补而不助湿，祛湿而不伤阴，故收全功。

第十三节　股骨头缺血性坏死

股骨头缺血性坏死又称股骨头无菌性坏死。其病因可为股骨颈骨折复位不良愈合，也可以是骨组织自身病变，如慢性酒精中毒或使用糖皮质激素引起的骨坏死。疼痛是其最常见的症状，疼痛的部位是髋关节、大腿近侧，可放射至膝部，多为持续痛、静息痛，髋部活动受限，特别是旋转活动受限，或有痛性和短缩性跛行。各种临床表现皆不是股骨头坏死所特有，许多髋关节疾患均可出现，难以通过患者的主观症状和临床检查做出诊断。诊断本病要依据影像学，早期 X 线片可没有阳性发现，随着病情的发展，于负重区出现骨小梁紊乱、中断，以后股骨头软骨下骨囊性变，夹杂硬化。在股骨头坏死的早期，CT 片可表现为正常，CT 扫描对判断股骨头内骨质结构改变优于MRI，对明确股骨头坏死诊断后塌陷的预测有重要意义。MRI 可早期发现骨坏死灶，能在 X 线片和 CT 片发现异常前做出诊断。本病大抵属于中医学"骨蚀""骨痿""骨痹"等范畴。

一、临证思维

（一）思维溯源

《黄帝内经》不但有"骨蚀""骨痿""骨痹"等病名的记载，对其病机、证候等的论述亦颇详。如《灵枢·刺节真邪论》篇曰："虚邪之入于身也深，寒与热相博，久留而为内著，寒胜其热，则骨痛而肉枯，热胜其寒，则烂肉腐肌为脓，内伤骨为骨蚀。"《素问·痿论》篇云："足之下任身，腰脊下举，发为骨痿。"《素问·痿论》篇云："肾气热，则腰脊不举，骨枯而髓减，发为骨痿,有所远行劳倦,逢大热而渴,渴则阳气内伐,内伐则热舍于肾,肾者水藏也,今水不胜火,则骨枯而髓减,故足不任身,发为骨痿。"《素问·长刺节论》云:"病在骨,骨重不可举,骨髓酸痛,寒气至,名曰骨痹。"《素问·阴阳应象大论》云:"肾生骨髓。"精血津液本于气之生化,血受气取津,由精气所化生,肾受五脏六腑之精而藏之,以化髓生骨,故肾主骨生髓,其充在骨。《中藏经》曰:"痹者闭也,五脏六腑感于邪气,乱于真气,闭而不仁,故曰痹也。"《脾胃论》曰:"脾胃虚弱,阳气不能生长,则骨乏无力,是为骨痿,令人骨髓空虚,足不能履地也。"张景岳又云:"若阴虚者纵饮之,则质不足以滋阴而性偏动火,热者愈热。若真阴耗竭,阴损及阳,则髓涸而气不行,骨内痹,其症内寒也。"此为阴阳俱虚之重证。"骨痹""骨痿""骨蚀"是股骨头坏死的不同发展阶段、不同病理改变、不同症候表现的相应病名,即早期以瘀血、气血闭阻为基本病机,称之为"骨痹";而早期与晚期之间有髓减骨枯,筋骨痿软,则称之为"骨痿"。脾失健运,肝血不足可引起肾精亏损,肝阴不足或肝火太胜,均可导致肾阴亏虚,肾虚则骨失滋养,久病则成骨痿,乃至骨蚀。

(二)理法精要

韦师认为,本病多因肝肾亏虚、气血瘀滞、湿热浸淫、痰湿内蕴、创伤劳损以及外邪侵袭等所致。随着人们生活水平的不断提高,大量酗酒、激素药物使用不当、交通事故频发等所致的髋关节外伤增加等,均成为股骨头缺血坏死的主要病因,尤其与肝肾精气亏虚和邪气阻滞、气血失和有关。"肝主筋,肾主骨,骨生髓",其中肾精能充髓、益骨、养筋,使筋骨强劲,筋脉和顺。若肾精不足,骨髓失充,则筋骨衰弱,生长无力。气血有滋养和运行敷布精微之功能,气血充盈则运行有力,气至煦之,血至濡之;气血不足则运行无力,敷布失司,既不能濡、煦筋骨,又可使血失其帅,而渐次成瘀,故肾虚血瘀是股骨头坏死发病的关键,并贯穿病程始终。骨髓水肿和关节腔积液多属于血瘀证。肾虚导致血瘀,其留着于局部,又可加重血瘀。

本病尚有湿热"邪毒"之象,一般而言,其多属于糖皮质激素的副作用所致。湿热邪毒侵犯经络,痹阻气血,髓海瘀滞,筋骨失养,髓死骨枯,可导致"骨蚀""骨痿"的发生,其核心在于气血痹阻,髓海瘀滞。湿热内蕴与宿痰相搏,留于脉络,使血液"泣而不行""血气不至",日久而产生血瘀,亦可引发本病。若平素嗜酒亦为本病的重要原因,酒乃火热之品,最易耗伤阴血,日久阴血亏耗,不能荣骨,或血被火劫,血少而黏,血行缓慢,久而血瘀,骨失其养,日久而痿。因血瘀"不通则痛",故髋痛,痛处固定不移。血不能达于患肢,则阳气亦不至,"阳气不至则寒",故患肢发凉、怕冷、遇寒加重,舌黯淡,苔白,脉沉迟,为肾虚血瘀之象。张景岳云:"酒入中焦,必趋同类,故直走血分。血欲静,而酒动之,血欲藏而酒逐之。"长期饮酒,助湿生热,酿成痰湿,阻于经络,或燥热伤阴,伤及肝肾,而渐致骨痿。

本病总属本虚标实之证,故其治法,应以补肾活血为要。由于肝主筋,肾主骨,肝肾同源,精血互生,故补肾常与补肝法同用。早期应以活血化瘀为主,晚期则以补益肝肾为要。股骨头部位属髀枢,一旦损伤,调治尤为困难,故调气血,补肝肾为治本之法。此即《灵枢》"血和则经脉流行,营复阴阳,筋骨劲强,关节清利矣"之理。其祛邪治标之法,应针对寒湿、湿热、痰湿、瘀血等邪实之主次,而灵活运用相应治法。其中活血化瘀法治疗本病,既具有"祛瘀生新"之效,又能使"血和则经脉流行",从而有利于祛除死骨,死骨除则新骨生。治其本虚标实,尤当注意祛邪勿伤正,扶正勿恋邪。如湿热阻滞经络日久,兼肝肾阴伤者,治当清热燥湿而不伤阴,滋补肝肾而不腻胃助湿。同时,必须强调卧床休息及扶杖行走,以减少股骨头的负重,也是治疗本病的重要原则。

(三)辨证撷菁

股骨头坏死是疼痛科的常见病,辨识疼痛的特征当为临床之首务。其疼痛有两个主要特点,一是其最早出现的症状为髋关节或膝关节疼痛,髋部又以内收肌痛出现较早,其发展结果是股骨头塌陷,髋关节功能丧失;二是疼痛仅出现在站立、行走负重时,如患者卧床或坐位休息,疼痛即可消失或缓解。此乃肝肾亏损,气血不足,筋骨萎弱,支撑无力,或兼感风邪使然。本病为虚损之症，或风邪乘虚而客，故出现疼痛。即《仙授理伤续断秘方》所云："伤痛久而不愈，风损也。"

其次辨本虚标实，喻嘉言曰："新伤邪实，久病正虚。"本虚为脏腑气血阴阳虚损。股骨头骨骺或髋臼发育不良，髋关节先天脱位，均可导致股骨头坏死，肾主骨生髓，故其病变脏腑当责之于肾。若疼痛剧烈，冬季或遇寒冷加重，手足逆冷者，为肾阳虚；伴潮热盗汗，五心烦热者，为肾阴虚；兼筋脉拘急，善急易怒，胁肋胀痛，眩晕者，为肝之阴血不足；倦怠乏力，脘痞纳差，形体消瘦，则为脾胃气虚。肾为先天之本，脾为后天之本，肝为罢极之本，而肝肾同源，先后天互相资生，因此肝脾肾三脏易相兼为患，故临证当权衡其轻重缓急。标实多与外感六淫、外伤或内伤饮食、痰湿、瘀血有关。若气候寒冷，髋关节局部痛甚，或伴恶寒，为感受风寒；关节沉重疼痛，肢体倦怠，伴头重如裹，脘腹胀满，为感受风湿；暑夏之季，湿热氤氲，筋脉拘急，肢体沉重疼痛，迁延不愈，伴口苦口黏，为感受湿热。风寒湿热之邪，既可单独为病，也可杂合而作，此为股骨头坏死的重要外因和诱因。若外伤之后失治误治，使髋关节局部受损，伤及经络筋脉，甚则骨断筋伤，痛如针刺，夜间痛甚，则为瘀血痹阻，或痰瘀互结。

其三应结合病史辨证，如长期过量饮酒、恣食肥甘之饮食不节史；长期大量不规范使用"激素"之治疗史；不适宜的"放射"检查、治疗史等，皆可作为辨证的重要依据。

二、验案举隅

（一）肝肾亏损，气虚血瘀案

林某，男，36岁，2012年12月22日初诊。

主诉：右髋部疼痛1年4个月。

病史：1年前，不明原因，右髋关节疼痛，逐渐加重，直至行走困难，撑拐杖而行。曾自行服止疼药，贴膏药等治疗，未获显效，在某市级医院做CT显示：双侧股骨头无菌性坏死(右侧为著)。刻诊：右髋关节疼痛并牵及下肢，入夜及劳累后加重,行走困难,伴神疲乏力,腰膝酸软,食欲不振,眩晕,舌质黯淡,有瘀斑,苔白,脉沉细无力。证属肝肾亏损,气虚血瘀。治以补益肝肾,益气化瘀。方用独活寄生汤合补阳还五汤加减。

处方:独活20g,桑寄生30g,杜仲12g,怀牛膝20g,鸡血藤20g,黄芪60g,当归12g,川芎12g,白芍15g,桃仁10g,红花10g,地龙12g,骨碎补12g。日1剂,水煎400mL,分2次温服。

二诊:服药10剂,疼痛稍减轻,稍遇寒冷疼痛辄增,遂于上方加制川乌(先煎)12g,以增强逐寒蠲痹止痛之力。

三诊:服药7剂,疼痛好转,效不更方,上方减制川乌再投。

四诊:守上方治疗2个月,疼痛基本消失,走路与常人无异,仅在劳累后疼痛稍作,食欲增加,神疲乏力,腰膝酸软明显好转。复查CT显示:右侧股骨头囊边缘硬化明显,双侧股骨无形态改变,双侧关节间隙正常。用上方改为丸剂,继续调治,以巩固疗效。

按:股骨头缺血性坏死,出现髋关节疼痛,疼痛呈间歇性或持续性。其病多责之于气血为患,如明·薛己《正体类要·序》谓:肢体损于外,则气血伤于内,经络畅通则气血调和,濡养周身,筋骨强健。脏腑功能异常,若经络阻塞,则气血失调,濡养阻滞,肢体受损,脏腑不和而引起病变。营卫有所不贯,脏腑由之不和。由于本例证属肝肾亏损,气虚血瘀,故治以补益肝肾,益气化瘀法,而取得预期疗效。方用独活寄生汤,取独活善治伏风而除久痹,且性善下行;用桑寄生、杜仲、怀牛膝以补益肝肾而强壮筋骨。合补阳还五汤以益气化瘀,通络止痛。全方攻补兼施,以补肝肾、益气血为主,缓缓收功。

(二)肝肾亏损,阴虚血瘀案

赵某,男,43岁,2012年3月初诊。

主诉:右髋关节疼痛,伴活动受限2年。

病史:患者因右髋关节疼痛2年,伴活动受限,经多方治疗仍时轻时重而就诊。刻诊:右髋关节疼痛,旋转活动受限,疼痛在夜间及活动后加重,跛行,平素嗜烟酒,伴腰膝酸软,形体消瘦,头晕目眩,盗汗,口燥舌干,舌质黯淡,舌边尖红,少苔,脉沉细。X线提示:左股骨头骨质正常,右股骨头小凹外侧呈界限分明的囊性改变,股骨头浓淡不匀如絮状。证属肝肾亏损,阴虚血瘀,筋骨失荣。治以滋补肝肾,填精益髓,养阴化瘀。以左归丸加减。

处方:龟甲胶12g,鹿角胶12g,菟丝子30g,熟地黄18g,山药20g,山茱萸12g,枸杞子15g,怀牛膝15g,杜仲12g,血竭2g,地龙12g,鸡血藤30g,黄柏12g,炙甘草10g。日1剂,水煎400mL,鹿角胶、龟甲胶烊化兑入,分2次温服。嘱其拄双拐,避免患肢负重,忌烟酒、辛辣。

二诊:用上方治疗2月余,疼痛明显好转。因患者难于坚持服中药汤剂,且复增脘闷纳差,遂将上方合平胃散加减,并改为丸剂,以燥湿和胃,刚柔相济。

处方:龟甲胶120g,鹿角胶120g,菟丝子210g,熟地黄180g,山茱萸180g,枸杞子120g,怀牛膝180g,杜仲180g,血竭30g,三七60g,鸡血藤210g,苍术90g,厚朴90g,茯苓120g。上药共为细末,用蜂蜜炼为丸,每丸重10g,每次服1丸,每日3次,饭后服。

三诊:服上方治疗10个月,疼痛消失,活动自如,无不适,X线示:股骨头囊性改变消失,股骨头密度均匀,多次随访无不适。

按:肾藏精,主骨生髓,骨的生长发育、强弱与肾精盛衰关系密切。正如《素问·痿论》云:“肾主身之骨髓……腰脊不举,骨枯而髓减,发为骨痿。”肝藏血,精血互化,肝肾同源,肝主筋束骨利关节。本例为肝肾阴虚,精亏髓减,脉络虚涩,瘀血内结所致。治宜滋补肝肾,填精益髓,养阴化瘀。方中熟地黄、山茱萸滋补肝肾,填精益髓;山药补脾益阴,滋肾固精;枸杞补肾益精,养肝明目;龟、鹿二胶,为血肉有情之品,峻补精髓,龟甲胶偏于补阴,鹿角胶偏于补阳,并加入补肾阳,长于治腰膝痛,坚筋骨之杜仲,兼取其“阳中求阴”之义;菟丝子、牛膝俱为温润之品,益肝肾,强腰膝,健筋骨;血竭、地龙、鸡血藤化瘀通络止痛;配黄柏清虚火,以护真阴。由于本方纯补无泻,易于腻滞脾胃而助湿,故于二诊时加入苍术、厚朴、茯苓,理气醒脾,燥湿泄浊。诸药合用，共奏滋补肝肾，填精益髓，化瘀通络之效。

（三）肾阳亏虚，寒凝血瘀案

楚某，男，42 岁。2011 年 10 月 21 日初诊。

主诉：双髋关节疼痛，活动受限 3 年余，加重 10 天。

病史：患者因长期患皮肤病，口服强的松等药治疗 1 年余，皮肤病症状消失，渐致双髋关节疼痛，诊为"股骨头坏死"。建议手术治疗，患者不接受，即转中医科诊治。刻诊：双髋关节疼痛，痛如针刺，活动受限，持拐行走，无明显跛行，10 天前因气温骤降而疼痛加重，伴畏寒肢冷，精神倦怠，腰膝酸软，大便溏薄，日 2 ~ 3 次，舌质黯淡，舌体胖有齿痕，苔白，舌下脉络紫黯粗长，脉沉迟。X 线片显示：髋关节半脱位，股骨头变扁，负重区囊性变，关节间隙狭窄，髋臼明显硬化。证属肾阳亏虚，寒凝血瘀。法当温补肾阳散寒化瘀。方用阳和汤合桃红四物汤加减。

处方：熟地黄 20g，鹿角胶 15g，白芥子 10g，麻黄 10g，干姜 15g，杜仲 15g，巴戟天 12g，制附子 20g，桃仁 12g，红花 12g，川芎 12g，当归 15g，白芍 12g，炙甘草 15g。制附子用文火先煎 1 小时，鹿角胶烊化兑入，日 1 剂，水煎 400mL，分 2 次温服。

二诊：服上方 15 剂疼痛减轻，下肢活动及畏寒感有一定改善，上方制附子减至 15g，炙甘草减至 9g，继续服用。

三诊：服上方 20 剂，疼痛明显好转，畏寒肢冷、精神倦怠、腰膝酸软均减轻，大便调，日 1 次。本方用药多辛温燥烈之品，且虑附子蓄积中毒，宜中病即止，逐改用右归丸，以缓缓收功。

处方：熟地黄 15g，仙灵脾 15g，肉桂 1.5g，炒山药 20g，酒炙山茱萸 12g，菟丝子 18g，鹿角胶 12g，枸杞子 15g，当归 15g，盐杜仲 12g，血竭 1g，川牛膝 15g。鹿角胶烊化兑入，日 1 剂，水煎 400ml，分 2 次温服。

四诊：守上方继续服用 10 个月后，疼痛控制，唯劳累后两髋有沉重感，X 线片显示：股骨头呈扁圆形，骨密度均匀，关节间隙存在。随访 1 年无复发。

按：激素所致股骨头坏死，初期多具有湿热"邪毒"致病的特征，其久而内着，伤及肝肾，致精血不足，筋骨失养，阴虚及阳，经脉失其温煦，出现髋关节疼痛，而形成本病。阳虚则寒盛，复因感寒，以致寒凝血瘀。治当温补肾阳，散寒化瘀，方选阳和汤合桃红四物汤加减。方中熟地黄、鹿角胶益肾填精，鹿角胶为血肉有情之品，更助肾阳；杜仲、巴戟天补肾阳而不燥；桃仁、红花活血化瘀，川芎行血中之气，使瘀祛新生；当归、白芍养血活血通络；白芥子、麻黄、干姜温经通络止痛；附子温补元阳，并能驱寒外出以解寒凝；炙甘草调和诸药，益阴和阳。俾气血调畅，阴阳互济，而诸证悉除，顽疾向愈。

第十四节　风湿性关节炎

风湿性关节炎是一种常见的急性或慢性结缔组织炎症，属变态反应性疾病，是风湿热的主要表现之一。风湿性关节炎的病因尚未完全明了，目前认为与人体溶血性链球菌感染密切相关，与病毒感染也有一定关系。本病多见于儿童及青年，以急性发热及关节疼痛起病，典型表现是轻度或中度发热，游走性多关节炎，主要侵犯大关节，如膝、踝、肩、肘、腕等关节，往往一处关节炎症消退，另处关节起病。关节红、肿、热、痛，部分病人也有几个关节同时发病，不典型的病人仅有关节疼痛而无其他炎症表现。急性炎症一般于2～4周消退，不留后遗症，但常反复发作。X线关节摄片骨质无异常，血清类风湿因子阴性，抗链球菌溶血素、抗链激酶及抗透明质酸酶阳性。若风湿活动影响心脏，则可并发心肌炎，甚至遗留心脏瓣膜病变。本病大抵属于中医学"痹证"的范畴，根据感邪的不同，又有风寒湿痹、风湿热痹等名称。

一、临证思维

（一）思维溯源

《黄帝内经》论"痹"颇为系统、深入，除《素问·痹论》《灵枢·周痹》两篇专论外，尚有10余篇论及痹。全书以痹命名的病证多达20余个，如皮痹、肌痹、筋痹、骨痹、脉痹等肢体痹证，肝痹、心痹、脾痹、肺痹、肾痹、肠痹、胞痹等脏腑痹证以及胸痹、喉痹、食痹等。对痹证病因的认识，《灵枢·刺节真邪》之"虚邪之中人也，洒淅动形，起毫毛而发腠理，其入深，内搏于骨，则为骨痹"，提示暴戾的虚邪也可致痹。《素问·痹论》之"荣卫之气亦令人痹乎？……逆其气则病，从其气则愈，不与风寒湿气合，故不为痹"，强调营卫不和是形成痹证的关键病机。瘀血宿邪也是肢体痹证的重要发病因素，如《灵枢·贼风》云："此皆尝有所伤于湿气，藏于血脉之中，分肉之间，久留而不去，若有所堕坠，恶血在内而不去。卒然喜怒不节，饮食不适，寒温不时，腠理闭而不通。其开而遇风寒，则血气凝结，与故邪相袭，则为寒痹。"湿气、恶血宿邪内停，复感风寒外邪，兼之起居、情志、饮食失节，营卫失和，内外相合而为痹。若仅以《素问·痹论》"风寒湿三气杂至合而为痹也"为据，显然有失偏颇。全面分析《黄帝内经》之相关论述，对指导痹证的立法用药不无启发。

《黄帝内经》治疗肢体痹证，以温经散寒为主要治法，总以针刺为主，佐以灸熨汤液。后世医家继承《黄帝内经》的分类辨治方法，补其未备，提出了许多颇有效验的方药，如《圣济总录》《增补内经拾遗方论》等大型方书中皆按《黄帝内经》的肢体痹、五脏痹、六腑痹及风寒湿三痹的分类，创制出许多具体的方药。《金匮要略》专列"历节病"论之，其所创桂枝芍药知母汤、乌头汤、甘草附子汤等被沿用至今；《备急千金要方》之独活寄生汤被誉为扶正祛邪法的典型代表方；《太平圣惠方》之原蚕蛾散开虫类药搜剔除顽痹之特色；王清任在《医林改错》中提出痹为瘀血致病说，创立身痛逐瘀汤；叶天士对于痹久不愈者，立"久痛入络"说，倡用化瘀通络法，提出"新邪宜速散，宿邪宜缓攻"和虚人久痹宜养肝肾气血的治痹大法。他如药酒、膏摩、灸熨等疗法历代均有记述，这些理论和经验至今仍有效地指导着临床实践。

（二）理法精要

韦师辨析风湿性关节炎反复发作的病机特点，不囿于《素问·痹论》"风寒湿三气杂至，合而为痹"之论，认为《伏邪新书》所提出的"伏邪"概念，与本病反复发作、病程缠绵等发病特点甚为契合，并谓之"伏邪痹病"。该书指出："感六淫而不即病，过后方发者，总谓之曰伏邪。已发者而治不得法，病情隐伏，亦谓之曰伏邪。有初感治不得法，正气内伤，邪气内陷，暂时假愈，后仍复作者，亦谓之曰伏邪。有已治愈，而未能除尽病根，遗邪内伏，后又复发，亦谓之曰伏邪。"并认为"内有伏邪为病者，十居六七，其本脏自生之病，不兼内伏六淫，十仅三四"。风湿性关节炎多在禀赋不足，或劳累过度，损及脏腑气血阴阳，特别是肝肾虚损等正虚的基础上，感受外邪而致病。因肝藏血，主筋，统司筋骨关节，肾内寄元阴元阳，藏精生髓，主骨，且肝肾同源，精血互生，而肝血的化生，有赖于肾的气化，故痹病脏腑之虚的重点在于肝肾，以肾虚为主，肾气亏虚常为痹病发病之关键。风寒湿三气只是病情反复发作、加重的诱因。正如《素问·痹论》所说："亦各以其时，重感于风寒之气也。""重感"绝非首次感邪，既有反复多次感邪之意，更有伏邪于里，"留而未发"之意。

　　本病发病初起感受风寒湿或风湿热邪，病程较短，正伤不著，故以邪实为主。病程久延，则风寒湿热之邪，势必伤及肝肾阴阳气血，而呈虚实夹杂之候。然而本虚易于感邪而致标实，标实又可加重本虚，进一步损伤阴阳气血，故虚实之间常互为因果，而使病情加重。久痹不已，不仅风寒湿热诸邪留恋于经络、关节，痹阻气血，亦可深入筋骨，内痹脏腑，出现相应的脏腑病变，形成顽固难愈的"五脏痹"，如表现为心悸、气喘的"心痹"，或肢软、肌瘦无力的"脾痹"，或腰背偻曲不能伸直或关节变形的"骨痹"等，其中以心痹较为多见。此即《素问·痹论》所说："五脏皆有合，病久而不去者，内舍于其合也。"若邪气与气血相搏，津液不得随经运行，凝聚成痰，血脉涩滞不通，则着而成瘀。或因气血不足，阴阳虚损，不能运行布散津血，而酿成痰瘀。瘀血痰浊痹阻经络，流注关节，使经络气血闭阻尤甚，以致关节肿大、僵硬、畸形。诚如《类证治裁·痹证》所云，痹久"必有湿痰败血瘀滞经络"。

　　治痹之法，当视病程长短而定。《医宗必读·痹》提出的"三痹"治法，对于病程较短者，颇具指导意义。即"治外者，散邪为急，治脏者，养脏为先。治行痹者，散风为主，御寒利湿仍不可废，大抵参以补血之剂，盖治风先治血，血行风自灭也。治痛痹者，散寒为主，疏风燥湿仍不可缺，大抵参以补火之剂，非大辛大温，不能释其凝寒之害也。治着痹者，利湿为主，祛风解寒亦不可换，大抵参以补脾补气之剂，盖土强可以胜湿，而气足自无顽麻也。"

风湿性关节炎以病程较长，反复发作，甚至骨节肿痛、僵直变形为特征，由于其病变主要在骨，骨又为肾所主，多与肾阳虚有密切相关，故治宜温肾散寒，搜风祛湿，宣痹通络为法。温肾即所谓"阳气并则阴凝散"，张仲景治痹诸方，多不离温肾散寒的附子、桂枝之类，对顽痹转化为热痹者，仍寒温并用，温散之药不可尽弃，以防寒凝之弊。由于痹久湿必伏，湿性重着黏腻难除，容易凝聚成痰，衍生痼疾，故还当重视健脾祛湿，即所谓"土强可以胜湿，而气足自无顽麻也。"若"久病入络"，痰瘀阻滞者，则用虫类搜剔，以化瘀通络。韦师尤其强调，治疗伏邪痹病的捷途重在因势利导，疏达外透，应依据取太阳为少阴出路之说，既使太阳证不显，亦应在扶正的基础上，加桂枝等以疏达太阳经脉，使邪外透。同时，还宜重视养血活血，即所谓"治风先治血，血行风自灭"。韦师治痹用药颇为娴熟，得心应手，兹选介如下。

1. 引经药直达病所

如痛在上肢者，可选用片姜黄、羌活、桂枝、桑枝，以祛风胜湿；痛在下肢者，选独活、川牛膝、川木瓜，以引药下行；膝关节肿痛，或有积液者，可用土茯苓、萆薢、薏苡仁、川木瓜，以祛湿通络，消肿止痛；四肢小关节肿痛者，选用青风藤、露蜂房、僵蚕、威灵仙，以消肿散结，通络止痛；痛在项部者，可选用葛根、伸筋草、桂枝、羌活，以祛风活络；痛在腰部者，可选用仙灵脾、桑寄生、续断，以壮腰益肾。

2. 藤类药舒筋止痛

藤蔓类药物多长于通经活络、舒筋止痛，对痹证有较好疗效。如青风藤、海风藤为治风寒湿痹之要药，能舒筋活血，镇痛力强；鸡血藤活血、舒筋止痛，无论虚实皆可酌情使用；忍冬藤清络中之热，通络中之滞，故为治疗热痹必用之药。

3. 虫类药搜风通络

治疗邪伏较深之顽痹，非草木之品所能宣达，必借虫蚁之类搜剔，方能浊去凝开，气通血和，经行络畅。但其作用均较峻猛，搜风通络之力较强，且药性多偏辛温，多有毒或小毒，能破气耗血伤阴，故用量宜小，中病即止，或间歇用药。体虚者，尚须配合使用扶正药。虫类药功用同中有异，应辨证选用。如蛇类药长于搜风通络，外达皮肤，内通经络，透骨搜风之力最强。其中金钱蛇功效最佳，白花蛇略逊，乌梢蛇性平力薄；蜈蚣"走窜之力最速，内而脏腑，外而经络，凡气血凝聚之处，皆能开之，其性尤善搜风"（《医学衷中参西录》）；全蝎亦善搜风通络，然功力较蜈蚣平稳；露蜂房祛风散肿，解毒定痛，且能温肾壮阳，顽痹属肾阳亏虚者尤宜；热胜者可选用性寒之地龙；湿胜者可选用晚蚕砂；痰阻者可选用僵蚕；瘀血痹阻者可选用穿山甲、蟋蟀虫、地鳖虫等，而穿山甲"其走窜之性无微不至"，尤善疗痹。由于虫类药药性多燥，可酌情配以生地黄、白芍等养血滋阴之品，以制其偏而增强疗效。在用法上，除煎服外，还可焙干研末吞服，既可减少药物用量，又能提高临床疗效。

4. 有毒药治疗顽痛

治疗顽痹疼痛，选择川乌、马钱子、雷公藤等药物治疗多有显效，但因其有一定毒性，故用法要得当。一是必须炮制，如雷公藤须去皮，一般不入煎剂，若入煎剂要先煎 1 小时；川乌、草乌宜先制用，如无效再生用，但生用者必须久煎 1 小时以上。二是严格用量，药量应根据病情、体质而定，一般应由小剂量递增。如制川乌常用量为 5g ~ 12g；制马钱子一般不入煎剂，散剂每日常规用量为 0.3g，也有大剂量用至 0.9g 者，但应慎重；雷公藤每日用量通常不超过 25g。三是为防止中毒，可加甘草同煎。四是注意药后反应，如出现唇舌发麻、眩晕、心悸、恶心、脉迟有歇止者，为中毒反应，应立即停药，并用绿豆甘草汤频饮，无效或病情危重者，按药物中毒急救处理。

由于痹证病程较长，病情复杂多变，单一疗法收效较慢，故应重视综合治疗。可在内服中药的同时，选择配合针灸、药浴、热熨、外敷、熏洗、磁疗、蜡疗、激光、电疗、气功、中药加电离子导入等疗法，以提高疗效。

（三）辨证撷菁

韦师辨识本病，首重辨主症。一般而言，依据本病的临床表现，并借助血沉、抗"O"、类风湿因子、心电图等检查，做出诊断并不困难，风寒湿痹与风湿热痹也较易辨别，较难的是辨主症，即辨风寒湿痹的何邪偏胜。《素问·痹论》所谓"风寒湿三气杂至，合而为痹也"，其中"杂至"为柔合、混杂、共同作用之意，风寒湿三气不能截然分开，只有多寡偏胜之不同。从本病病程长，经久缠绵难愈的发病规律看，大部分患者没有明显的外感病史，在长期的关节痛过程中，表现为关节不红不肿，缺乏相关常规检查阳性所见，但始终被一种不明原因的关节痛所困扰。且患者的体质不同，其证又可兼夹，临床表现往往错综复杂，每增辨证之难，故需要详加辨析主症。再者，本病辨外邪又不可拘泥于表证，风寒湿痹、风湿热痹在急性期虽然皆可出现表证，如寒证之恶寒发热，无汗，肢节痛重；热证之恶风，身热有汗不解，历节烦痛等，但临床并不多见，尤其在慢性期复感外邪，往往无明显寒、热表证，故不能用"感冒"表证的辨证思维理解本病是否感邪。辨识其风寒湿之要，《三因极一病证方论·痹叙论》曾提纲挈领地提出："夫风寒湿三气杂至，合而为痹，虽曰合痹，其用各殊。风胜为行痹，寒胜为痛痹，湿胜为着痹。三气袭人经络，入于经脉、皮肉、肌肤，不已则入五脏。……大抵痹之为病，寒多则痛，风多则行，湿多则着。在骨则重而不举，在脉则血凝不流，在筋则屈而不伸，在肉则不仁，在皮则寒，逢寒则急，逢热则纵。"这一认识颇合临床实际，可资辨证的参考。

其次，辨关节肿胀亦为辨证之重点，大凡痹证关节肿痛者，多因湿邪流注于关节所致。其病发初期湿气较甚，尚未成痰，故漫肿无边，按之柔软。其中若肿甚而痛不显者，多因于湿；若局部不红不热，舌质淡，苔白腻者，多属寒湿；肿痛而灼热，舌质红，苔黄腻者，多属湿热；若关节灼热肿痛，而又遇寒加重，恶风畏寒，或关节冷痛喜温，而又手心灼热，口干口苦，小便黄，舌质淡红，舌苔白微黄，脉弦紧或弦数者，多属寒热错杂。若病延日久，因湿邪黏腻濡滞，湿邪越聚越黏，胶着不去，肿势不消，与顽痰死血相结，留滞难除,则关节肿胀、肌肤顽麻或重着,或关节僵硬、拘挛,有硬结、瘀斑、面色黧黑,或胸闷多痰,舌质紫黯或有瘀斑、瘀点,舌苔白腻,脉弦涩。

至于辨病性虚实,主要为根据发病的急缓、病程的长短、体质的强弱而辨,不难辨别,此不泛论。本病后期多属虚实错杂,应辨明虚实之主次。

二、验案举隅

(一)脾肾阳虚,邪伏脉络,瘀血痹阻案

李某,女,39岁,农民,2013年11月20日就诊。

主诉:关节肿痛3年余。

初诊:患者风湿性关节炎病史3年余,用泼尼松等药治疗近3个月(用量不详),关节肿痛有所减轻,但药物减量即复发。刻诊:双手腕、指关节肿痛,双膝、踝关节疼痛,晨僵明显,影响肢体活动。肿痛之关节皮色如常,遇寒疼痛加剧,得温则痛缓,畏寒肢冷,神疲倦怠,脘闷纳差,面胖而光亮,二便调。血沉:56mm/h,类风湿因子(-),C反应蛋白>18mg/L。舌质淡黯,苔白腻微黄,脉沉细滑。诊断为伏邪痹病,证属脾肾阳虚,邪伏脉络,瘀血痹阻。治以温补脾肾,宣痹通络之法,方拟蠲痹笑痛方加减。

处方:制附子20g,桂枝15g,知母12g,制川乌12g,制马钱子0.8g,土白术15g,苍术15g,制天南星12g,炒露蜂房12g,蜈蚣2条,当归15g,乳香12g,没药12g,鸡血藤30g,炙甘草25g。7剂,日1剂,水煎服。先用文火煎制川乌、附子1小时后,再纳入余药同煎30分钟,第二遍煎20分钟,共取药液500mL。每天分3次凉服。制马钱子研末分3次冲服,连服7天后停用。

二诊:服药后关节疼痛减轻,晨僵有所好转,精神状态改善,舌、脉象同前。效不更方,继予蠲痹笑痛方,唯停用马钱子。

三诊:服药7剂,指、腕、踝关节疼痛大减,肿胀渐消,晨僵已不明显。舌质淡略黯,苔薄白腻,脉沉细。上方制附子减至15g,桂枝减至12g,炙甘草减至20g。

四诊:上方继服7剂,患者关节肿痛消退,活动已基本正常,血沉

16mm/h，C反应蛋白恢复正常。因已临近春节，患者不愿再服汤药，嘱其注意生活调摄，避受风寒，适当服用当归生姜羊肉汤，并配服尪痹冲剂，以善其后。

按：本例患痹病逾时3载，关节肿痛，皮色如常，遇寒痛剧，得温痛缓与畏寒肢冷、神疲倦怠、脘闷纳差等症并见，显系脾肾阳虚，骨节失养，伏邪留于关节，复感受外邪，内外相合，痹阻气血而肿痛。脾肾阳虚为本，伏邪与瘀血互结为标。其面胖而光亮，苔白腻而微黄，脉沉细而滑，应属长期运用糖皮质激素所致酷似"湿热"之副作用，非病机之主流。因其证虚实夹杂，寒热互见，用疏风、散寒、燥湿等常法治之则难以奏效。蠲痹笑痛方系韦师的经验方，用该方一则温补脾肾以固本，一则蠲痹通络以治标。其中桂枝以疏达太阳经脉，使邪外透。所加之炒露蜂房体轻窜散，可内可外，不仅取其益肾温阳之功，且长于宣痹止痛；加知母以清热通络，兼制乌、附诸药之温燥。患者久病缠绵，故坚持守方守法治疗，而收全功。

（二）脾肾阳虚，风寒伏络，痰瘀互结案

梁某，男，40岁，2013年11月6日初诊。

主诉：双膝关节疼痛8年，加重1月。

病史：患者8年前不明原因，四肢关节疼痛，肿胀，时发时止，自行服用止痛药物，略有好转，始终不愈，经某市医院诊断为"风湿性关节炎"，虽经激素、中药（药名不详）等治疗，病情仍缠绵。刻诊：近1个月来，随着气候转冷，双膝关节疼痛加重，痛处肿大僵硬，固定不移，关节屈伸不利，步履困难，得热痛减，遇寒痛甚，畏寒，腰膝酸软，大便时溏，舌质黯淡有瘀斑瘀点，舌苔白腻，脉沉弦细。诊断为"痹病"，证属脾肾阳虚，风寒伏络，痰瘀互结。治以温阳散寒，搜风蠲痰，化瘀通络。方用二土蠲痹笑痛方加减。

处方：土鳖虫9g，土贝母12g，僵蚕12g，制附子20g，干姜15g，制川乌12g，制马钱子0.8g，土白术15g，苍术15g，制天南星12g，蜈蚣2条，当归15g，乳香12g，没药12g，鸡血藤30g，炙甘草18g。用文火先煎川乌、附子

1 小时后，再纳入余药同煎 30 分钟，第二遍加蜂蜜一匙，煎 20 分钟，共取药液 500mL。每天分 3 次凉服。制马钱子研末分 3 次冲服，连服 7 天后停用。

二诊：服药 7 剂，膝关节疼痛明显减轻。上方附子减至 15g，停用马钱子，继服 7 剂。

三诊：上方服至 7 剂，膝关节疼痛未作，已能行走，但仍关节屈伸不利，畏寒，腰膝酸软，大便溏薄，日一行。此乃沉寒痼冷凝结之势得缓，而脾肾之阳虚尚未复常。治此仍当守方守法，但转予扶正为主，用药宜缓不宜峻。

处方：黄芪 25g，土白术 15g，苍术 12g，制附子 9g，杜仲 9g，干姜 12g，土鳖虫 6g，土贝母 12g，僵蚕 12g，制天南星 9g，蜈蚣 1 条，当归 15g，川牛膝 20g，鸡血藤 30g，炙甘草 6g。煎如前法。

四诊：用上方调治 2 个月，膝关节肿大、僵硬明显好转，畏寒、腰膝酸软、大便溏薄悉除，已能从事轻体力劳动。

按：本例膝关节疼痛 8 载，既有入冬痛重，痛处肿大僵硬之标实，又有畏寒，腰膝酸软，大便时溏之本虚。脾肾阳虚愈甚，则沉寒痼冷与痰瘀愈结，遂成沉疴。法当温补脾肾之阳治其本，搜风散寒，蠲痰化瘀治其标。二土蠲痹笑痛方是韦师治疗顽痹的经验方，系在蠲痹笑痛方基础上加入土鳖虫、土贝母、僵蚕而成。蠲痹笑痛方为治疗伏邪痹病肾虚寒凝，湿瘀阻络证之主方，在此方温肾散寒的基础上，加土鳖虫、僵蚕之虫蚁搜剔，以蠲痰化瘀，配土贝母以加强化痰散结之效。其中地鳖虫咸寒，入肝经，功擅散瘀止痛；僵蚕味咸，能软坚散结，又可化痰通络；土贝母散结，消肿，善治痰核，其与胆南星相配，软坚散结之力益彰。其疼痛消失后，则转予温补脾肾为主，辅以搜风散寒，蠲痰化瘀，而收全功。

（三）脾肺气虚，风湿相搏，郁于肌腠案

巩某，女，19 岁。2011 年 3 月 8 日初诊。

主诉：四肢关节肿痛 3 年余，加重 1 个月。

病史：患者 3 年前无明显诱因出现双腕、肘、膝、踝关节肿痛，活动和劳累后逐渐加重，经用强的松及中药治疗，疼痛稍有减轻，但仍然反复发作，

全国名老中医韦绪性辨治疼痛病精要

活动障碍。1个月前不明原因疼痛加重，相关关节疼痛此起彼伏，伴见多汗，恶风，眩晕，食欲不振，大便溏薄，日2～3次，体倦乏力，体温37℃，舌质淡，苔白滑，脉浮。诊断为"历节病"，证属脾肺气虚，风湿相搏，郁于肌腠。治以益气固表，祛风除湿。方用防己黄芪汤合桂枝汤加减。

处方：汉防己15g，黄芪25g，白术15g，桂枝15g，白芍12g，防风12g，茯苓15g，薏苡仁20g，生姜9g，大枣6枚，炙甘草3g。日1剂，水煎400mL，分2次温服。

二诊：服药4剂，恶风、汗出已止，关节肿痛明显减轻，大便仍溏，日2次，上方减防风再投。

三诊：服药7剂，诸关节疼痛消失，但仍乏力，纳差，大便溏薄，日2次。继以参苓白术散善后调理，共服1月余，诸症悉除。随访半年，未见复发。

按：本例之相关关节疼痛此起彼伏，伴见多汗，恶风，脉浮，乃表虚卫气不固，风湿之邪伤于肌表，水湿郁于肌腠之征。而自汗与体倦乏力，食欲不振等症并见，系脾肺气虚，卫表不固之象。风湿在表，虽当汗之，然表虚卫气不固，徒发其汗则表更虚，故宜益气固表与祛风除湿合施。防己黄芪汤配伍运用之妙，在于"去风先养血，治湿先健脾，此一定之法。此症乃风与水相乘，非血虚生风之比。故但用治风逐水健脾之药，而不必加血药。但得水气去而腠理实，则风水亦不能独留矣"（《医方论》）。合用桂枝汤，取桂枝之解肌发表，芍药之益阴敛营，桂、芍相须为用，一治卫强，一治营弱，合则调和营卫。两方相伍，祛风与调和营卫并用，健脾与除湿兼顾，使风湿俱去，而诸症自除。

（四）邪伏脉络，寒热错杂，瘀血阻络案

董某，男，32岁。2012年11月13日初诊。

主诉：双膝关节疼痛2年，加重20余天。

病史：患者2年前于阴雨中劳累汗出后，出现全身疼痛，膝关节尤重，经多方治疗全身疼痛消失，膝关节疼痛仍时轻时重。20天前因过食辛辣之品，

双膝关节疼痛辄增。刻诊：膝关节灼热肿痛，遇寒加重，活动受限，恶风，畏寒，肢体沉重无力，口黏口干，喜热饮，小便黄，大便调。舌质黯淡有瘀斑，舌边略红，苔薄白微黄，脉弦紧。血液生化检查：类风湿因子（－），抗"O"（＋），血沉45mm/h，诊为"风湿性关节炎"。证属邪伏脉络，寒热错杂，瘀血阻络。治以祛风散寒，清热除湿，通阳化瘀。方用桂枝芍药知母汤加减。

处方：桂枝15g，白芍15g，知母12g，制附子12g，麻黄9g，炒白术12g，防风12g，独活15g，土茯苓30g，生地黄15g，川牛膝20g，鸡血藤30g，炙甘草9g。日1剂，用文火先煎附子1小时，共取药液400mL，分2次温服。

二诊：服药3剂，全身微微汗出，恶风消失，畏寒亦减，膝关节灼热肿痛稍缓，予原方再投。

三诊：服药5剂，膝关节灼热肿痛均明显减轻，但仍下肢沉重无力，全身乏力，遂改为养血祛风，健脾除湿为主，佐以通阳化瘀调治。

处方：黄芪20g，桂枝12g，白芍15g，当归15g，川芎15g，炒白术15g，苍术15g，防风12g，独活15g，薏苡仁30g，红花10g，鸡血藤20g，炙甘草6g。

四诊：上方共服15剂，诸症悉除。继服风湿圣药胶囊，以巩固疗效。

按：本例既有膝关节灼热肿痛，口黏口干，小便黄等热象，又有遇寒加重，畏寒，喜热饮等寒象，显属邪伏脉络之寒热错杂证。在治疗上，用药多属辛温燥热之品，而获良效，提示此证系本寒标热，其热为寒湿郁遏，复因过食辛辣助热而成。方选桂枝芍药知母汤加减，既用桂枝、附子温散寒湿于表，助阳除湿于内，又用白芍、生地黄、知母护阴清热于里，兼防温热药化燥伤阴。由于寒重于热，故重用桂枝、附子，以温阳散寒通络；用川牛膝、鸡血藤，以养血活血，通络除痹；加土茯苓，以加强清热除湿，通痹消肿之力。首诊以祛邪通络为主，兼以扶正，三诊时，寒湿得化，经络气血疏通，膝关节灼热肿痛明显减轻，遂改为养血祛风，健脾除湿为主，佐以通阳化瘀。如此药证合拍，则疼痛自止。

第十五节　类风湿性关节炎

类风湿性关节炎（RA）是一种病因未明的慢性、以炎性滑膜炎为主的自身免疫性疾病。其特征是对称性肘、腕、掌指、近端指间、膝、踝和跖趾关节大于3个关节的炎症，可以导致关节畸形及功能丧失，晨僵≥30分钟。类风湿因子阳性，抗CCP环瓜氨酸肽抗体阳性。经常伴有关节外器官受累。本病大抵属于中医学"痹证""尪痹"之范畴。

一、临证思维

（一）思维溯源

《黄帝内经》认为"风寒湿三气杂至，合而为痹"，并按病因不同而将痹证分为痛痹、行痹、着痹、热痹四种类型。东汉张仲景所述的"历节病"与类风湿性关节炎颇为相似，并总结历节病具有特异性临床证候群和体征，如"身体羸瘦，脚肿如脱，头眩短气，温温欲吐……""病历节不可屈伸、疼痛……"，创制乌头汤、桂枝芍药知母汤、桂枝白虎汤加减分别治疗寒痹、热痹，沿用至今。唐代医学家孙思邈在《备急千金要方》与《千金翼方》中提出"风毒"的概念，并描述了"骨历蹉跌"的证候特征。迨至金元时期，《丹溪心法·痛风》专立"痛风"门，首次记载了类似类风湿结节的描写，提出"血虚受热"论，认为"肢节肿痛，脉涩数者，此是瘀血"。刘完素以"阳多阴少"论热痹，从而打破了宋以前从寒湿论治，温散一法独秀的局面。骆龙吉《增补内经拾遗方论·骨痹》论骨痹独具卓识，提出"髓少筋燥"说，治用猪膏酒补髓润筋。明代王肯堂认识到历节病初起疼痛游走不定，日久则痛剧如"虎咬"，将历节病归于行痹，痛风白虎（历节）之类，同时对关节症状也进行了详细描写，膝关节肿大为者称为"鹤膝风"，手指关节肿大者命名为"骨槌风"，此与类风湿性关炎的症状颇为一致。清代何书田《杂证总诀·痹症》提出"正虚湿痰浊血凝涩脉络"的病机观，在治疗上力主"祛邪先养正""畅达气血，通经脉"，这一治法思维对后世影响颇大。王清任认为，瘀血为痹证的重要致病因素。叶天士在《临证指南医案》中提出"久病入络"之说，提示了本病久病致瘀的病理演变过程。

（二）理法精要

韦师根据类风湿性关节炎顽固愈难、病位深、病程长、反复发作，并且多有程度不同关节畸形的临床特点，认为其病机比一般的风寒湿痹更为复杂，其中正虚邪实是关键。"正虚"多为肝脾肾亏虚。肾藏精主骨，肝藏血主筋，脾为气血生化之源、主肌肉四肢，肝脾肾三脏亏损，则筋骨、关节、肌肉失于濡养，而致关节拘急掣痛，屈伸不利，甚者可致肌萎、筋缩、骨损、关节畸形僵硬、行动艰难等严重功能障碍。"邪实"者，发病之初，多在脾肺气虚，腠理不密，卫外不固的基础上，以致风、寒、湿等邪乘而袭之，流注于经络、筋骨，阻滞气血运行而发病。而病程日久则与痰、瘀相关。"痰"由脾虚失运而生，脾主肌肉，运化水湿，脾虚则湿聚生痰，湿痰互结，肆虐作祟，流淫肌肉经脉可见关节肿大；"瘀"者乃由病情缠绵难愈，风寒湿反复侵袭，久病入络，深入经隧，或痰滞经络，血行不利而成，瘀阻经络，或痰瘀互结，形成骨节僵硬肿胀、畸形，日久难以复原。

韦师指出，本病初期病位在肢体皮肉，以邪实为主；病程较长者病位在筋骨脏腑，痰瘀内生，相互交结，痹阻经络，流注筋骨、关节、肌肉等，出现关节肿大变形、剧烈疼痛、僵硬等。因此治疗本病应宗"初病在经治气，久病入络治血，末期损骨治肾"的原则，而立疏风散寒除湿，活血化瘀祛痰，补肝益肾壮骨等法。对这些治法的具体运用，要权衡标本虚实的主次，或一法独进，或数法合施。本病虽然总属本虚标实，但在本虚之始，应以补气养血为主，随着病程的延长，正虚日甚，重在补肾强督。同时祛邪勿忘扶正，补虚则兼顾祛邪，从而标本兼顾。治疗肾虚证虽分阴阳，若无寒热兼证，当属于肾精气虚，故应从肾精气虚论治。补益肾精气之法，以"善治精者，能使精中生气；善治气者，能使气中生精"为要(《景岳全书·阳不足再辨》)。精与气两者相辅相成，肾中所藏先天之精化生五脏六腑之气，五脏六腑吸收后天之精气补充先天之精。若精亏可影响气的生成，气虚也可影响精的封藏，从而造成精气亏损。故其治疗，应补气以生精，补精以化气。此与"善补阳者，必于阴中求阳""善补阴者，必于阳中求阴"有异曲同工之妙。

(三)辨证撷菁

本病之辨证，重在依病程辨邪正盛衰，察疼痛辨病性，视关节测预后。初病者邪实，多为外感风寒湿邪，继则痰瘀交结；后期多属肝肾亏虚。凡疼痛走窜、胀痛、酸痛者，多风寒湿为患，病在气；疼痛固定、刺痛、沉痛者，多属寒痰与瘀血互结，病已及血；隐隐作痛，绵绵不休，多属肝肾已伤。关节不变形者，预后较好，反之则预后较差。

二、验案举隅

(一)肝肾精气亏虚，湿瘀痹阻脉络案

郭某，女，37 岁。2012 年 11 月 9 日初诊。

主诉：全身多关节肿痛、间断发热 6 年，双手屈曲畸形 3 年余。

病史：患者 6 年前"感冒"后，右手掌指及近端指间指掌关节、足趾关节肿痛，低热，1 个月内波及全身多关节肿痛，以指、趾小关节为甚，经某市医院诊断为"类风湿性关节炎"。给予泼尼松、中药间断治疗数年，病情时轻时重，逐渐出现双手指关节畸形，故前来就诊。诊见：全身多关节肿痛，体倦乏力，腰膝酸软，失眠多梦，脘胀纳差，微汗出，满月脸，脉弦细弱，舌质黯淡，苔薄白腻微黄。体格检查：柯兴氏征，双手掌指关节、近指间关节、腕关节、双足趾关节、踝关节、膝关节肿胀，压痛、活动痛明显。类风湿因子 77IU/mL，血沉 50mm/h。证属肝肾精气亏虚，湿瘀痹阻脉络。治宜滋养肝肾、活血祛瘀、化湿通络。以独活寄生汤合当归芍药散加减。

处方：独活 15g，桑寄生 30g，熟地黄 18g，怀牛膝 20g，杜仲 15g，制川乌

（先煎）6g，细辛 3g，白术 15g，茯苓 15g，泽泻 12g，当归 20g，川芎 15g，白芍 20g，炙甘草 6g。日 1 剂，水煎 400mL，分 2 次温服。

二诊：服上药 15 剂后，关节疼痛、体倦乏力症状减轻，失眠多梦如故，上方加炒枣仁 15g，枸杞子 20g，以增益精养心之效。

三诊：服上药 10 剂后，关节疼痛，体倦乏力、失眠多梦明显减轻，关节漫肿依然。上方去制川乌，继服 30 剂关节肿痛尽失，后以益肾蠲痹丸巩固治疗。

按：患者关节痛日久，体倦乏力，腰膝酸软，失眠多梦，显系肝肾精气亏虚之征；久痛不愈、关节漫肿与舌质黯淡并见，乃湿瘀互结之象；微汗出，满月脸，苔薄白腻微黄，酷似湿热症，实为长期服用糖皮质激素所致之湿热假象，非病机之主流。其证属正虚邪实，治宜扶正与祛邪兼顾。独活寄生汤为治疗久痹而肝肾两虚，气血不足之良方，寓祛风湿，止痹痛，益肝肾，补气血于一炉；合当归芍药散以健脾利湿，活血化瘀。两方相合，标本兼治，使精气互化，湿瘀得除，而肿痛自愈。

（二）脾阳虚弱，痰郁化热，寒热错杂案

张某，女，52 岁。2012 年 10 月 11 日初诊。

主诉：四肢关节反复肿痛 10 余年。

病史：患类风湿性关节炎 10 余年，长期依赖非甾体抗炎药、泼尼松治疗，疼痛仍反复发作。诊见：双手指间关节、双腕关节肿痛明显，伴双肩关节疼痛，活动受限，遇阴雨天气尤甚，关节局部略感灼热，晨僵达 2 小时以上，畏寒，腰背酸痛，肢体困倦，脘闷纳差，口干不欲饮，舌质淡，边尖略红、苔薄白腻微黄而干，脉沉弦。相关检查示：类风湿因子 566U/mL，血沉 119mm/h，C 反应蛋白 133mg/L。诊断为"类风湿性关节炎"，证属脾阳虚弱，痰郁化热，寒热错杂，痰热痹阻脉络。治宜温中健脾，清化痰热，通经活络。方以桂枝芍药知母汤加减。

处方：桂枝 15g，制附子（先煎）12g，白芍 12g，干姜 12g，白术 15g，水牛角粉（包）25g，防风 9g，土鳖虫 6g，土贝母 12g，土茯苓 25g，炙甘草 9g。每天 1 剂，水煎 400mL，分 2 次温服。

二诊：服药 7 剂，关节肿痛缓解，晨僵在 1 小时以内，口干明显改善，脉、舌象同前。治如前法，原方再投。

三诊：继服 2 周后，关节疼痛、灼热感消失，关节肿胀好转，晨僵已不明显。复查血沉、C 反应蛋白降至正常。继以右归丸善后，以巩固疗效。

按：患者痹证日久，既有脾阳亏虚之病史，又有长期运用泼尼松之治疗史，以致痰郁化热，寒热错杂，故用桂枝芍药知母汤寒热辛苦并用，以温阳通脉，兼清里热，邪正兼顾，率不可徒攻其邪。水牛角是犀角的代用品，用其代知母，清热凉血之力倍增，并兼制附子的温燥之性；凡顽痹之关节漫肿，韦师习用"三土"以治之，其中土鳖虫为伤科之要药，擅长化瘀通络，消肿止痛，且契合"久病入络"之病机特点；土贝母化痰散结以消肿；土茯苓长于"健脾胃，强筋骨，去风湿，利关节"（《本草纲目》）。诸药合用，曲尽配伍之妙，切中病机，痹证乃除。

（三）脾肺气虚，湿瘀互结案

刘某，男，51 岁。初诊日期：2012 年 10 月 9 日。

主诉：手指、腕关节肿痛 3 年余。

病史：患者工作环境长期潮湿，3 年前出现手指、腕关节疼痛，始则痛处游走，久而手指、腕、肘关节肿痛，僵硬变形。经某市医院诊断为"类风湿性关节炎"，多方治疗未效，遂来我院就诊。刻诊：手指、腕、肘多个关节肿大畸形，有晨僵，形体消瘦，身重乏力，自汗畏风，舌质淡而紫黯，苔薄白腻，脉沉缓。证属脾肺气虚，湿瘀互结，痹阻经络。治宜补益脾肺，祛风除湿，化瘀通络。方以防己黄芪汤合当归芍药散加减。

处方：黄芪 30g，木防己 15，白术 15g，茯苓 15g，泽泻 12g，当归 20g，川芎 15g，晚蚕砂 12g，桂枝 15g，白芍 12g，乌梢蛇 12g，鸡血藤 30g，炙甘草 6g。每日 1 剂，水煎 400mL，分 2 次温服。

二诊：服药 15 剂，手指、腕关节肿胀疼痛减轻，晨僵亦缓，身重乏力、自汗畏风消失。效不更方，原方继服。

三诊：服药 40 余剂，关节疼痛已除，手指、腕关节晨僵消失，关节肿胀明显好转。遂改用风湿圣药胶囊与痹祺胶囊交替服用，经巩固治疗 4 个月，关节疼痛未再反复。

按：《素问·阴阳应象大论》云："地之湿气，感则害皮肉筋脉。"本案患者因久居湿地，兼脾肺气虚，卫外不固，湿邪乘而袭之，日久阻碍营卫运行，瘀血内生，以致湿瘀互结，痹阻经络，留滞筋骨，故关节肿胀疼痛难愈，进而损伤骨骱，则关节畸形。遵《金匮要略·痉湿暍病脉证并治》"风湿，脉浮身重，汗出恶风者，防己黄芪汤主之"之训，故以防己黄芪汤为主方。韦师强调指出，本例患者虽无"脉浮"之象，但又不可拘泥于"脉浮"，只要具备风湿表虚证的证候与病机特点仍当用该方治之。防己黄芪汤益气固表而不恋邪，祛风除湿而不伤正，使风湿俱去，则表虚得固。韦师在方中用木防己，取其味苦辛，偏于祛风而走外，祛风胜湿以止痛，其与汉防己之味苦，偏于利湿走里，重在利小便以消肿有所不同。加桂枝、白芍既能祛风胜湿，又能调和营卫；乌梢蛇外达皮肤，内通经络，透骨搜风；合当归芍药散以健脾利湿，活血化瘀，加鸡血藤以增强活血化瘀，通络止痛之功；晚蚕砂性味甘温，燥湿、祛风、和胃化浊、活血定痛之功兼备，长于舒筋活络，治湿痹拘挛疼痛。诸药相伍，益气固表与健脾理中并用以扶正，祛风除湿与化瘀通络兼顾以祛邪，俾风湿、瘀血俱除，而肿痛自止。

第十六节　痛风性关节炎

痛风依病因不同可分为原发性和继发性两大类。原发性痛风指在排除其他疾病的基础上，由于先天性嘌呤代谢紊乱和（或）尿酸排泄障碍所引起；继发性痛风指继发于肾脏疾病或某些药物所致尿酸排泄减少，骨髓增生性疾病及肿瘤化疗所致尿酸生成增多等。痛风多见于中年男性，女性仅占 5%，主要是绝经后女性。目前痛风发生有年轻化趋势。

痛风性关节炎是由于尿酸盐沉积在关节囊、滑囊、软骨、骨质和其他组织中而引起病损及炎性反应，其多有遗传倾向。急性关节炎期多在夜间突然发病，非对称性关节肿痛，首发关节常累及第一跖趾关节，其次为踝、膝等关节，关节红、肿、热、痛、全身无力、发热、头痛等，可持续 3 ~ 11 天。饮酒、暴食、过劳、着凉、手术刺激、精神紧张均可成为发作诱因。间歇期为数月或数年，随着病情反复发作，间歇期变短，病期延长，病变关节增多，渐转成慢性关节炎。由急性发病转为慢性关节炎期平均 11 年左右，关节出现僵硬畸形，运动受限。30% 左右病人可见痛风石和发生肾脏合并症，以及输尿管结石等。晚期有高血压、肾和脑动脉硬化、心肌梗塞。少数病人死于肾功能衰竭和心血管意外。临床表现、化验、X 线检查有助于诊断，但完全确诊要由滑膜或关节液查到尿酸盐结晶，因为牛皮癣性关节炎和类风湿性关节炎有时尿酸含量也升高。痛风性关节炎大抵属于中医学"痹病""痛风""白虎历节"等范畴。

一、临证思维

（一）思维溯源

"痛风"之名古亦有之，元·朱丹溪《格致余论》列痛风为专篇，云："痛风者，大率因血受热已自沸腾，其后或涉水或立湿地……寒凉外搏，热血得寒，汗浊凝滞，所以作痛，夜则痛甚，行于阳也。"不仅首次提出了"痛风"之名，而且还指出了痛风的病因病机。《张氏医通》曰："痛风一证，灵枢谓之贼风，素问谓之痹，金匮名曰历节，后也更名曰白虎历节。"认为痛风即贼风、痹证、历节，并提出其病机乃"肥人肢节疼，多是风湿痰饮流注"。《医学入门》则认为"痛风"多因"血气虚劳不营养关节腠理"所致。清代林珮琴《类证治裁》谓："痛风，痛痹之一症也。"并强调其为"寒湿郁痹阴分，久则化热攻痛"所致。

（二）理法精要

韦师提倡"痛风非风"说，认为其病因多为嗜酒，或进食肥甘厚味，以致脾失健运，升降失常，助湿生热，湿热浊毒内聚；或先天禀赋不足，肾气亏虚，清浊泌别失常，浊毒内伏；或三焦气化失司，清浊相混，而为酿生浊毒之源；或外感寒湿，蕴积日久，浊毒痹阻脉络而发病。脾肾亏虚为本，湿热、浊毒、瘀血痹阻为标，属本虚标实之证，以脾肾亏虚，浊毒入络为病机特点。即如《外台秘要》所谓"热毒气从脏腑中出，攻于手足，则赤热肿痛也，人五脏六腑井荥输，皆出于手足指，故此毒从内而出，攻于手足也"，高度概括了本病的病机与临床特点。本病日久血脉被阻，津液凝聚，清浊相混，浊毒入络，可致关节肿大、畸形、僵硬、结节等重证。

韦师认为本病立法之要，发作期以祛邪为主，重在治标，兼以扶正；缓解期以扶正为主，重在治本，兼以祛邪。在祛邪方面，以化浊祛瘀、通络止痛为主，兼痰、湿、热、瘀等邪实之象者，予以化痰、祛湿、清热等法，以祛其邪，其中应重用利湿化浊之品。其证候类似行痹者，治以祛风通络为主，兼散寒除湿；类似痛痹者，治以散寒为主，祛风化浊为辅；类似着痹者，治以化浊为主，兼祛风散寒；热痹为主者，治以清热为主，佐以祛风化浊。在扶正方面，治以调补肝肾、健脾益气为主，标本兼顾。痛风性肾病的治法，常以补益脾肾气阴为主，辅以活血利水等法。而尿路结石的治法，以通淋利尿排石为主。

在内服药物治疗的同时，韦师还辅以外治法，运用其所创制的化浊笑痛熏洗方，以提高疗效。该方由苍术、黄柏、大黄、苏木、鸡血藤、地龙、红花、川木瓜、汉防己、萆薢、透骨草等组成，具有清热化浊、活血通络、消肿止痛之功，加之熏洗具有热疗和药疗的双重作用，既可以加强舒筋活络、消肿止痛之效，又可减少口服药对胃肠的刺激。

饮食疗法对提高本病的疗效至为重要。《万病回春》云："一切痛风，肢节痛者，痛属火，肿属湿……所以膏粱之人，多食煎炒、炙煿、酒肉，热物蒸脏腑，所以患痛风，恶疮痈疽者最多。"可见，饮食与痛风发作有明显的相关性。韦师将饮食疗法的要点归纳为"三多""三严"。"三多"为多饮水，尤其在睡前或夜半适当饮水，更为重要；多食碱性食物，如新鲜蔬菜、水果、甘薯、奶类等；多食用水煮过的蔬菜、肉类。"三严"为严格节制饮食，预防肥胖；严格戒酒、烟、浓茶、咖啡、辛辣食品；严格限制豆类及其制品、海鲜等高嘌呤食物。

（三）辨证撷菁

韦师强调痛风辨证，以辨急缓、辨虚实、辨兼夹为要。

一辨急缓。本病可按发作期、缓解期辨证论治。发作期，关节疼痛剧烈，症状明显，或兼恶寒发热表证，以实证为主；缓解期正虚邪恋，关节疼痛不剧烈，症状多不明显。总之，本病总属本虚标实证，以风寒湿热、浊毒、瘀血痹阻经脉为标，以肝肾亏虚，脾失健运，筋骨筋脉失养为本。

二辨虚实。本病多虚、实兼见。虚证多为脾肾气阴两虚，或肝肾亏虚证。脾肾气阴两虚证，以倦怠乏力，面色萎黄，食少，便溏，气短，心烦少寐，小便短黄，舌质淡红，或有细小裂纹，苔薄白腻微黄，脉沉细弱为特征。肝肾亏虚证，以眩晕，耳鸣，心悸，腰膝酸软，舌质淡，脉细弱为特征。本病在早期以实证为主，缓解期则多虚实兼见，甚至以虚证为主，痛疼关节多无红肿，且疼痛不甚。

三辨兼夹。本病之主要病因为湿热，但多有兼夹之邪。如起居不慎，外感风寒；或湿热浊毒影响气血流通而气血瘀滞等。湿热浊毒与瘀血俱为有形之邪，常胶结一处，故在辨证方面须掌握其不同特征，以便了解何者为主，何者为次，而用药有所侧重。如瘀滞甚者，局部皮肤紫黯，疼痛夜重；浊毒甚者，局部皮色不变，但却有肿胀表现；湿热也能引起肿胀，局部有灼热感等。

二、验案举隅

（一）气虚血瘀，湿浊化热案

王某，男，65岁。2012年4月3日初诊。

主诉：足踝、足趾痛半月余。

病史：患痛风30余年，反复发作，时轻时重。近8年来，曾多次测血压偏高，未予诊治。平素喜食海鲜、肥甘厚腻之品，于半月前突见右足踝关节、第一趾跖关节红肿热痛，活动障碍，自服"双氯灭痛、头孢拉定"等药物，疗效欠佳。刻诊：右足踝关节、第一趾跖关节红肿热痛，触痛明显，活动障碍，常半夜痛醒，伴体倦乏力，头身困重，胃纳尚可，大便时干时稀，小便短黄，夜尿频数。查：左耳郭可见一处"痛风石"，血尿酸528umol/L，血压140/96mmHg。舌质淡黯，舌体胖，有齿痕，舌苔白腻微黄，脉细滑而数。诊为"痛风病"。证属气虚血瘀，湿浊化热，痹阻经络。治宜益气活血，化浊清热，通络止痛。方拟补阳还五汤合四妙丸化裁。

处方：黄芪40g，当归15g，桃仁12g，红花12g，赤芍20g，地龙12g，川芎15g，苍术、白术各15g，黄柏10g，川牛膝18g，薏苡仁40g，土茯苓40g，萆薢20g，山慈菇15g，炙甘草6g。10剂，水煎服。且嘱其长期严格遵循饮食疗法的要求。

复诊：服药后，患者右足踝关节、第一趾跖关节疼痛完全消失，余症亦大有减轻，血尿酸328umol/L，血压138/86mmHg。故以缓治之，原方土茯苓减至30g，萆薢减至15g，去赤芍，加白扁豆30g，杜仲12g，以固其本。经调理6周左右基本康复，随访半年疼痛未作。

按：《本草纲目》曰："气者血之帅也。气升则升，气降则降；气热则行，气寒则凝。"本案痛风病程日久，耗损正气，气虚血瘀，且饮食不节，脾失健运，湿浊内生，郁而化热，浊毒与瘀血互结而痹阻经络，属本虚标实之证。故以补阳还五汤合四妙丸化裁，加土茯苓、萆薢、山慈菇、炙甘草，以益气活血，化浊清热，通络止痛。方中山慈菇、土茯苓、萆薢为韦师辨证与辨病论治两相宜之品。山慈菇含秋水仙碱等，可清热解毒，化痰消肿散结，如《本草再新》谓其"治烦热痰火，疮疔疬痘，瘰疬结核"；土茯苓清热利湿，泻浊解毒，张山雷谓其"利湿祛热，能入络搜剔湿热之蕴毒"；萆薢祛风，利湿祛浊，通络止痛，即《本经》所云：其"主腰背痛，强骨节"。诸药合用，共达标本兼治，益气活血，化浊清热，通络止痛之效。

（二）脾肾气阴两虚，浊瘀化热案

张某，女，61岁。2013年11月初诊。

主诉：第一跖趾关节红肿热痛反复发作3月余，加重2天。

病史：患者糖尿病史20余年，形体略胖，平素空腹血糖控制在7～8mmol/L。第一跖趾关节红肿热痛反复发作3月余，自认为系糖尿病并发症，未予治疗，2天前进食鱼虾后出现左第一跖趾关节疼痛加重，活动受限，自服止痛片后症状改善不明显，遂来我院就诊。诊见左第一跖趾关节疼痛，活动受限，昼轻夜重，影响睡眠，伴见倦怠乏力，时口干欲饮，纳呆胸闷，小便短赤。查体：第一跖趾关节局部色红、灼热、肿胀，触之痛剧，舌质淡，边尖红，舌体胖，苔黄腻，脉沉细略数。肾功检查示：血尿酸620umol/L。诊断为"痛风性关节炎"。证属脾肾气阴两虚，浊毒瘀血互结，郁而化热，痹阻脉络。治宜益气养阴，解毒化浊，清热通络。方以参芪地黄汤合四妙丸加减。

处方：黄芪30g，党参25g，山药30g，山茱萸18g，熟地黄12g，牡丹皮12g，茯苓15g，泽泻15g，黄柏12g，苍术15g，薏苡仁30g，山慈菇15g，土茯苓30g，萆薢20g，川牛膝30g，赤芍20g。日1剂，水煎500mL，分2次温服。

复诊：服药7剂后，疼痛明显减轻，灼热、肿胀不甚，余症亦减轻，舌脉同前，效不更方，继予原方7剂，以巩固疗效。

三诊：局部疼痛已消失，仍略有肿胀，轻微乏力，口干不甚，舌质淡黯，舌体稍胖，苔薄黄腻，因患者不愿再服汤剂，故予知柏地黄丸善后。

按：本案罹患消渴多年，脾肾气阴皆虚，肾为水脏，司开合，为先天之本；脾主运化水湿，为后天之本。脾肾亏虚，水液不运，日久影响气血运行，浊毒、瘀血内生，郁而化热，结聚关节、经络为患。本案为本虚标实之证，脾肾亏虚为本，浊毒瘀血为标。故治宜益气养阴，解毒化浊，清热通络。参芪地黄汤为六味地黄丸合党参、黄芪而成，共奏培补脾肾，益气养阴之功。苍术燥湿健脾，黄柏苦寒，清下焦湿热，解湿热疮毒，两药相合截其源流，去除浊毒；薏苡仁甘淡微寒，既可健脾利湿，又长于祛除肌肉筋骨之湿邪；土茯苓甘淡平，具有解毒除湿，通利关节之用，《本草再新》谓其："祛湿热，利筋骨"；萆薢分清化浊，祛风除湿，疗疮解毒；山慈菇清热解毒，化浊消肿散结。三药合用，使浊毒从小便而解。川芎为血中之气药，能活血行气；川牛膝活血通络止痛，又可引诸药下行，直达病所；赤芍化瘀止痛。诸药合用，既可培补脾肾，又可化浊解毒、清热利湿、活血止痛，而达标本兼顾之效。

（三）脾胃气虚，浊毒入络案

郭某，男，28岁。2013年9月12日初诊。

主诉：患者自诉患痛风2年，左踝关节肿痛3天。

病史：左右踝关节交替肿痛2年，3日前饮酒后出现左踝关节肿痛，于某市医院诊断为"痛风性关节炎"，因其平时患"慢性胃炎"，不接受秋水仙碱类药物治疗而转诊于中医。刻诊：左踝关节肿痛，行走困难，形体肥胖，倦怠乏力，不欲饮食，大便溏薄，每天2次，舌质淡略暗，边有齿痕，苔白腻，脉沉细无力。查体：左踝关节灼热、肿胀，触之痛剧，血尿酸730umol/L。证属脾胃气虚，浊毒入络。治宜健脾益胃，化浊解毒。方以香砂六君子汤合四妙丸加减。

处方：党参25g，茯苓20g，苍术、白术各15g，陈皮12g，清半夏12g，砂仁12g，木香12g，黄柏9g，薏苡仁30g，土茯苓30g，山慈菇15g，川牛膝25g，炙甘草6g。7剂，每日1剂，水煎500mL，分3次服。

二诊：患处关节红肿灼痛大减，守方继进7剂。

三诊：患处关节红肿灼痛消失，复查血尿酸378umol/L。遂改用香砂六君子丸、四妙丸成药继服，以巩固疗效。

按：前贤尝谓："肥人肢节疼，多是风湿痰流注。"患者形体肥胖，素体多痰湿，且久患胃病，脾胃虚弱，无力运化水湿，日久化生浊毒，流于经络，注于关节，以致气血凝滞而成痛风。治宜健脾益胃，化浊解毒。方以六君子汤健脾益气，燥湿为基础，加行气的木香，化湿醒脾的砂仁，其理气化湿之效更强。山慈菇化浊解毒、清热利湿；川牛膝活血利水，引药下行；苍术、黄柏燥湿解毒；土茯苓利湿排毒。诸药合用，使浊毒得清，正气得复，而诸症乃愈。

第十七节　原发性痛经

月经来潮的经前、经期、经后发生周期性下腹疼痛或痛引腰骶，以致影响工作及日常生活者，称原发性痛经，又称功能性痛经。本病多见于青春期，常在初潮后 1～2 年内发病，可伴有恶心、呕吐、腹泻、头晕、乏力等症状，严重时面色发白，出冷汗。如因为子宫内膜异位症、盆腔炎、子宫肌瘤或宫内节育器等引起的痛经，称继发性痛经，又称器质性痛经。本病属于中医学"痛经""经行腹痛"之范畴。

一、临证思维

（一）思维溯源

早在《金匮要略·妇人杂病脉证并治》中即有"带下经水不利，少腹满痛"的记载。至隋代医家巢元方《诸病源候论》中，列有"月水来腹痛候"，并指出"妇人月水来腹痛者，由劳伤血气，以致体虚，受风冷之气客于胞络，损伤冲任之脉……风冷与血气相击，故令痛也"，首次提出痛经为本虚标实之证。宋《圣济总录·妇人血气门》关于"室女月水来腹痛者，以天癸乍至，荣卫未和，心神不宁，间为寒气所客，其血与气两不流利，致令月水结搏于脐腹间，刺痛"的认识，阐明了痛经好发于青春期女性，多由寒气所客的观点，确系卓见。宋代医家陈自明在《妇人大全良方·调经门》注重情志致病因素，认为"忧思气郁而滞"，或"血结成块"，经行不畅，滞而作痛。并创制温经汤治之，临床沿用至今。明代医家张景岳《景岳全书·妇人规》将痛经分为虚实两类，认为"经行腹痛，证有虚实。实者或因寒滞，或因血滞，或因气滞，或因热滞；虚者有阴血虚，有因气虚。然实痛者多痛于未行之前，经通而痛自减；虚痛者，于既行之后，血去而痛未止，或血去而痛益甚。大体上可按可揉者为虚,拒按拒揉者为实"。较详细地论述了痛经的主要病因、疼痛性质、疼痛时间与虚实的关系,为辨证论治提供了理论依据。清代医家徐大椿《女科指要》首提"痛经"之名,同时期《傅青主女科》依据痛经发生的时间不同而选择方药,"行经后小腹疼痛调肝汤,经前腹疼吐血顺经汤,经水将来,脐下先疼痛温脐化湿汤",对后世治疗痛经影响很大。

(二)理法精要

韦师认为痛经病位在胞宫,变化在气血,但病本当责之于肾、肝、脾三脏功能失调,或致胞宫气滞血瘀,不通则痛;或气虚血少,胞宫失于濡养,不荣则痛,终成痛经之患。肾藏精,为先天之本,肾精为化血之源,系月经、胎孕的物质基础。"胞脉者系于肾",肾阳不足,则不能温煦胞宫致使胞宫虚寒,寒凝血阻,滞而作痛;肾阴不足,胞宫失于濡养滋润,故作痛经。脾主运化,为气血生化之源,其气主升,有统摄血液的功能。脾虚运化失司,气血生化乏源,气虚无力运血,则血行瘀滞;血虚无以充养胞宫,均可致痛经发生。肝藏血,司血海,主疏泄,喜条达,具有贮藏和调节血量的作用,若肝气郁结,失于疏泄,气滞血瘀,瘀阻胞脉则产生痛经。

其病因虽然复杂,但不外乎外感与内伤两端,其中以寒邪为主因。寒有外感寒邪及内生寒邪之别,若外感寒邪,则"寒气入经而稽迟,泣而不行,客于脉外则血少,客于脉中则气不通,故卒然而痛"(《素问·痹论》)。故《素问·痹论》进一步强调:"痛者,寒气多也,有寒故痛也。"寒为阴邪,易伤阳气,如素体脾肾气虚,或先天禀赋不足,随着病程的延长,最终导致阳虚内寒。阳气虚弱,则血行无力,致经行之际,冲任、胞脉气血瘀滞,既可形成"不通则痛",亦可同时因胞宫失于温养,而"不荣则痛"。诚如《景岳全书·妇人规》所云:"若寒滞于经,或因外寒所逆,或素日不慎寒凉,以致凝结不行则留聚为痛。"因此,痛经的病机特点多为寒凝血瘀,肾阳不足。月经期以寒凝血瘀为主,非月经期以肾阳不足为主。瘀血既是病理产物,又系致病因素,往往使病情加重,反复发作,迁延难愈。至于阴、血之虚,痰、湿之滞,热邪之壅等因素虽然亦可导致痛经,但多系病理之演变,或复为情志、饮食所受伤。若诸因互为因果,则病情复杂多变。

痛经治法之旨,韦师依据其病机特点,提倡以散寒化瘀,温肾养血为要。其具体运用,既要辨识体质特点,又要把握好用药时机,施以因体、因时"二因治宜"。

一为"因体治宜"。原发性痛经多见于青少年初潮期,此期的体质特点处于肾气初盛,天癸初至,尚未完全成熟阶段,在经期或经后,精血更虚,胞宫、胞脉易失于濡养。而肾为先天之本,胞脉系于肾;"女子以血为本",脾胃为气血生化之源,因此治疗上重视温肾养血,也要兼调脾胃,滋其化源。

二为"因时治宜"。痛经系周期性发作疾病,"凡经来腹痛,腹痛经后气血弱,痛在经前气血凝,气滞腹胀血滞痛"(《医宗金鉴》)。因此,治疗痛经要顺应胞宫的充盈或亏虚,因时而治,"痛"时治标,"不痛"时治本。在月经前期及月经期以散寒化瘀为主,但不宜大辛大热,亦不宜过于攻伐;非月经期则以温肾养血为主,寓补于调,补而不滞。并应视其兼症之不同,分别辅以调肝、扶脾等法,月经期尤其要注意调理冲任气血。《不居集》云:"一身气血,不能相离,气中有血,血中有气,气血相依,循环不已。"调气重在疏肝,使气顺血和,冲任通畅,其痛自止。

韦师主张治疗痛经当配合外治疗法,"杂合以治"。"外治之理即内治之理",可在辨证选用内服方药的基础上,配合运用外治疗法,使药物作用于局部,直达病所,使冲任流畅,气血条达,以加强止痛之效。其习用外治疗法和验方如下。

1. 脐疗法

神阙穴为冲任经气血汇聚之处,且渗透力强,故用此法治疗痛经每可提高疗效。痛经轻证单独运用脐疗法即有良效,痛甚者,可与内服药物并用。

(1)温经止痛贴:吴茱萸、细辛、肉桂各等份。上药共为细末,贮瓶备用。于月经期前3天,取药末适量,以白酒调和如泥状,敷贴于脐部(神阙穴),外覆盖塑料薄膜,以胶布固定。每天换药1次。本方温经止痛。主治痛经虚寒证。

(2)化膜止痛贴:三七粉、血竭粉、冰片、延胡索粉、乌药粉,按1:1:

1∶3∶3 比例配制，贮瓶备用。于月经期前 3 天，取药末适量，以白酒调和如泥状，敷贴于脐部（神阙穴），外覆盖塑料薄膜，以胶布固定。每天换药 1 次。本方活血化瘀，通经止痛。主治膜型痛经瘀阻胞宫证。

2. 药膳疗法

取生姜三红茶（生姜 5 片，红枣 12 枚，红糖 40g，焦山楂 20g），每日 1 剂。用文火煎 15 分钟，取汁 500mL，代茶温服。本方温经散寒，化瘀止痛。主治痛经寒凝血瘀证。

3. 艾灸疗法　取关元、气海、曲骨、上髎、三阴交，每次取 3 穴，于经前 3 日用艾条温和灸。将艾条点燃后，在各穴位上，由远及近悬灸，以穴位局部温热舒适为宜。每穴施灸 20 分钟，每日 1 次，4 日为 1 疗程。适用于各型痛经。

（三）辨证撷菁

痛经的辨证，首当辨脏腑。经前胀痛，痛在少腹，伴胁肋、乳房作胀，脉弦者，病位在肝；经后小腹隐痛，痛连腰骶，伴小便频数，或小便清长者，病位在肾；经后或经期隐隐作痛，喜揉喜按，伴体倦面黄者，病位在脾。其次辨虚、实、寒、热。凡痛在经前，呈掣痛、绞痛、刺痛、拒按者，多属实；痛在经后，呈隐痛、绵痛、喜温喜按者，多属虚；小腹冷痛，得温痛缓者，多属寒；小腹灼痛，得凉则舒者，多属热。其三要分清在气、在血。凡疼痛时作时止，呈胀痛、窜痛者，多为气滞；疼痛持续，痛点固定者，多属血瘀。同时应结合月经的期、量、色、质、兼症，舌象，脉象等，四诊合参，综合分析，知常达变，方不致误。

二、验案举隅

（一）脾肾阳虚，湿瘀互结案

孙某，女，18 岁，学生。2011 年 11 月 7 日初诊。

主诉：经行腹痛 2 年，加重 3 月。

病史：患者 14 岁月经初潮，月经提前或错后 10 天，半年后月经周期 28 ～ 30 天，规律至今，月经量少，经色黯，经期 3 ～ 4 天，经期第 1 ～ 2 天有血块，初潮 2 年后无明显诱因，始有经期腹痛，近 3 个月来疼痛加重，屡服"止疼片"无效，遂来我院就诊。刻诊：经前 1 天至经期 1 ～ 2 天自觉小腹坠胀剧痛，难以忍受，甚至全身冷汗、恶心欲吐，经色黯，有瘀块，经期腰骶酸痛，大便溏薄，日 1 ～ 2 行，脘闷纳差，畏寒肢冷，舌质淡黯，舌边有小瘀点，舌体肥胖，边有齿痕，舌苔薄白腻，脉沉细无力。腹部彩超示：子宫及双侧附件正常。西医诊断：原发性痛经。中医诊断：痛经。证属脾肾阳虚，湿瘀互结。治宜温补脾肾，祛湿化瘀。方用自拟月舒笑痛方加减。

处方：小茴香 9g，肉桂 2g，香附 12g，鹿角霜 9g，延胡索 12g，制没药 12g，当归 15g，川芎 15g，生蒲黄 12g，五灵脂 12g，白果 9g，苍术 15g，白扁豆 20g，炙甘草 3g。每天 1 剂，蒲黄、五灵脂包煎，水煎 300mL，分 2 次温服，经期前 4 天开始服，服至经净。同时合用前述之温经止痛贴，敷贴神阙穴。嘱患者平素避免贪凉食冷，放松紧张情绪，注意保暖。

二诊：服上方 5 剂，月经来潮，疼痛明显减轻，仅于经期第 1 天有小腹坠痛，血块减少，恶心欲吐消失。遂改用右归丸调理，并用温经止痛贴 8 天，以巩固疗效。

三诊：于下次月经来潮前 4 天继续服月舒笑痛方，5 天后月经至，疼痛未作。仍用右归丸善后调理，半年后随访，未再复发。

按：本例患者为青春期少女，经前 1 天至经期 1 ～ 2 天自觉小腹坠胀冷痛，经色黯，腰骶酸痛，畏寒肢冷，皆为脾肾亏虚，阴寒内盛之象；月经量少，经血有块，经行腹痛，舌边有小瘀点，乃为瘀血之征；脾虚湿盛，则大便溏薄，脘闷纳差。故用月舒笑痛方，以温暖冲任，散风寒，通血脉，尤擅止痛。加鹿角霜温肾助阳，兼寓通督脉、补精血之能；白扁豆与白果、苍术、炙甘草合用，既能健脾祛湿固精，又可防化瘀伤正之弊。诸药合用，使肾阳温煦，脾土健旺，气血充盈，冲任通达，而痛自愈。

（二）肝脾失调，气滞血瘀案

李某，女，21 岁。2012 年 5 月 9 日初诊。

主诉：痛经 3 年余，加重 1 月余。

病史：患者于 3 年前每遇行经前即小腹疼痛，经多方诊治，疼痛时轻时重。平素急躁易怒，1 个月前月经期将至时因暴怒而小腹疼痛加重。刻诊：经行 2 天，经行前 3 天小腹胀痛难忍，经行后疼痛稍缓，量少，色黯，有血块，伴两胁肋及乳房胀痛，眩晕、汗出时作，急躁易怒，腰酸乏力，脘闷纳差，舌质黯淡，边有轻痕，苔薄白，脉沉弦。诊断为"痛经"。证属肝脾失调，气滞血瘀，瘀阻胞宫。治宜疏肝健脾，养血化瘀。方以月舒笑痛方化裁。

处方：小茴香 6g，香附 12g，柴胡 12g，白芍 12g，延胡索 12g，制没药 12g，当归 15g，川芎 15g，生蒲黄 12g，五灵脂 12g，白果 12g，白术 15g，白扁豆 25g，炙甘草 6g。每天 1 剂，蒲黄、五灵脂包煎，水煎 400mL，分 2 次温服，服至经净。同时合用前述之化膜止痛贴，敷贴神阙穴。嘱患者避免急躁情绪。

二诊：此次月经期 8 天，经内、外兼治 6 天，治疗 2 天疼痛好转，治疗至 6 天疼痛尽失。继予逍遥散治疗，以善其后。

三诊：服用逍遥散 26 天，此次月经期将至，复感小腹及两胁肋不适，遂仍用月舒笑痛方与化膜止痛贴内、外兼治，至月经前期及月经期虽仍小腹胀痛，但痛势大减，月经量较前增多，色黯，已无血块，共治疗 6 天，诸症悉除。随访 3 个月，经行腹痛未作。

按：《临证指南医案》云："女子以肝为先天。"肝主疏泄、主藏血，肝气条达，气血调畅，则月经如期而至，痛无由生。本案患者肝郁日久，木郁乘土，血海气盛血实，胞宫阻滞不畅则作痛经。故治当疏肝健脾与养血化瘀并用。方以月舒笑痛方化裁，取其理气活血，调经止痛之长，并减其温热之性；加白术、白扁豆、炙甘草，以健脾益气；加柴胡、白芍，以增强其疏肝理气、柔肝止痛之功。如此配伍，理气化瘀而不伤正，补气健脾而不壅滞。且契合《金匮要略》"见肝之病，知肝传脾，当先实脾"之旨。诸药合用，标本并重，气血同调，而瘀散痛止。

（三）气虚血少，湿阻胞宫案

王某，女，22岁。2009年9月初诊。

主诉：经行腹痛时轻时重2年余。

病史：患者2年多来，每于经期至即感小腹痛，经多方治疗，仍时轻时重。刻诊：经期第3天小腹隐隐作痛，痛处喜揉喜按，月经量多，色淡，平素经期10天左右，面色萎黄，肢体倦怠，气短乏力，失眠多梦，脘闷纳呆，大便溏薄，日二行，小便调，带下无异常，舌质淡，苔薄白腻，脉沉细。腹部彩超示：子宫及双侧附件未见异常。诊断为"痛经"。证属气虚血少，湿阻胞宫，冲任气血失和。治宜益气养血，理气祛湿。方以《兰室秘藏》之圣愈汤合平胃散化裁。

处方：党参20g，黄芪25g，当归15g，川芎12g，熟地黄18g，白芍12g，炒枣仁15g，苍术15g，厚朴12g，陈皮12g，茯苓15g，炙甘草6g。每天1剂，水煎400mL，分2次温服。同时合用前述之温经止痛贴，敷贴神阙穴。

二诊：患者服药当月，经期痛减。连续服药2个月，痛经未作。

按：本案患者素体脾胃虚弱，气血生化乏源，月经期血海更虚，导致胞宫、胞脉失于温煦和濡养，不荣则痛。即《医宗金鉴·妇科心法要诀》所云："凡经来腹痛，在经后痛，则为气血虚弱。"复因湿困脾胃，下阻胞宫，湿因气而不化，气因湿而不行，以致气血失和，而痛经益甚。故治当益气养血以治本，理气祛湿以治标，切不可凡见痛经而活血化瘀之剂漫投。圣愈汤乃四物汤加党参、黄芪而成，方中以四物汤养血补肝为基础，以党参、黄芪健脾益气为主药，俾气旺则血自生。合平胃散燥湿与行气并用，而以燥湿为主。燥湿以健脾，行气以祛湿，即"气化湿亦化"之意。

第十八节　癌　痛

癌性疼痛是中晚期肿瘤患者最常见和最难忍受的症状之一，并严重影响了患者的生存质量，因此缓解疼痛成了治疗中的一个重要环节。目前癌痛治疗主要采取 WHO 推荐的"三阶梯疗法"，该疗法虽能在一定程度上能缓解患者症状，但毒副作用大，且易产生耐药性。

癌病之名首见于北宋·东轩居士所著的《卫济宝书·卷上》，书中明确提出"痈疽五发，一曰癌"。说明该书将"癌"作为痈疽的五发之一。而南宋·杨士瀛《仁斋直指方论·卷二十二》具体描述了癌病的症状及发病特点，即"癌者，上高下深，岩穴之状，颗颗累垂，裂如瞽眼，其中带青，由是簇头，各露一舌，毒根深藏，穿孔通里，男子多发于腹，女子多发于乳……"古时"癌"通"岩"，意即癌症之顽固如岩石一般。在中医古籍中多根据癌病的临床特点而予以相应的命名，如"噎膈"类属于食道癌，"肝积"类属于肝癌，"石瘿"类属于甲状腺癌等，仅癌病骨转移就有"骨瘤""骨蚀""石疽""骨石痈""石瘤""石瘕""骨疽""骨痹"等病名。有关具体记载散见于"癥瘕""噎膈""瘿瘤""积聚""血证"等病证中。

一、临证思维

（一）思维溯源

古代中医文献有关癌病疼痛的记载颇为详细，早在《灵枢·刺痛真邪》即有"骨蚀""昔瘤"的记载，并指出了其发病特点和临床特征，如谓："虚邪之入于身也深，寒与热相搏，久留而内著，寒胜其热，则骨痛肉枯，热胜其寒，则烂肉腐肌为脓，内伤骨，内伤骨为骨蚀。……邪气中之，凝结日以易甚，连以聚居，为昔瘤，以手按之坚。"《灵枢·厥论》记载的"真头痛，头痛甚，脑尽痛，手足寒，至节，死不治"，以及《证治准绳》记载的"左边头痛右不痛，曰左偏风；右边头痛左不痛，曰右偏风。世人往往以为虚，久则左发损左目，右发损右目……痛从胞起"，均与颅内肿瘤所致偏头痛、偏盲相似。《医宗必读》中所描述之"胸腹嘈痛如刀割"类似于食管癌穿孔时的剧烈疼痛。《诸病源候论》关于"肺积，脉浮而毛，按之辟易，胁下气逆，背相引痛，少气……"的描述，与肺癌所致胸痛颇为相似。《外科正宗》详细论述了乳岩（乳腺癌）的发病过程，如谓："忧郁伤肝，思虑伤脾，积想在心，所愿不得志者，致经络疲惫，聚结成核……渐增大，始生疼痛，痛则无解，日后肿如堆粟，或如覆碗，色紫气秽，渐渐溃烂……名曰乳岩。"关于癌病的治疗，《素问·异法方宜论》提出的"杂合以治，各得其所宜"，以及《素问·移经变气论》提出的"毒药治其内，针石制其外"，颇符合治疗癌病疼痛的实际。古代医家提倡针药结合对本病进行治疗，认为独用针刺或者独用药物难以达到"其所宜"，针药共用以达到调节人体阴阳、气血、脏腑、经络的平衡，从而扶助正气，增强机体的免疫功能。唐·房玄龄《晋书》中说："初，帝目有瘤疾，使医割之"，为我国手术治疗癌病的最早记载。明·张景岳《景岳全书·积聚》说："凡积聚之治，如经之云者，亦既尽矣。然欲总其要，不过四法，曰攻，曰消，曰散，曰补，四者而已。"对积聚的治法做了高度概括。清·王清任《医林改错·方叙》说："气无形不能结块，结块者必有形之血也。"并用膈下逐瘀汤治疗积块。这些丰富的论述，对于理清癌病疼痛辨证论治的思路，具有重要的指导价值。

（二）理法精要

癌病是在脏腑阴阳气血失调的基础上，多由于久病伤正或年老体衰使正气亏虚，加之感受毒邪或六淫之邪，或内伤情志、饮食，或宿有旧疾等因素，使脏腑功能失调，气血津液运行失常，导致气滞、血瘀、湿聚、痰凝、毒壅等病理产物积聚，蕴结于脏腑组织，相互搏结，形成肿块，日久发生质变而成。多为因虚致病，因虚而致实，是一种全身属虚，局部属实的疾病。初期邪盛而正虚不显，故以气滞、湿聚、痰凝、血瘀、毒壅等所致之实证为主。中晚期由于癌瘤耗伤人体气血津液，以正虚为主，而出现气血阴阳亏虚，脏腑功能衰败之象。发病趋势为邪愈盛而正愈虚，本虚标实，病机错综复杂，病势日益深重。体质因素决定了正气的强弱和癌病的易患性，正气虚弱，脏腑功能失调，阴阳失衡，气血津液运行失常，是形成癌病的病理基础。正如《医宗必读·积聚》所说："积之成者，正气不足，而后邪气踞之。"

病至晚期，其临床表现往往以疼痛为多见，病理因素则多为"癌毒"，病机不外"不通则痛""不荣则痛"。癌毒多由气滞、血瘀、湿聚、痰凝、热壅等日久胶结而成。若癌毒壅滞脏腑气机升降，阻碍经络气血运行，其证属实，为不通则痛；若癌毒耗损气血阴阳，则脏腑、经络失于濡养，其证属虚，为不荣则痛。

癌痛的治疗原则，应针对癌病局部癌毒壅实，整体正气亏虚的病机特点，而施以且攻且补。对于攻、补原则的具体运用，韦师语重心长地告诫后学，癌痛多见于癌病晚期，且多有手术史，或"放疗""化疗"史，往往正气大伤，不耐攻伐，故其治疗当以补为主，扶正培本以抗癌毒。本病虽可适当辅以祛邪抗癌法，但应力避盲目攻邪和过度"放疗""化疗"。扶正当依据脏腑气血阴阳亏虚之不同，分别予以益气、养血、滋阴、温阳等法。由于肾为先天之本，脾胃为后天之本，气血生化之源，故扶正培本多从脾肾入手。癌痛患者胃气之盛衰直接影响病情的转归，即所谓"有胃气则生，无胃气则死"，而且抗癌解毒之品多易攻伐伤胃，从而使患者出现胃痞纳呆、呕恶等不良反应，不仅影响患者的生活质量，而且还会使患者难以坚持用药而影响治疗效果。因此固护"胃气"应贯彻治疗的始终，其对于提高免疫力，增强抗癌能力，控制癌病的发展，促进机体的恢复，具有重要意义。抗癌解毒之法，如以毒攻毒、软坚散结、清热解毒、活血化瘀等，可酌情运用，但应遵循"衰其大半而止""养正则积自除"的原则，以扶正不留邪，祛邪不伤正为要。癌病虽然不能完全消除，但只要正气不伤，仍可"带瘤生存"。

运用抗癌解毒之法，应在辨证论治的基础上，结合辨病按肿瘤性质和部位的不同，选择配伍经现代药理研究有抗癌作用的中药，以提高疗效。兹将常用者选介如下。

1. 虫类止痛药

如蟾皮、蜈蚣、露蜂房、全蝎、土鳖虫、蛞蝓、壁虎、斑蝥、水蛭等。

2. 化瘀止痛类

如赤芍、莪术、三棱、丹参、桃仁、穿山甲、大黄、紫草、延胡索、郁金、石见穿等。

3. 祛痰化湿类

如瓜蒌、贝母、天南星、半夏、百部、马兜铃、海蛤壳、牡蛎、海藻、猪苓、泽泻、防己、土茯苓、瞿麦、萆薢等。

4.清热解毒类

如白花蛇舌草、半边莲、半枝莲、藤梨根、龙葵、蚤休、蒲公英、野菊花、苦参、青黛等。

（三）辨证撷菁

韦师认为，癌痛为本虚标实之证，本虚者不外阴阳气血亏虚。其中阴血不足者，多痛势绵绵，喜揉喜按；阳气亏虚者，其疼痛得温则减，遇寒加重。标实者，有寒、热、气滞、血瘀、痰饮等不同，寒痛多痛剧，且部位固定，遇寒痛增；热痛多呈灼痛、胀痛，并可伴见局部肿胀；痰饮致痛多为疼痛而重着，日轻而夜重；气滞痛多为局部癌灶胀痛，兼胸腹胀闷或痛无定处，每遇情志刺激加重；血瘀痛则痛如针刺，痛处固定不移，入夜痛甚。在癌病的发展过程中，各种病理因素又常互相兼夹，进一步耗伤正气，形成正虚邪实，故应辨清标本虚实之主次，以便正确处理扶正与祛邪的关系。癌病之脉宜小不宜大，如体虚而脉盛，舌净而无苔者，多属癌毒鸱张，正不胜邪，为病进之象，多预后不良。

二、验案举隅

（一）脾肾阳虚，寒凝血脉案

李某，男，72岁。2009年8日16日初诊。

主诉："肺癌"合并左下肢疼痛2年，疼痛加重1个月。

病史：患者2年前无明显诱因出现左下肢疼痛，影响夜间睡眠，经相关检查，确诊为左肺腺癌伴左股骨转移，给予"化疗"2个周期，患者出现骨髓抑制而终止后续治疗，改为口服靶向药物治疗后，患者肺部肿瘤得到控制，左下肢疼痛缓解，不影响夜间睡眠，间断口服止痛药物。1个月前患者病情加重，肺部肿块增大，左下肢疼痛加重，经多方治疗疼痛仍作，夜间无法睡眠。

刻诊：左股骨疼痛难忍，痛有定处，夜间为重，遇寒加重，得热痛减，形体消瘦，畏寒肢冷，脘闷纳差，舌质淡黯，苔薄白，脉沉紧。证属脾肾阳虚，寒凝血脉。治宜温补脾肾散寒，养血通脉止痛。以附子理中汤合桂枝汤加减。

处方：制附子（先煎）9g，红参（另煎，兑）12g，黄芪 30g，白术 15g，茯苓 15g，干姜 12g、桂枝 15g，白芍 25g，当归 15g，蜈蚣 1 条，大枣 8 枚，炙甘草 9g。每天 1 剂，水煎 400mL，分 2 次温服。

二诊：服上方 10 剂，疼痛有所缓解，继以骨碎补 15g 易附子再投，以防附子蓄积中毒之弊。

三诊：继服上方 15 剂，疼痛明显缓解，体力增加，遂改用丸剂缓图。

按：《诸病源候论》曰："积者阴气，五脏所生，其痛不离其部。"临床观察也表明，癌痛的发生多与阴寒之邪有关。本例患者左股骨疼痛与畏寒肢冷等脾肾阳虚之症并见，故当以温阳、养血、通络止痛为法。附子理中汤为《伤寒论》理中丸加附子而成，方中以理中汤温中健脾为基础，加大辛大热之附子，以补火生土，脾肾双补，先后天并调，使全方温阳祛寒之力倍增。诚如《医理真传》所云："余谓先后并补之方，因附子之功在先天，理中之功在后天也……非附子不能挽欲绝之真阳，非姜、术不足以培中宫之土气。"桂枝汤中重用白芍，重在养营通脉以止痛，桂枝与理中汤合用为桂枝人参汤，有温通表里、宣达内外之功；桂枝与炙甘草合用，寓有桂枝甘草汤之意，能温振上焦心肺之阳气，兼具缓急止痛之功；桂枝还具生发之性，能疏达阳气，条畅气机，以加强止痛之效。黄芪益气固表，升阳通痹，既可助附、桂、姜温经止痛，又可防其过于发散；当归活血通络兼养血之功；稍佐蜈蚣，以加强通络止痛之效。桂枝汤与附子理中汤合用，温补脾肾，养营通脉，相得益彰，不止痛而痛自止。

（二）肝郁脾虚，痰瘀交阻案

代某，男，62 岁。2010 年 5 日 12 日初诊。

主诉："贲门癌"术后 1 年余，腰痛 2 个月。

病史：1 年前患者因剑突下不适，经胃镜检查确诊为"贲门癌"，遂给予手术切除，术后恢复尚可，未行"放疗""化疗"。2 个月前出现腰痛，确诊为

"腰椎转移"。刻诊：腰痛如折，平卧则痛止，行走则痛重，平时情志抑郁，闷闷不乐，脘腹胀满，食欲不振，进食则易呃逆，食后腹胀更甚，嗳气频频，面色不华，肢体消瘦，大便不畅，舌质黯淡有瘀斑，苔薄白腻，脉沉弦细。证属肝郁脾虚，气滞血瘀，痰瘀交阻。治拟疏肝健脾和胃，消癥散结止痛。方以《医宗金鉴》柴芍六君子汤合桃红四物汤加减。

处方：柴胡12g，白芍12g，党参30g，炒白术15g，茯苓15g，陈皮12g，姜半夏12g，砂仁12g(后下)，桃仁12g，红花12g，当归15g，川芎12g，土鳖虫9g，川牛膝20g，炙甘草6g。每日1剂，水煎500mL，分3次温服。

二诊：服上方7剂，腰部疼痛减轻，脘腹胀痛、嗳气均有所缓解，仍进食则易呃逆，不思进食，食后腹胀，舌脉同前。予原方继续服用。

三诊：服上方15剂，腰痛及腹胀明显减轻，大便通畅，食欲亦有所好转。守上方再服10剂后，改为香砂六君子丸治疗。电话随访2个月，腰痛未作。

按：本例患者年高体弱，加之手术及久病伤正，以致脾胃虚气虚。复因情志久郁，木郁乘土，土壅木郁，互为因果，脾失健运，则痰浊内生，肝失疏泄，则气滞血瘀，而成痰瘀交阻之患。治之重在疏肝健脾以固本，辅以化瘀消癥、祛痰散结之法以止痛。本方以四君子汤健脾益气为主，时时顾护胃气；合桃红四物汤以养血活血，化瘀而不伤正；加入土鳖虫、川牛膝，取其功擅疗伤化瘀，通络止痛，兼能引药下行；柴胡、白芍与砂仁相配，以疏肝理气，和胃降逆；陈皮、半夏、茯苓合用，以行气祛湿化痰。全方健脾气，资化源，重在扶正，故辅以消癥祛痰，亦无伤正之忧，而共达止痛之效。

(三)肝郁血虚脾弱，气血瘀滞脉络案

马某，女，43岁。2011年4月25日就诊。

主诉："乳腺癌"术后1年，左颈部疼痛6个月。

病史：患者于1年前发现左乳房肿块，在某市肿瘤医院诊断为"乳腺癌"，行左乳腺癌根治术。6个月前发现左颈部及腋下淋巴结肿大，行手术切除，病理报告为转移腺癌，术后予以"化疗"。刻诊：左颈部刺痛，上肢活动后痛甚，伴两胁胀痛，头晕目眩，口燥咽干，烦躁不安，夜不能寐，倦怠乏力，少

气懒言，纳差，毛发稀疏，舌质黯淡，边尖略红，苔薄白微黄，脉弦细无力。证属肝郁血虚脾弱，气血瘀滞脉络。治宜养血疏肝，健脾益气，佐以化瘀通络。方以逍遥散合失笑散加减。

处方：柴胡 12g，白芍 15g，当归 15g，炒白术 15g，黄芪 30g，茯苓 15g，炒枣仁 15g，莪术 15g，醋延胡索 12g，生蒲黄（包）12g，炒五灵脂（包）12g，蜈蚣 2 条，炙甘草 6g。每日 1 剂，水煎 500mL，分 2 次温服。

二诊：服上方 7 剂，未获显效。正虚瘀结，难获速效，治当守方守法，予原方再投。

三诊：服药 15 剂，颈部及两胁疼痛明显减轻，倦怠乏力、少气懒言、纳差好转，生活质量得到明显改善。上方再进 10 剂后，改为研末装胶囊口服，以巩固疗效。随访 3 个月，患者体质明显改善，已能正常工作。

按：韦师认为，本案的治疗要点有三，需权衡主次，不可偏废。一是重用健脾益气，提高机体免疫力，达到气充血生的目的；二是疏肝敛阴与柔肝缓急并用，理气而不辛燥伤阴；二是控制疼痛是患者最迫切的要求，化瘀止痛虽然有可靠疗效，但必须在有效益气养血基础上，酌情使用，不可猛药漫投。故本方既有黄芪、白术、茯苓、炙甘草益气补中，资其化源，缓肝之急，又有当归、白芍养血和血，柔肝缓急；柴胡与当归、芍药同用，疏肝解郁，补肝体而助肝用，血和则肝和，血充则肝柔；失笑散与延胡索、蜈蚣同用，以活血散瘀，通络止痛；炒枣仁尤有妙用，意在养血安神，俾神安则痛可缓。诸药合用，肝脾同治，气血并调，体用兼顾，共奏行气活血补血，化瘀散结止痛之功。

第十九节　跟痛症

跟痛症是以足跟部疼痛为主要临床表现的多种疾病的总称，是临床常见的脚部疾病之一。多由于跟骨及周围组织损伤造成无菌性炎症引起，常见于 40 ～ 60 岁的中老年人。本病包括跟下脂肪垫炎、跖筋膜炎、跟后滑囊炎、跟腱炎、跟骨骨刺等。西医学治疗一般采用封闭，手术疗法等，但疗效不确切，易反复发作。中医学认为，足跟痛与肾虚、劳损等病因关系密切，一旦局部受损，则痛在足跟，而病在全身。中医治疗跟痛症，重视整体，疗法丰富，优势明显。本病大抵属于中医学"足痛""跟痛""骨痹"等范畴。

一、临证思维

（一）思维溯源

中医学对跟痛症的认识有着悠久历史。对于病名的记载，《黄帝内经》中称其为"踵痛"。《诸病源候论》称为"脚跟颓"，如谓："脚跟颓者，脚跟忽痛，不得着也，世俗呼为脚跟颓。"金元以后医家统称为"足跟痛"，如《丹溪心法》中称之为"足跟痛"。对其病因病机的认识也有丰富记载，如《灵枢·阴阳二十五人》云："足太阳之下，血气盛，则跟肉满坚，气少血多，则踵跟空，血气皆少，则善转筋下痛。"强调本病的发病与气血盛衰有直接关系。晋代·皇甫谧《针灸甲乙经》记载："足太阴之下，血气盛则跟肉满，踵坚；气少血多则瘦，跟空。"又曰："是主肾所生病者，口热舌干，咽肿上气，嗌干及痛，烦心，心痛，黄疸，肠澼，脊股内后廉痛，痿厥，嗜卧，足下热而痛。灸则强食生肉，缓带被发，大杖重履而步。"指出本病的发生与脾肾的经脉相关联。清·吴谦《医宗金鉴》曰："此症生于足跟，顽硬疼痛不能步履，始着地更甚，由脚跟着冷或遇风侵袭于血脉，气血凝滞而生成。"指出本病的发病机理系外感风寒，凝滞血脉，致气血运行不畅，气滞血瘀，不通则痛。

（二）理法精要

韦师认为，跟痛症的发病与内因、外因皆有密切关系。外因中除了外力直接伤害外，外感六淫诸邪或邪毒感染均可致筋骨、关节受损；内因主要与肝、肾关系密切，肝、肾二经及其分支别络绕跟部行走，肝主筋、主藏血，而肾主骨，藏精生髓。年迈之躯，肝肾不足，精血亏虚，经脉失充，则筋失所养，骨失所主，骨萎筋弛，不荣则痛；或无以抵御外邪，致风寒湿热等邪侵袭，邪滞足跟部经络，局部瘀阻不通，不通则痛而发病。

　　本病的治疗应分清虚实、寒热，以遵循"虚则补之，实则泻之"的原则为要。寒湿、瘀血之证，治疗当以祛寒除湿或活血祛瘀为主；虚者多以肝肾两虚为主，故宜滋养肝肾，兼以养血活络。虚实夹杂者，应扶正与祛邪兼顾。清代名医徐灵胎有"汤药不足尽病"之论，对熨浴、按摩等外治法给予很高评价，因此韦师强调在辨证论治的基础上结合外治疗法，使药力直接作用于局部，增加局部组织的血液循环，加速对药物的吸收，故收效快捷。常用疗法如下。

　　1. 敷贴疗法

　　取麻黄、独活各 60g，炒白芥子 20g，罂粟壳 15g，血竭 10g，共研细末，用生姜汁加入适量水调成糊状，摊在敷料上约 0.2cm 厚，敷于患处，用胶布固定，每天换药 1 次。亦可外贴活血止痛膏、狗皮膏、关节止痛膏等，用药前用温水泡脚，以利于药物的吸收。

　　2. 推拿疗法

　　点按揉压足跟部痛处，并且按揉太溪、昆仑、涌泉、大钟、三阴交、照海、然谷、承山、阴陵泉等穴位。

　　3. 鞋垫疗法

　　取乌头、细辛、艾叶、红花各等份，冰片适量，研末，按鞋垫大小制作布袋，将药末装入布袋内约 0.3cm 厚，封口，放入鞋内，每 3 天更换一次。

　　4. 足浴疗法

　　取川乌、草乌、麻黄、艾叶、花椒、红花、地龙、刘寄奴、川牛膝各 20g，鸡血藤 40g。酌情加减。加水约 2500mL，用文火煎 20 分钟，将药液倒入盆内，加白酒 100mL，熏双足、待药液温度能耐受，再浸浴双足，每次 30 分钟，每天浸浴 2 次。每剂药用 3 天。

　　5. 针灸疗法

　　以足跟局部和足少阴、足太阳经腧穴为主，如太溪、照海、昆仑、申脉、悬钟、阿是穴等，用泻法或平补平泻法。气虚者加脾俞、足三里，以健脾益气；肝肾不足者加肝俞、肾俞、复溜，以补益肝肾；痛引小腿者加承山、阳陵泉，以柔筋止痛；血瘀者加膈俞、太冲，以活血祛瘀。

此外，应嘱患者在治疗期间少站立、少走路，以减少足跟部负重刺激；穿鞋宜用宽松的软底鞋，如旅游鞋等，以减少对足跟的刺激和损伤。

（三）辨证撷菁

本病以辨虚实为要点，其中以虚实夹杂证居多。

首先应从发病特点及病程长短辨，若有创伤史，发病急，且疼痛重，病程短者，多属实证；若发病缓慢，隐隐作痛，且病程长者，多属虚证；病情迁延难愈者，多属肝肾亏虚，兼瘀血、寒湿等邪实之虚实夹杂证。

其次应从证候特点辨，若有感受风寒外邪，或涉水淋雨，或居住湿地等病史，而足跟疼痛，甚则肿胀，下肢沉重，恶寒肢冷，得温痛减，伴全身酸痛，舌质淡，舌苔薄白或白腻，脉弦紧者，属寒湿证；若老年体虚之人足跟疼痛，病程日久，行动无力，劳则加重，伴腰膝酸软，头晕耳鸣，面色无华，舌质淡，脉弦细者，属肝肾亏虚证；有外伤史或奔走跳跃史，呈牵扯样疼痛或刺痛，局部肿胀、压痛或跛行，舌质黯，苔薄白，脉弦紧者，属气滞血瘀证；若足跟疼痛，多为钝痛或针刺样疼痛，受寒或劳累后加重，不能久行、久立，甚至行走困难，舌质淡，苔薄白，脉沉紧者，属骨刺证。

二、验案举隅

（一）气阴两虚，筋骨失荣案

郭某，女，52岁。2012年5月12日初诊。

主诉：左足跟疼痛5个月。

病史：患者左足跟痛5个月，经用中药足浴等外治疗法治之，未获显效。刻诊：左足跟疼痛，晨起不能着地，活动片刻后，才能走路，但走路稍多即左足跟疼痛加重，疲乏无力，时感头晕，口干口渴，大便干，2～3天一行，舌质淡红，苔薄白而干，脉弦细。X线摄片示：左足跟骨结节部骨刺形成。证属气阴两虚，筋骨失荣。治宜益气养阴，柔筋活络。方以参芪地黄汤加减。

处方：太子参20g，黄芪30g，熟地黄20克，山茱萸12g，山药20g，牡丹皮9g，茯苓12g，泽泻12g，当归20g，续断12g，桑寄生20g，怀牛膝15g，枳壳9g，炙甘草6g。日1剂，水煎400mL，分2次温服。同时运用上述足浴疗法浸浴双足，每次30分钟，每天浸浴2次。

二诊：按上述疗法内、外兼治21天，足跟疼痛逐渐消失，遂改服济生肾气丸，巩固疗效，以善其后。

按：参芪地黄汤出自清·沈金鳌《沈氏尊生书》，系六味地黄汤加人参、黄芪而成。韦师用本方治疗此证，强调以六味地黄汤滋补肝肾之阴为基础，以人参、黄芪健脾益气为主药，并用温而不燥的太子参代人参。《珍珠囊》认为，黄芪疗各种虚损不足，取其补气之中，寓活血生血之用，以达滋生化之源之效，合太子参以增强益气之功；加入桑寄生、怀牛膝、续断，柔筋活络，兼寓强筋骨、健腰膝之用；当归养血活营；枳壳理气和胃，以防六味地黄汤滋腻碍胃。全方共奏补气阴，益精血，强筋骨之效。

（二）气血瘀滞，痹阻脉络案

白某，男，63岁。2013年8月11日初诊。

主诉：右足跟疼痛2年余，加重1月。

病史：患者为工人，长期站立工作，于2年前开始右侧足跟疼痛，时痛时止，未曾治疗。刻诊：近1个月来足跟疼痛不止，呈刺痛，局部肿胀、压痛，行走疼痛加重，舌质紫黯，苔薄白，脉沉弦。足跟X线摄片示：跟骨结节前方骨赘形成。证属气血瘀滞，痹阻脉络。治宜活血止痛，祛瘀消肿。方选七厘散内服，外用鞋垫疗法。

处方：七厘散口服，一次1.5g，每天2次。

鞋垫疗法：取乌头、细辛、艾叶、川芎、红花各等份，冰片适量，研末，按鞋垫大小制作布袋，将药末装入布袋内约0.3cm厚，封口，放入鞋内，每3

天更换一次。

二诊：内外兼治 3 天疼痛减轻，治疗至 1 周疼痛未作。患者诉"小法治顽疾"，颇感神奇。嘱其继续用药 1 周，以巩固疗效。1 年后该患者陪病人前来就诊，告知停药期间因劳累疼痛偶作，自行口服七厘散，外用鞋垫疗法疼痛可止。

按语：韦师认为，该患者为积劳成损，筋骨经络受伤，气血运行不畅，致足跟部瘀血阻滞引起疼痛，故促进气血运行是其治疗的一个重要环节。七厘散方中重用血竭，可活血化瘀止痛；乳香、没药、红花功擅活血止痛，祛瘀消肿；冰片、麝香辛香走窜，能除瘀滞而止痛。鞋垫疗法中，将乌头、细辛、艾叶、红花、川芎、冰片合用，作用于足跟局部，辛香走窜，能温通经络，活血化瘀，具有较强的止痛作用。患者所用之药，药源充足，价格低廉，使用方便，副作用少，效果显著，常有四两拨千斤之力，堪称一绝。诸药合用，共奏活血化瘀，消肿止痛之功效。

（三）肾虚血瘀，骨萎筋弛案

李某，女，58 岁。2013 年 10 月 12 日初诊。

主诉：右足跟痛半年余，加重 1 周。

病史：患者系小学教师，半年前无明显诱因出现右足跟痛，经自行足浴和局部先后贴多种止痛膏，疼痛可稍缓解，但移时仍痛，近 1 周疼痛明显加重。刻诊：右足跟痛如针刺，每于休息时或晨起疼痛加重，活动后减轻，伴腰膝酸软，神疲乏力，尿频，畏寒肢冷，舌质黯淡有瘀点、瘀斑，脉沉细无力。跟骨侧位 X 线片示：跟骨骨刺。证属肾阳亏虚，脉络失煦，瘀血痹阻，骨萎筋弛。治宜温肾散寒，壮骨柔筋，化瘀通络。方以右归丸加减，并配服七厘散，外用足浴疗法。

处方：熟地黄 15g，山药 20g，酒山茱萸 12g，枸杞子 15g，制附子 12g，菟丝子 25g，鹿角胶 12g，盐杜仲 12g，肉桂 2g，当归 15g，川牛膝 20g。日 1 剂，水煎 400mL，分 2 次温服。制附子用文火先煎 1 小时，鹿角胶烊化兑入。配服七厘散，一次 1.5g，每天 2 次。嘱其注意局部保暖，避免寒冷刺激。

足浴疗法：取川乌、草乌、麻黄、艾叶、花椒、红花、地龙、川芎、川牛膝各 20g，鸡血藤 40g。加水约 2500mL，用文火煎 20 分钟，将药液倒入盆内，加白酒 100mL，熏双足、待药液温度能耐受，再浸浴双足，每次 30 分钟，每天浸浴 2 次。每剂药用 3 天。

二诊：10 月 20 日复诊，右足跟痛明显减轻，晨起仍有轻微疼痛，足部畏寒改善，前方去附子，再进 7 剂。外用方药守上方。

三诊：右足跟痛基本消失，已不影响日常活动。改服右归丸，配合上述足浴疗法治疗 1 个月，足跟痛止，随访 1 年无复发。

按：肾藏真阴真阳，肾阳虚则不能温煦脉络。而足跟部为筋骨聚集之处，患者长期站立，筋骨劳损，气血凝滞，"不通"与"不荣"并存，发为本病。其肾虚为本，血瘀为标，本虚标实。故治当温补肾阳与活血化瘀并用，相得益彰。右归丸由金匮肾气丸减去泽泻、茯苓、牡丹皮之"三泻"，加鹿角胶、菟丝子、杜仲、枸杞子、当归而成，增加了温补的作用，使药效更能专于温补。方中以附子、肉桂、鹿角胶为君药，温补肾阳，填精补髓。臣以熟地黄、枸杞子、山茱萸、山药滋阴益肾，养肝补脾。佐以菟丝子补阳益阴，固精缩尿；杜仲补益肝肾，强筋壮骨；当归养血和血，助鹿角胶以补养精血。加入川牛膝功善下行，以活血化瘀，强筋益肾。合用七厘散以活血化瘀止痛。加上局部药物泡浴，相辅相成，增加疗效。诸药配合，标本兼治，共奏温补肾阳，化瘀止痛之功。

第二十节　原发性骨质疏松症

原发性骨质疏松症是以骨量减少，骨的微观结构退化，致使骨的脆性增加，以及易于发生骨折为特征的一种全身性骨骼疾病，居世界常见病、多发病中的第 7 位。据其发病机制的不同，临床分为 Ⅰ 型（绝经后骨质疏松症）和 Ⅱ 型（老年性骨质疏松症）。本病应属于"骨痿""骨枯""骨极"等范畴。

一、临证思维

（一）思维溯源

原发性骨质疏松症早在《黄帝内经》中即有相关记载，如《素问·痿论》曰："肾者水脏也，今水不胜火，则骨枯而髓虚，故足不任身，发为骨痿。"《素问·长刺节论》曰："病在骨，骨重不可举，骨髓酸痛，寒气至，名曰骨痹。"认为骨痹的发病根源在于肾。而《素问·上古天真论》云"肝气衰，筋不能动"，《素问·太阴阳明论》之"今脾病不能为胃行其津液，四肢不得禀水谷气，气日以衰，脉道不利，筋骨肌肉，皆无气以生，故不用焉"等论述，则强调了骨质疏松与肝脾之关系。此后历代医家均围绕肾、肝、脾来论治本病，如唐·孙思邈《备急千金要方·卷十九·肾脏·骨极》曰："骨极者，主肾也，肾应骨，骨与肾合。……若肾病则骨极，牙齿苦痛，手足疼，不能久立，屈伸不利。"认为"骨极"乃肾虚所致。李杲《脾胃论·脾胃盛衰论》则云"脾病则下流乘肾，土克水，则骨乏无力，足为骨蚀，令人骨髓空虚"，指出脾病及肾亦可致筋骨不利。至晚清著名医家唐容川《中西汇通医经精义·下卷·全体总论》云"筋骨，骨节也，骨属肾水，筋属肝木，水生木，故骨节之间亦生筋，而筋又为骨之使也，少乙病骨节，皆责于筋，西医详骨与髓，而于筋甚略，因彼但以运动属之脑气，不以为筋所主，然使无筋，则骨不联属，又乌能运动哉"，则强调骨质疏松与肝肾之关系。

（二）理法精要

韦师认为，原发性骨质疏松症病位在骨骼，其成因不外两方面因素：一为肾虚；一为血瘀。《素问·六节脏象论》曰："肾者，封藏之本，精之处也，其华在发，其充在骨。"骨髓的生、长、荣、枯依赖于肾精的充盈，肾精充足则骨髓生化有源，骨骼得以滋养而强健有力；肾精亏虚则骨髓生化无源，骨骼失养而痿弱无力。随着年龄的增长，肾精日渐衰少，骨枯髓减，发为"骨痿"，因此本病多见于老年人。同时人体骨骼的生长发育，也离不开气血的滋润与濡养，即如《素问·调经论》所云："经脉者，所以行血脉而营阴阳，濡筋骨,利关节也。是故血和,则经脉流行,营复阴阳,筋骨强劲,关节清利矣。"若血液瘀滞,经脉不畅,水谷精微得不到布散,不仅脏腑因濡养不足而衰弱,骨髓也因此不得充润而致骨质疏松。韦师强调,此血瘀当责之于肾虚。《难经》云:"肾者,原气之所系。"肾精所化之气是人体脏腑功能的原动力,肾中精气不足,则脏腑气血化生乏源,气虚则血运无力,渐可致瘀;肾阳虚不能温煦推动血脉,血液运行不畅,阳虚生寒,更能凝滞血液而形成瘀血;肾阴虚则脉络滞涩,血行不畅。综上所述,韦师认为,肾虚血瘀是原发性骨质疏松症的病机关键,其中以肾虚为本,瘀血为标。治疗当以补肾填精益髓为要,注重血肉有情之品的运用,辅以活血化瘀通络,唯肾虚有阴虚、阳虚、阴阳两虚之不同,临证当详察,分而治之。

(三)辨证撷菁

本病辨证重在分清阴阳之虚,阳虚者多畏寒肢冷,面色苍白或黧黑,精神萎靡,头目眩晕,小便清长或遗尿,或尿少,或久泻不止,舌体胖或边有齿痕,舌质淡苔白,脉沉迟无力;阴虚者多患部灼痛,视物昏花,眩晕耳鸣,形体消瘦,五心烦热,潮热盗汗,虚烦不寐,小便短赤,大便干结,舌红少苔,脉沉细数;阴阳两虚者,上述症状可兼而有之。若瘀血重者,局部疼痛明显。临床当予详察细辨。

二、验案举隅

(一)阴阳两虚,脉络瘀阻案

杨某,女,62岁。2012年5月8日初诊。

主诉:腰背疼痛1年余,加重1月。

病史:患者1年多前无明显诱因出现腰背疼痛,曾自服钙片未见显效。1个月前症状加重,遂来我院就诊。刻诊:腰背酸痛,肢体酸软无力,心烦易怒,眩晕,畏寒喜暖,面色少华,纳食一般,二便正常。舌质黯淡,苔薄白,脉沉细无力。相关检查:血沉正常,类风湿因子阴性;骨密度测定示:中度骨质疏松。证属阴阳两虚，瘀阻脉络。治宜滋阴壮阳，填精益髓，活血止痛。方予韦师自创之"双调壮骨宝"加减治之。

处方：仙灵脾 15g，巴戟天 12g，香附 12g，丹参 30g，熟地黄 18g，生牡蛎 30g，黄柏 12g，炙甘草 6g。日 1 剂，水煎 400mL，分 2 次温服。

复诊：服药 14 剂，腰痛肢软等明显改善，心烦减轻，眩晕缓解，仍畏寒，舌脉同前。效不更方，继予上方。

三诊：服药 30 剂，轻微腰背酸痛，肢软无力大减，心烦眩晕等症基本消失，轻度畏寒，面色较前好转。舌质黯淡，苔薄白，脉沉细。继予双调壮骨宝，30 剂，日 1 剂。

四诊：诸症皆消失，复行骨密度测定：轻度骨质疏松。以双调壮骨宝制成丸剂服用善后。

按：肾主骨生髓，本案患者绝经后肾中元气亏损，阴阳皆虚。且女子以血为本，经、孕、产、乳皆可数伤于血以致血虚，"精血同源"，血不养精，肾精更伤，无论肾阴虚失于濡养，抑或肾阳虚无力温煦，均可使精亏髓空，骨失其养而成"骨痿"。阴阳两虚，故见心烦、畏寒等；精血亏虚，"不荣则痛"，或无以充盈脉道，脉道滞塞不畅亦可致"瘀"，"不通则痛"，而见腰背疼痛，酸软无力。治当立足于肾精不足，阴阳失衡而立法遣药，用韦师自创之"双调壮骨宝"，方中仙灵脾、巴戟天既能补肾壮阳，又能补益精血；丹参性苦，味微温，入心、肝经，为"祛瘀止痛，活血通经，清心除烦"之品；香附长于疏肝调经，行气止痛，其与丹参等药同用，共奏调理冲任，理气化瘀之功；黄柏清泄相火，以益肾阴，其与温肾药并用，共达平调阴阳之效；生牡蛎归肝肾二经，其与熟地黄同用，益肾精而壮骨。本方集寒热补泻于一方，壮阳与益阴并举，温而不燥，凉而不寒，具有既调阴阳，又调气血"双调"之特征。

（二）肾精亏虚，脉络瘀阻案

李某，男，58 岁。2010 年 6 月 15 日初诊。

主诉：腰背部疼痛 2 月余。

病史：患者 2 个多月前出现腰背部疼痛，自服止痛片症状无明显改善，于某市医院诊断为"原发性骨质疏松症"，予钙片、维生素 D 等治疗乏效，遂来我院就诊。刻诊：腰背部疼痛，腰膝酸软，眩晕耳鸣，眠少梦多，健忘，二便调，舌质黯淡，苔薄白，脉沉无力。骨密度测定：轻度骨质疏松。证属肾精亏虚，脉络瘀阻。治宜益肾填精，祛瘀止痛。予"壮骨通络宝"加减。

处方：补骨脂 12g，杜仲 12g，炙龟甲 12g，鹿角胶（烊化）12g，生牡蛎 30g，牡丹皮 12g，三七粉 3g，丹参 30g，川牛膝 25g，葛根 20g，炙甘草 6g。日 1 剂，水煎 400mL，分 2 次温服。

复诊：服药 30 剂，腰背疼痛，腰膝酸软等症大减，眩晕耳鸣等好转，继予原方 30 剂。后经电话跟踪随访半年，无复发。

按：《医经精义》云："肾藏精，精生髓，髓养骨，故骨者，肾之合也，髓者，精之所生也，精足则髓足，髓在骨内，髓足则骨强。"患者年近花甲，肾精日渐亏虚，则骨髓生化无源，骨骼失养而痿弱无力；肾精所化之气是人体脏腑功能的原动力，肾中精气不足，则脏腑气血化生乏源，气虚则血运无力，渐可致瘀，影响局部血液的运行，产生疼痛。韦师立足于肾精亏虚，脉络瘀阻立法遣药，而创立了"壮骨通络宝"经验方，方中炙龟甲、鹿角胶、牡蛎补肾精、益骨髓；补骨脂补肾阳，温督脉，兼能续伤生新；丹参与川牛膝合用，以活血化瘀，通络止痛；牡丹皮凉血散瘀，兼制温肾药的温燥之性，葛根舒筋通痹止痛。本方以益肾填精为主，兼有温肾之功，俾阴得阳助，而生化无穷。用药补泻相伍，开阖相济，补而不燥，滋而不腻，祛瘀而不伤正。

（三）肝肾阴虚，肝阳上亢案

李某，女，65 岁。2013 年 8 月 12 日初诊。

主诉：腰背酸痛，眩晕失眠 1 月余。

病史：患者自述素患"高血压病"，经常眩晕失眠，1 个多月前于活动时不慎扭伤腰部，致腰背部酸痛，未予重视，以致疼痛日甚，遂来我院就诊。刻诊：腰背部酸痛，转侧不利，时眩晕耳鸣，五心烦热，夜寐不安，溺黄便干，舌质红少苔，舌苔薄黄，脉象弦细数。骨密度测定示：轻度骨质疏松。血压 145/90mmHg。证属肝肾阴虚，水不涵木，肝阳上亢。治宜滋水涵木，平肝息风。予合天麻钩藤饮加减。

处方：熟地黄 18g，枸杞子 20g，菟丝子 20g，龟甲胶（烊化）12g，鹿角胶（烊化）12g，山茱萸 15g，杜仲 9g，怀牛膝 15g，天麻 12g，钩藤 12 克（后下），生石决明 25g（先煎）；益母草 15g，桑寄生 30g，夜交藤 20g，朱茯神 15g。日 1 剂，水煎 500mL，分 2 次温服。

二诊：服药 15 剂，腰背部酸痛、眩晕耳鸣、夜寐不安皆明显好转，原方继续服用。

三诊：服上方 30 剂，诸证悉除，血压 120/75mmHg。嘱其继续服用左归丸，以巩固疗效。经半年随访，除因血压波动，眩晕时作外，余无不适。

按：本例之腰背部酸痛，眩晕耳鸣皆以肝肾阴虚，精髓亏损为本。肾藏精，主骨生髓，肾阴亏损，精髓不充，封藏失职，诸症由生。故其治疗用左归丸为主滋水涵木以治本，方中重用熟地黄、山茱萸滋肾养肝，大补真阴；枸杞补肾益精，养肝明目；龟、鹿二胶，为血肉有情之品，峻补精髓，龟甲胶偏于补阴，鹿角胶偏于补阳，在补阴之中配伍补阳药，取"阳中求阴"之义；菟丝子、怀牛膝益肝肾，强腰膝，健筋骨；天麻、钩藤、石决明平肝息风；杜仲、桑寄生补益肝肾；夜交藤、朱茯神养心安神；益母草活血利水。诸药合用，共奏滋阴补肾，填精益髓，平肝息风之效。

附：岐黄传承忆父亲

先父韦献贵（1910—1986）离开我们29年了，每忆起他老人家的音容笑貌和谆谆教诲，都会给我以信心和力量。46年前，我跟随父亲抄方，侍诊其左右，得以初入中医门径，渐窥中医堂奥。他那厚重的修养、严谨的学风与诊疗特点，一直渗透在我们的生活和工作中。

父亲生在旧社会，亲历了新中国成立的坎坷，也感受了新中国逐渐走向成熟的艰辛。人生的跌宕起伏，塑造了父亲勤俭坚韧，刚正不阿的道德风范。其身居农村，久经艰难困苦时期及战乱的煎熬，耐得住清贫、忍得住寂寞，既侧身杏林，为了生计，又不辞耕作。父亲毕生躬身岐黄，精于医道，尤重医德，青年时代，悬壶豫北，享誉一方。他对《论医》"夫医者，非仁爱之士，不可托也；非聪明理达，不可任也；非廉洁纯良，不可信也"之训推崇备至，并视之为从医规范。他对自己严格苛刻，严于律己，宽厚待人，身体力行；对患者富有同情心，尤其乐善好施，常备药济世，不计报酬，为世人称道。父亲一生尘视名利，"认认真真看病，老老实实做人"。也正是如此道德修养，使他对毕生所钟爱的中医事业，有着超乎常人的热情与执着。他在晚年曾多次提及："我对中医事业，愧无建树，惟在学以致用，勤劳不怠上，可聊以自慰。"其谦虚、笃学、求实、勤劳的美德，由此可见一斑。

先父治学，甚为严谨。他认为，中医学是传统文化的一部分，其理论源于实践。故古代医家为学，提倡"大医必大儒""读万卷书，行万里路"，俗话说"秀才行医，罩里拿鸡"，就是说没有文化，此业难立，没有实践，学术无源。父亲学习路子是迂回曲折的，他出生于农村，仅读了数年乡塾，基本靠自学由儒而医。他行医六十余载如一日，孜孜以求，善书法，广涉方书，旁通经、史、释之学，穷其精奥，学验俱丰。父亲治学有两大特点：一为"见缝插针"，充分利用时间，广阅博览，即使是点滴空闲也从不轻易放过，真可谓嗜书如命，直至年逾七旬，虽视力极差，犹手不释卷；二为熟读精研，内容以《内经》《伤寒》《金匮》《本草》诸经典为主，在时间的安排上要长一些，多在夜晚和清晨进行，此时多不受诊务及其他因素的干扰，可以专心致志地解决一些实际问题。尤其是在青少年时代，读书注重博览强记，从少年始即背诵《医学三字经》《汤头歌》《药性赋》《濒湖脉诀》《针灸大成》等书籍。他把经常背诵作为一种乐趣，直到晚年，仍能朗朗背诵。其间精读之苦功，可以想见。父亲尝谓："必须厚积才能薄发，书读百遍其义自现，积厚了、读熟了方有根底，经过临床后再回头看，每看一遍都会有新的提高。"由于他扎实的国学功底，每逢学有所获，或重大事项，习惯赋诗一首。如其谈修身云："来往守道德，实交重忠信，心中念慈悲，胸怀贤良恩。"这也是父亲道德修养的真实写照。

父亲既是慈父，又是严师，对我们兄弟姐妹要求十分严格。他教我诵读中医典籍，要求先低吟，即自念自听，反复吟读，必致朗朗上口，若行云流水，出口成诵，形成自然记忆。每遇病家，先由我初诊后，说出是何病、何证、何脉，当用何法，选用何方。然后由父亲复诊，诊后再提问讲解。当我所谈被基本认可，他尚能循循善诱，指出失误所在，若所谈不着边际，则难免被当面训斥。我虽随诊多年，父亲从不轻易放手让我独诊。正是父亲如此严格的言传身教，使我练就了一定的"童子功"，时至今日，受益无穷。所憾者，他晚年依然操劳，加之信奉佛学虔诚过人，执拗素食，以致身染沉疴，但为了不拖累儿女，却长期默病，贻误了最佳治疗时机，虽在北京多方医治，也未能尽享天年，使儿女们至为愧疚与痛心。

父亲临证，范围较广。他认为，中医学在古代是不分科的，"内伤杂病"统称为"大方脉"，强调必须有"大方脉"的功底，方能业医。故其通内、外、妇、儿及针灸等科，尤以内科、针灸擅长，屡获良效，声誉颇盛。其诊疗一丝不苟，应针则针，宜药则药，或针药并施。其用药宗仲景，善用经方，制方严谨，用药精当，简练轻灵，师古而有创新，常以平淡之药起沉疴，愈顽疾。对许多常见病、疑难病，形成了用之有效的基础方，随症加减，以常达变。对疮疡、顽癣及刀伤等外科病的治疗亦多有良效。及至晚年，德高望重，求诊者众多，依然审慎为之。凡遇疑难重症，诊疗之余，必查阅文献，释疑解惑，足见其审慎求实的医疗态度。父亲在药物炮制、炼丹、制水丸及膏药等方面，亦颇为娴熟独到，这些对提高疗效不无裨益。其用针师法杨继洲，注重辨证选穴，主张选穴要少而精，对针刺手法的运用十分讲究，强调进针后运用适当手法，使之得气才能获得疗效。常根据病证的寒热虚实不同，选择呼吸补泻、捻转补泻、开阖补泻、提插补泻等不同手法。如补泻手法，大都由提插捻旋组成，再加上快慢疾徐等，运用非常娴熟。认为补法的先浅后深，紧按慢提，可将体表的阳气"从外推内而入之"；泻法的先深后浅，紧提慢按，则是为了把体内的阴气"从内引外而出之"。父亲之用针多有立竿见影之效，往往令患者惊叹不已，被誉之为"神针"。

父亲既重视学习经典著作和先贤的经验，也注重自己实践经验的总结，其中不乏新见。如其从实证论治久泻独具匠心，认为"久泻亦肠间病，肠为腑属阳，腑病多滞多实，故久泻多有滞，滞不除则泻不止。论治当立足于一个'通'字，祛邪务尽，以防宿积未净，新邪又生。俟便次大减，黏冻、脓血俱除，始佐入补气益胃之品，俾祛邪而不伤正，扶正而不恋邪"。常以"识病机者，则硝黄可以活人；昧证候者，则参芪可以殒命"之语，示人因病治宜，随机应变（《古今名医临证金鉴》）。他晚年所著经验集手稿，形成了实用性很强的独特诊疗心得，保留沿用至今。其医疗经验被载入中国中医药出版社出版的《古今名医临证金鉴》《中医内科学》、人民卫生出版社出版的研究生规划教材《中医内伤杂病临床研究》、国医大师李振华主编的《中医脾胃病学》（科学出版社）和《北京中医学院学报》[1990(3)：25]等书刊。可以告慰父亲的是，他致力于创建的"医道世家"，在胞兄们的共同努力下已经成为现实。全家四代人中，目前从医者22人，涉及内、外、妇、儿、骨、眼科、中医、病理、影像、护理、药学等多个学科，其中高级职称者11人，博士研究生导师3人，获博士研究生学位者3人，获硕士研究生学位者6人，已被组织命名为"医道世家"。这正是父亲"屡经冰霜苦，自得透骨香"的集中体现。

回忆敬爱的父亲的一生，其为人、为医、为师，永远是我们学习的楷模，让我们受益终身。缅怀父亲的高尚品质，总结他为中医事业所做的贡献，重温他的学术思想，并从中汲取营养，为中医药事业的发展多做贡献，就是对他老人家最好的纪念。

（韦绪性）